Techniques in
Clinical Practice of Anesthesia

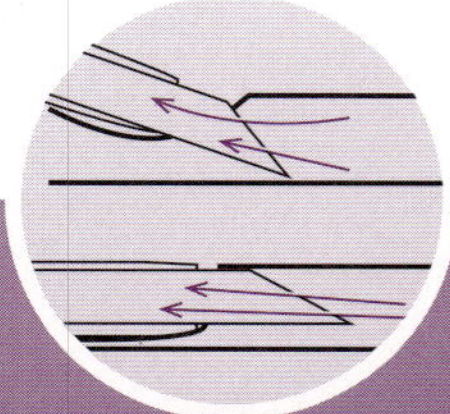
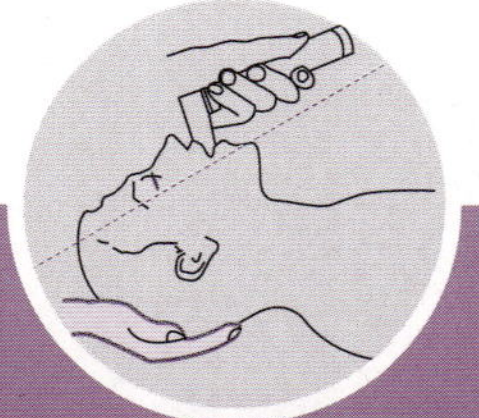
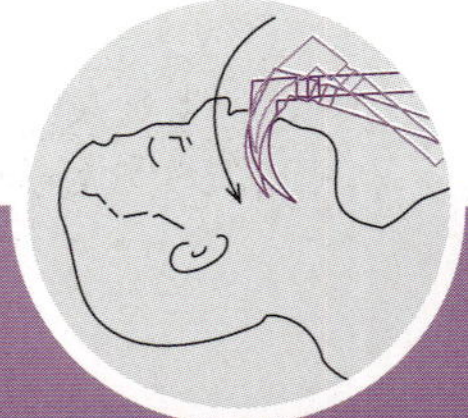

실전 임상마취 테크닉

Tosyu YOTSUI
김 경 태 옮김

JN444624

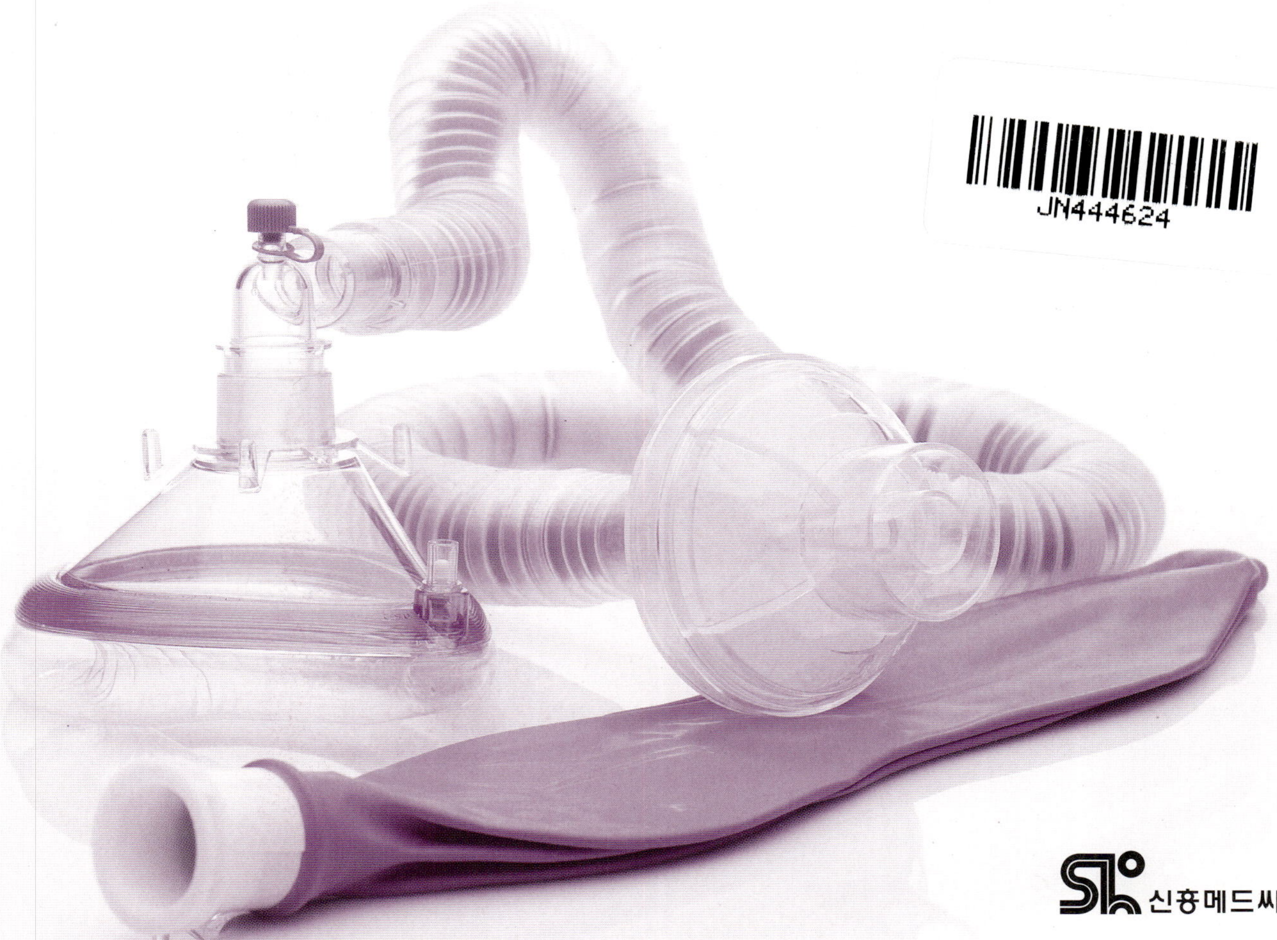

신흥메드싸이언스

IKKINI JYOKYUSHANI NARUTAMENO MASUIKA NO TECHNIC, 2nd edition
Text by Tosyu YOTSUI
Copyright © 2011 by Tosyu YOTSUI
All rights Reserved.
Originally published in Japan by MIWA-SHOTEN Ltd., Tokyo
Korean translation rights arranged with MIWA-SHOTEN Ltd., Japan.
through A.F.C. Literary Agency, Seoul.

Korean language edition published by ShinHeung MedScience, Inc., Copyright © 2014

실전 임상마취 테크닉

2014년 2월 4일 발행

지 은 이　Tosyu YOTSUI
옮 긴 이　김 경 태
발 행 인　홍 성 혁
발 행 처　신흥메드싸이언스
주　　소　서울시 영등포구 양평동 3가 15-1번지
　　　　　월드메르디앙비즈센터 501호
등록번호　제318-2007-000077호
전　　화　02-2165-8670
팩　　스　02-2165-8675
홈페이지　www.shmed.co.kr

I S B N　978-89-6498-035-4　93510
정　　가　40,000원

* 이 책의 저작권은 **MIWA-SHOTEN**와 저작권 계약을 한 **(주)신흥메드싸이언스**에 있으며 저작권법에 따라 한국에서 보호를 받는 저작물이므로 내용 또는 화보의 무단 전재와 무단 복제를 금합니다.

* 파본이나 낙장이 있는 책은 교환해 드립니다.

감수의 글

이 책은 마취과에서 주로 시행하는 의학적으로 기본이 되는 procedure에 대한 practice를 training하는 책이다.

의학 교육은 도제과정과 같어서, 보고 배워야지만 할 수 있고 책으로 보아서는 알 수 없는 경우가 대부분이다. 수술방이나 응급실, 처치실에서 의료시술을 하다 보면 환자를 위해서나 본인을 위해서 누구보다도 잘하고 싶고 능숙하고 깔끔하게 시술하고 싶은 것이 모든 이의 소망일 것이다. 이에 초보자가 도움을 받을 수 있는 책이 있어서 번역과 감수를 하게 되었다.

이 책은 저자가 마취과 의사로 20년 이상 일하면서 느끼고 배운 경험을 세세하고, 간과하기 쉬운 점에 포인트를 두어 기술하였으므로 초보자뿐만 아니라 능숙한 의사들에게도 도움이 되는 사항이 있을 것이다.

좋은 의사가 되기 위해서는 계속 노력을 하여야 한다. 여러 시술에 익숙하기 위해서는 많은 노력이 필요하고 잠자면서도 시뮬레이션하는 열정과 연습이 필요하다. 이 책이 부족하지만 디딤돌의 역할을 하는데 도움이 될 것을 기대한다.

끝으로 장시간의 시간을 기다려 주신 신흥메드싸이언스 홍성혁 사장님께 감사를 전하고 싶다.

M.D 김경태

제2판 서문

쉬운 증례는 어느 정도 익숙해지면 금방 해결할 수 있습니다. 그다지 애쓰지 않아도 말이지요.

그러나 어려운 증례(특수하고 희귀한 증례가 아니라 일상에서 종종 조우하게 되는, 프로여야만 가능한 레벨)를 해결하기 위해서는 많은 경험과 오랜 시간을 필요로 하지만, 정작 의료현장에서는 시간 등 여러 가지 제약으로 인하여 프로가 가르쳐줄 수 있는 내용은 극히 한정되어 있습니다. 이 책은 이러한 현실적 한계를 보완하기 위해 기술면에 특화해, 관련 수기에 대한 모든 지식을 남김없이 담아 수년에 걸쳐야만 알 수 있는 내용을 단기간에 습득할 수 있도록 했습니다.

필자는 많이 부족한 사람이기 때문에 다양한 서적을 읽거나 많은 선배님께 여쭈면서 어떻게 하면 성공할 수 있는가, 실패의 원인은 무엇인가에 대해 끊임없이 고민했습니다. 갖가지 어려운 상황에 대처할 수 있는 여러 테크닉을 배우는 것도 게을리 하지 않았지요. 그 결과 많은 부분을 스스로 해결할 수 있게 되었습니다. 사실 처음에는 표준적인 증례라는 것조차 알지 못해 실패도 많았습니다. 그러나 다양한 관련 지식을 습득하여 실패의 원인에 대해 고찰하면서 이를 성공의 발판으로 삼았습니다. 이처럼 어려운 증례를 해결하는 데 특수한 재능이 필요한 것은 아닙니다. 수기가 제대로 되지 않는 원인, 어떤 방법으로 노력하는가, 수기의 순서를 알고 있는가, 그 순서에 익숙한가 하는 것이 해결의 열쇠가 됩니다. 아무리 쉬운 증례라도 순서를 거르지 않고 시행하는 것이 중요한 것이지요.

본서는 필자가 평소에 생각하고 행동으로 옮기는 내용을 담은 것이므로, 반대 의견이나 보다 좋은 방법 또한 존재하리라 생각합니다. 다양한 의견을 참고로 하여 독자 여러분께 맞는 취사선택을 하시기 바랍니다.

제2판은 초판에서는 미처 알지 못했던 새로운 테크닉, 이론 등을 추가해 더욱 쉽게 실천할 수 있는 내용으로 채웠습니다. 그리고 실제로 사용하는 조작법은 빨간 글씨로 기재했고, 강조하고 싶은 부분은 볼드를 주어 강조했습니다. 실패했을 때는 몇 번이라도 좋으니 반복해서 읽으십시오. 만약 교육을 담당하는 입장이라면, 빨간 글씨로 기재된 내용을 명확하게 지시한다면 보다 원활하게 지도할 수 있을 것입니다. 또 일부 수기에서는 이미지의 이해를 돕기 위해 동영상도 마련해놓았으니, 필요하신 분은 MIWA 서점 홈페이지에 있는 **〈단숨에 프로가 되기 위한 마취과 테크닉 블로그〉**에서 확인해주시기 바랍니다. 또 마취에 대한 이해를 돕고, 요점을 빠르게 파악하여 제대로 된 마취 관리가 가능하도록 **〈한 번에 이해하는 마취 관리〉**도 올려두었으니, 함께 활용해 주십시오.

2011년 3월

Tosyu Yotsui(四維東州)

추천의 글

이번에 미와서점에서 임상마취를 전문으로 하며, 제일선에서 활약 중인 유지기(airway) 마취가 중심인 현장에서 필요한 수기와 관련된 저서를 간행하게 되었다. 원고를 보면, 모든 마취 관련 수기에 대해 풍부한 임상경험을 중심으로 한 현장에서 유용한 내용이 잘 정리되어 있다.

의료에서 신교육 시스템의 가장 큰 변화는 문제 해결 능력의 양성과 지식의 편중에서 기능·태도의 중시이며, 이것이 본래 마취과 교육이 목표로 해 온 것이다. 현재 faculty development에서도 나날이 증가하는 의학지식의 편중을 부인할 수 없으며, 교육 현장인 임상에서는 연구시설과 증례에 큰 차이가 있다. 더군다나 최근의 고도의 의료기술 도입에 의해 의료기술도 변화되어 높은 기능을 필요로 하는 기술이 많이 개발되어 임상에 응용되고 있다. 이러한 점에서도 기본수기 습득으로서의 마취교육은 더욱 중요한 역할을 담당하는 것이며, 종전처럼 장시간을 할애하여 각종의 숙련된 기능을 얼마나 효율성 있게 가르칠 수 있을 것인가가 문제시 되고 있다.

실제로 임상마취 전문의이며, 스텝이나 연수의, 비전문의 지도를 시행하는 입장에서 보면, 효율적 또는 확실한 교육과 안정 및 효과적인 환자 치료를 위해서 두 가지 시도가 필요하다. 첫째는 기본수기의 변천과 새로운 수기가 얼마나 개발되어 온 것인지 인식하여, 현시점에서 가장 확실 또는 안전한 표준 수기를 확립하는 것이다. 둘째는 그 수기를 사용한 실제 임상경험, 교육경험을 기초로 한 증례를 쌓아 올려, 임상상의 위험성을 널리 알림과 동시에 앞으로의 방향성을 나타내는 것이다. 본서는 이 목적을 달성하기 위해 기획 되었으며, 종래 마취서적, 기본수기서적과는 다르며, 안전성을 중시하면서 기술적으로 평이하게 해설되어 있다. 또한 하나의 수기에 대해서 명쾌한 해설문과 수기 일러스트를 게재하였으며, 단시간의 습득과 함께 교육하는 분들도 교과서로서 사용하기 좋다.

새로운 임상마취 수기를 습득하려는 마취과 의사 또는 교육을 시작하는 마취과 의사 뿐 아니라, 연수의, 비전문과의, 많은 의료종사자가 본서를 통해 그 진수를 습득하여, 수기·기능을 습득하는 분들의 지표가 될 수 있기를 바란다.

2008년 7월

일본의과대학대학원 통증제어마취과학교수
Sakamoto Atsuhiro(坂本篤裕)

차 례

주의

각각의 증례에는 여러 가지의 인자가 얽혀있다. 어떠한 특정 현상에 대한 대처는 본서에 기술한 방법이 반드시 적절하다고는 할 수 없다. 안전성과 관련된 것도 있다. 그러한 사항은 읽어보면 알 수 있을 것이라 생각한다. 따라서 여기에 쓰여 있는 정보를 사용한 결과로 인하여 발생한 어떠한 부적합한 사항에 관해서도 필자가 책임을 지는 것은 아니다. 이 내용에 대한 임상 적용과 관련된 책임은 의사 각자에게 있다.

실전
임상마취
테크닉

CHAPTER 1

비강용 기도 유지기(Nasal Airway)

1 비강용 기도 유지기의 수기

왜 비강용 기도 유지기의 삽입을 첫장으로 정한 것에 대하여 의아하게 생각하는 분도 있을 것이다. 그 이유는 이 기도유지에 관한 시술방법이 대부분의 수기에 공통적으로 적용되어, 무척 중요하기 때문이다.

먼저 리도카인 젤리를 비강용 기도 유지기의 끝부분에 잘 바른다. 비공에서부터 배측을 향해 수직으로 삽입한다 A1. 삽입 중 저항이 있으면 무리해서 삽입해서는 안 된다. 끝부분이 비강 내의 조직에 먼저 닿아 있기 때문이다. **튜브 끝은 비스듬하게 잘려 있기 때문에 어떻게 돌리느냐에 따라 끝부분의 위치가 달라지므로** A2, 조직에 상처를 입히지 않는 정도에서 힘을 가한 채 회전시킨다 A3. 그러다 저항이 약해지는 지점에서 쑥하고 전진시킨다. 선단의 위치가 바뀌면서 막혀 있는 것이 전진하게 된다. 그림은 편의상 180도 회전한 경우를 나타내는 것이므로, 어느 정도 회전하여 들어가느냐는 물론 각 증례에 따라 달라진다. 이 이미지는 다양한 삽입 조작에서 중요한 역할을 한다. 일반적으로 시행되는 기관내 삽관, 비강삽관, double lumen 기관지내 튜브, stomach 튜브, 동맥라인천자에서도 이러한 조작이 도움이 되기도 한다.

또한 A4와 같은 패턴도 있다. 튜브의 절개구는 보통 우측이 끝이 되기 때문에, 튜브를 약간 우측으로 넘어뜨려 비강의 중심부로 끝을 향하게 한다. 그럼에도 전진이 되지 않을 경우에는 튜브의 끝이 중앙으로 오도록 튜브를 원을 그리듯이 크게 회전해서 빼내는 지점을 확인한다 A5.

비교적 단단한 기관내 삽입 튜브를 비공에 넣을 때는 미리 에피네프린이 첨가된 리도카인을 묻힌 면봉을 양쪽의 비공에 넣고 어느 쪽이 더 크게 열려 있는가를 확인한다. 그래도 제대로 통과되지 않으면 리도카인 젤리를 주사기에 2ml 넣고, 비강 내 투여한다.

A1

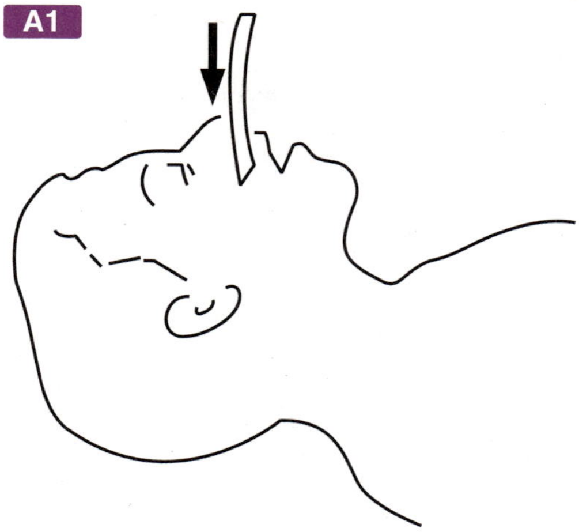

A2

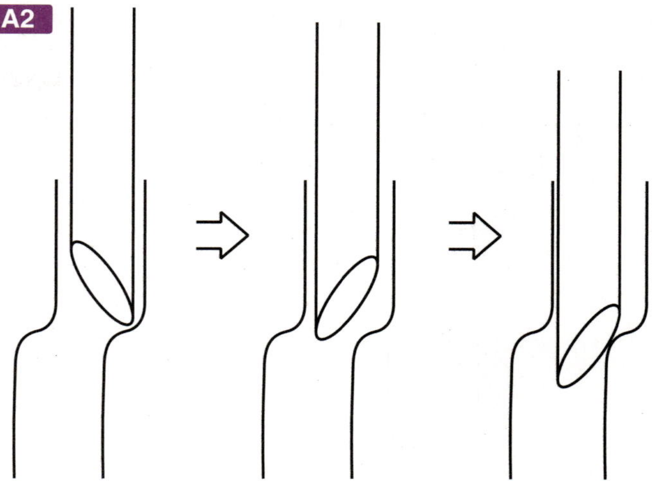

A3

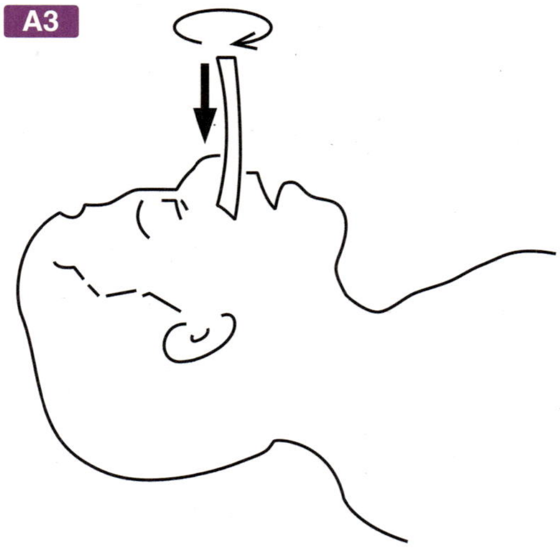

A4

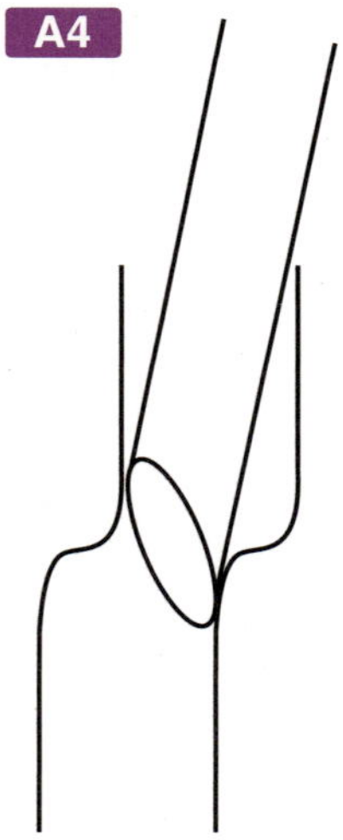

A5

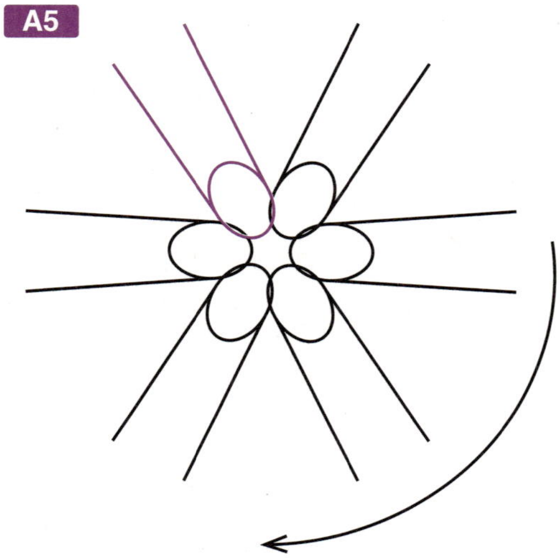

CHAPTER 2

말초정맥 라인을 확보하기 위한 방법

1 기본

정맥 유치침은 내침과 카테터로 이루어져 있다. 내침과 카테터 사이가 빽빽한 경우가 있어, 삽입 시에 카테터가 제대로 진전되지 않는 경우가 있다. 그러므로 먼저 내침이 제대로 빠지는지를 확인한다. 또 바늘의 내침과 카테터 사이가 **몇 mm 정도 차이가** 나는가도 알아둔다 B1.

지혈대를 묶기 전에 우선은 팔을 늘어뜨려 혈관 전체가 튀어나오는 것을 확인한다. 지혈대는 근육이 있는 지점에서 묶는다. 근육이 없는 부위에서 묶으면 동맥까지 압박되어, 정맥에 혈액이 차지 않아 정맥이 부풀어 오르지 않을 수도 있으므로 주의한다 B2. 환자가 각성 상태라면 지혈대를 묶은 뒤 손을 쥐락펴락하게 한다.

대부분 손목의 엄지 측 B3 a와 손등 B3 b에서 잘 보인다. **손목의 엄지 측은 비교적 신경이 많기 때문에 가능하면 피하는 것이 좋으나, 달리 선택할 좋은 혈관이 없다면 무리하게 다른 부위를 찔러 실패하는 것보다는 손목의 엄지 측을 선택하는 것이 좋다**. 바늘을 자입하면 통증이 발생하는 것은 당연하지만, **통증이 극심하거나 심하게 따끔거린다면 이는 신경에 닿았을 가능성**이 있으므로 **피부의 자입점을 약간 바꾼다**. 카테터를 거치한 후에도 그와 같은 통증이 발생한다면 처음부터 다시 자입한다. 신경이 손상되거나 카테터에 의해 지속적인 자극이 가해지면 통증이 신경병증성 통증(neuropathic pain)으로 발전할 가능성이 있기 때문이다.

혈관을 확인하기 어려운 경우에 의외로 잘 보이는 곳이 손목의 안쪽 B4 이나 팔의 바깥쪽 B5 이다. 팔꿈치주름부위의 정맥 B6 은 팔꿈치를 굽혔을 때 카테터가 굴곡되어 빠지지 않을 수도 있으므로 일차선택으로는 적합하지 않다. 혈관을 확인할 수 있는 곳이 어디에도 없다면 엄지의 제2관절 부근 B7 에서 자입하기도 하나, 이는 난이도가 높다.

알콜솜으로 몇 번 문지르면 혈관이 더욱 잘 보인다. 그러나 또 너무 문지르는 것도 좋지는 않으나, 혈관이 제대로 보이지 않아 실패하는 것보다는 낫다. 정맥은 한 방향으로 막이 붙어 있기 때문에 말초에서 중추 방향으로 문지르면 혈관 내 쌓인 혈액이 중추 방향으로 빠져 나가버린다. 따라서 중추에서 말초 쪽으로 문지르도록

B1

바늘 끝은 몇 mm 인가?

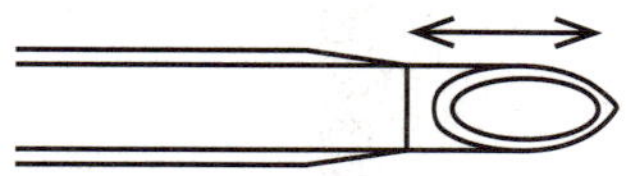

22G에서는 1.5mm 정도
18G에서는 2mm 정도
14G에서는 4mm 정도

B2

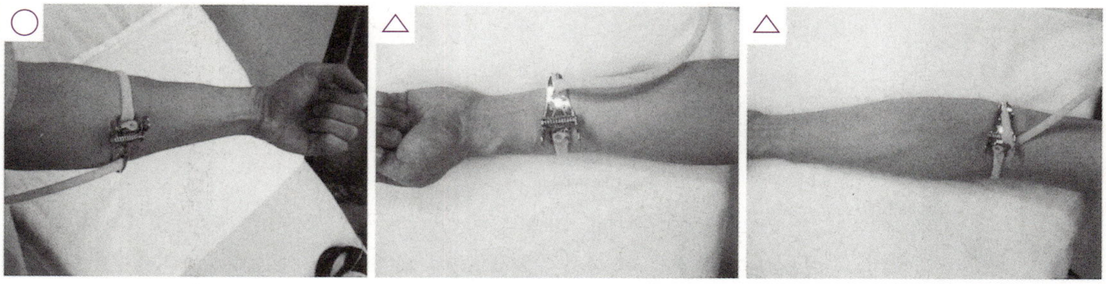

B3

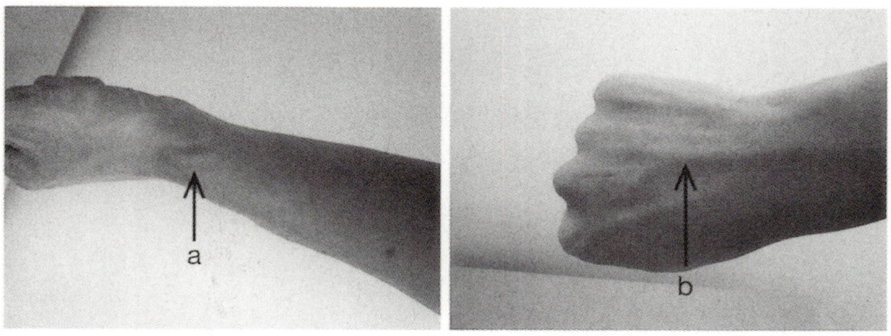

B4

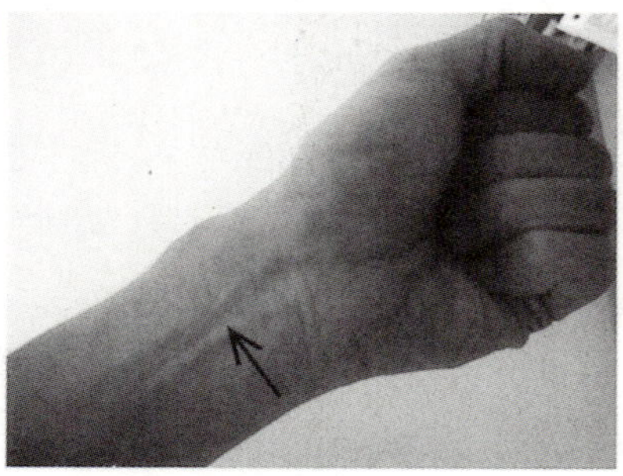

B5

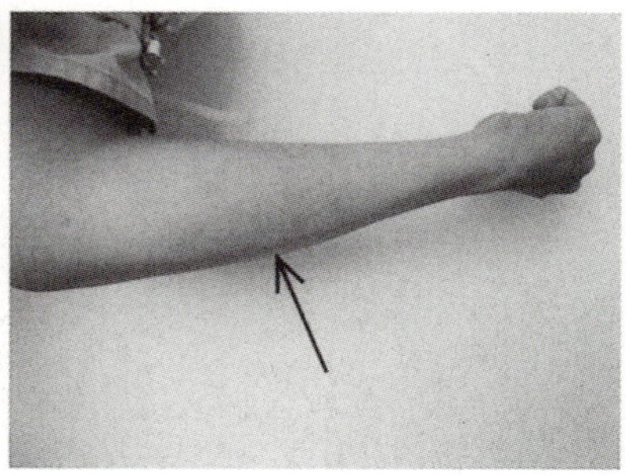

B6

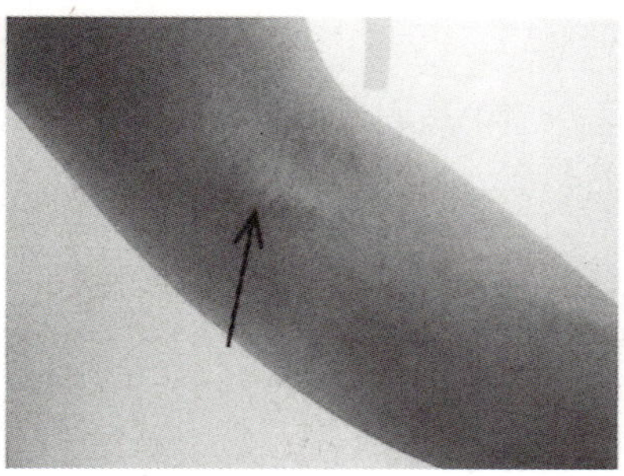

B7

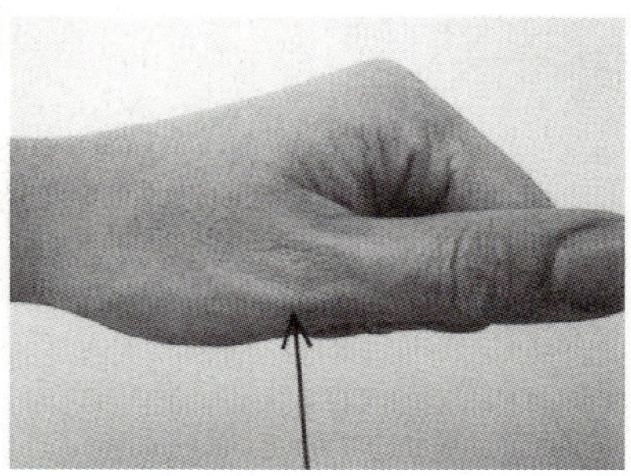

한다. 또 검지로 그 부근을 여러 차례 튀기는 것도 효과적이다.

왼손 엄지로 정맥을 심하게 누르지 않게 하기 위해서 정맥 연장축 상의 겨드랑이 피부를 말초 측으로 가볍게 당기고, 정맥을 늘려 긴장을 더한다. 너무 **심하게 당기면 정맥이 눌리기 때문에** 적당하게 당긴다. 혹시 실패 후에 다시 동일한 혈관에 천자하고 싶다면 보다 몸통 쪽에서 해야 한다. 경우에 따라서는 가능한 똑바로 혈관의 말초 쪽에서부터 자입하기도 한다 B8. 자세한 것은 나중에 언급하겠지만, **피부 상에서의 바늘의 자입점은 보통 혈관 바로 위, 떠있지 않은 혈관일 경우에는 혈관 연장선상의 말초**에서 하기도 한다 B9. **혈관이 합류하는 지점은 혈관이 잘 움직이지 않으므로 목표 대상**이 된다 B10.

정맥 유치침을 자입한 뒤 내침에 혈액의 역류가 보인다면(**이 시점에서 카테터는 혈관 내 들어와 있지 않다**) B11, 정맥 유치침을 혈관과 평행하게 한다 B12. 그리고 정맥 유치침 전체로 혈관 전체를 상방으로 가볍게 들어 올린다 B13. 바늘 끝에 힘을 주기 때문에 바늘 전체로 들어 올린다기 보다는 **바늘 끝을 들어 올린다고 표현하는 편이 더욱 적절할 것이다**. 이 바늘을 들어 올리는 조작을 앞으로는 '**up tension을 준다**.'라고 표현하겠다.

이어서 카테터가 혈관 내로 들어갈 때까지 정맥 유치침 전체를 진전시킨다 B14. 이때 주변의 조직과 혈관은 카테터에 걸려 정맥 유치침과 함께 자입 방향으로 움직이기 때문에 **내침과 카테터의 차이 이상으로 충분하게 진전시켜야 한다**. 혈관 내를 통과하는, **쑥하고 미끄러지는 감각을 기억해둔다**.

카테터가 충분히 들어갔다면 내침을 약간 빼고 카테터에 혈액의 역류가 있는 것을 확인한 뒤 B15 카테터를 진전시킨다.

Up tension에 대해

Up tension을 주는 방법은 정맥유치침 바늘 끝 칼날(blade)의 날카롭지 않은 부분이 혈관 상벽에 닿게 한다 B16 a. 그리고 **정맥 유치침의 끝의 날카로운 부분은 후벽에서 멀어지게 한다** B16 b. 또 자입할 때 혈관의 중심에서 좌우로 밀려났다고 해도 **바늘은 강제적으로 혈관 내강의 정중으로 오게 되므로** B17 **혈관 후벽**에 자입되기는 어렵다. **어려운 증례, 즉 혈관의 내강과 정맥 유치침의 두께가 비슷할수록 이와 같은 조작이 중요**해진다.

B8

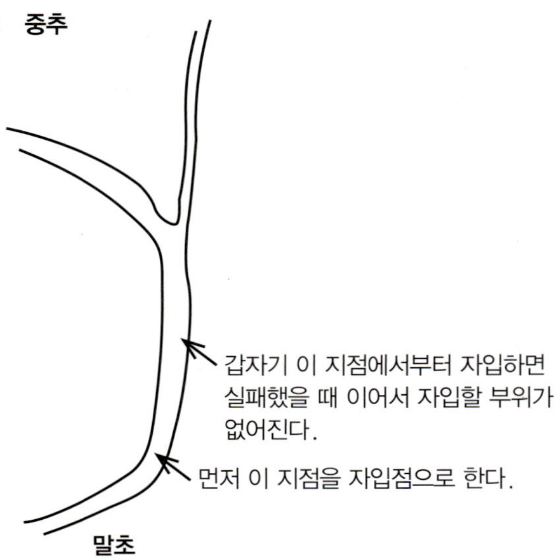

B9

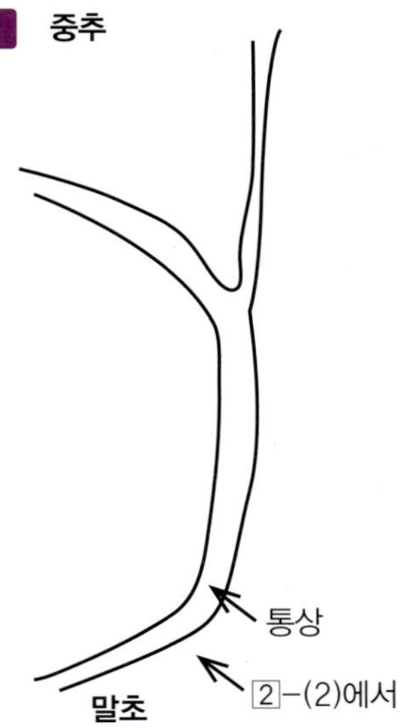

B10

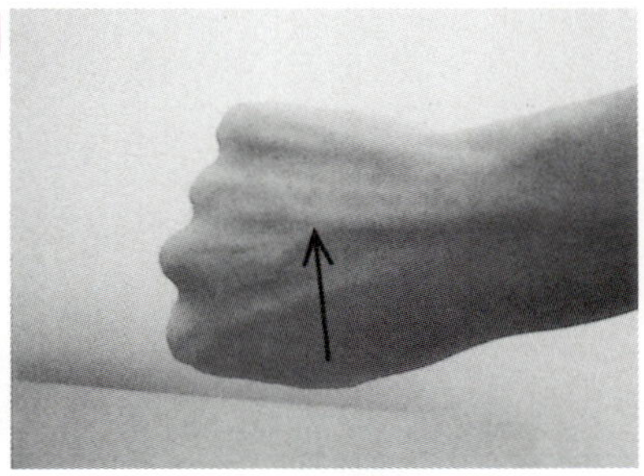

B11

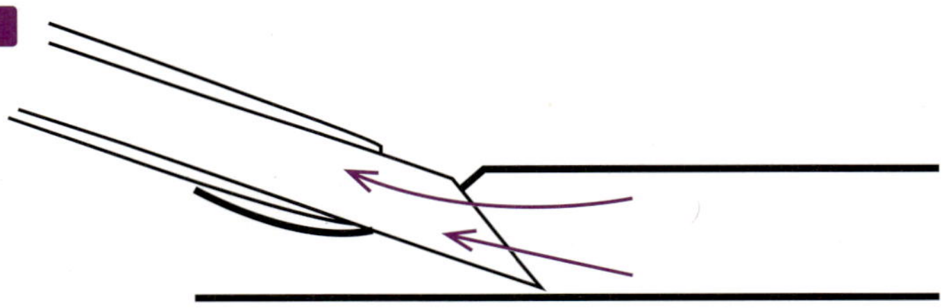

B12

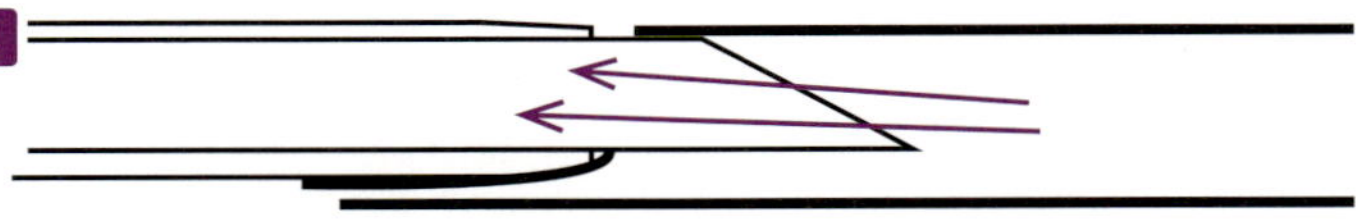

B13

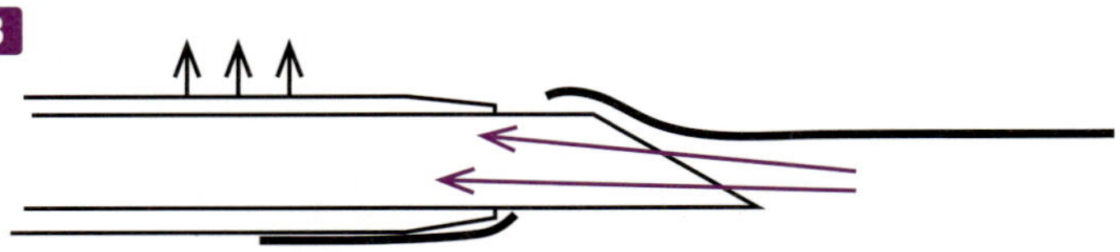

B14

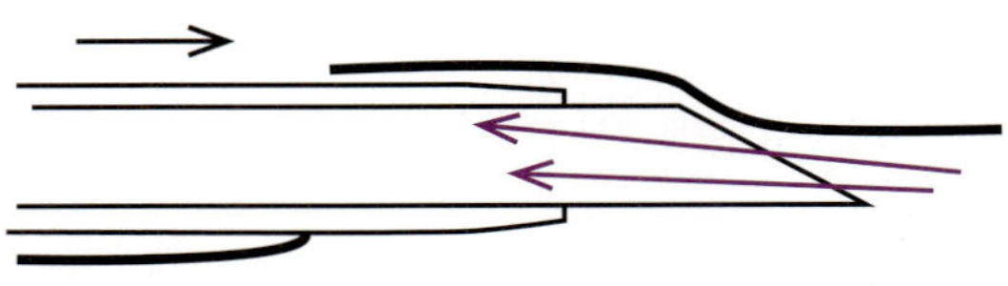

B15

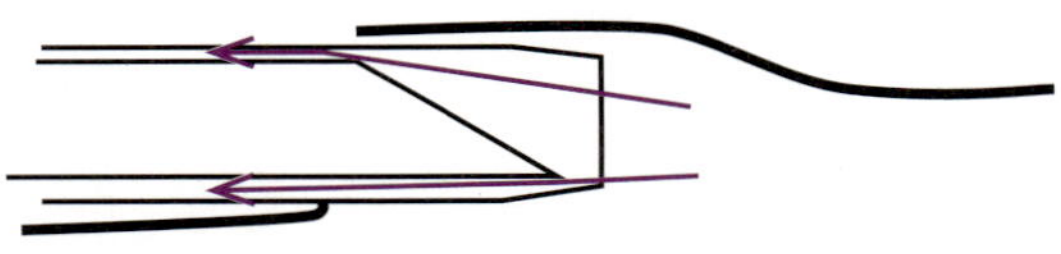

⊶ 연습 방법

여전히 B11 ~ B17에 대해 어떻게 해야 할지 감이 서질 않아 시행할 수 없거나 전체적인 이미지 자체가 떠오르지 않을 수도 있다. 이를 해결하기 위해서는 실제로 수액을 주입하는 데 사용하고 남은 18G 주사 바늘을 주사기를 넣어 두었던 봉지에 찔러 보기를 바란다. 그러면 진전할 때 쑥하고 미끄러지는 감각도 알 수 있을 것이다. 이어서 18G 주사 바늘을 수액용 extension 튜브에 찌르며 연습을 한 뒤, 유치침을 튜브에 자입해본다.

혈관과 튜브의 차이점을 파악하는 것이 중요하다. 튜브는 매우 단단해서 바늘을 눕힐 때 절개구가 파이지 않는다. 따라서 원위부가 들리게 된다 B18. 또 바늘을 평행하게 해도 튜브 자체가 방해가 된다. up tension을 너무 주어도 좋지 않은데, 그 부분에 대해서는 나중에 언급하겠다. 또 주사기 봉지와 튜브의 차이는 차후 설명할 단단한 혈관, 부드러운 혈관과도 연관이 있으므로 **끝까지 읽은 후 연습하기를 바란다**.

튜브와 정맥 유치침은 샘플이 없다고 해서 새로운 것을 사용해서는 안 된다. 이럴 경우에는 선배 등에게 연습용으로 새로운 것을 사용하고 싶다는 의사를 전달하는 것이 좋다. 익숙해지면 실패에 의한 낭비가 줄고, 이는 신뢰와 연결이 되므로 결국은 병원을 위하는 일이 된다. **잊지 말고 꼭 실천하길 바란다**.

2 여러 상황에서의 테크닉과 고찰

(1) 혈관이 얇고 튀어나온 경우

고령층에서 자주 보인다.

혈관벽이 얇아서 혈관이 잘 눌리기 때문에 바늘이 **혈관 후벽까지 쉽게 통과해** 실패할 확률이 높아진다 B19. 혈관 내강과 바늘의 길이에 차이가 없을 경우는 더욱 그러하다.

혈관벽이 얇으면 **정맥혈의 색을 들여다볼 수 있는데, 정맥은 주로 검게 보인다**. 물론 피부의 두께도 색에 영향을 주는데, 대부분 검게 보이는 혈관은 얇다. 혈관이 얇으면 혈관과 평행하게 접근하여도 자입이 가능하다. 왜냐하면 혈관벽이 부드러우면 정맥 유치침을 **평행에 가깝게 자입하는 것으로도 혈관벽이 파이고**, 이로 인해 자입부의 혈관벽과 정맥 유치침에 각도가 생기기 때문에 쉽게 천자할 수 있다 B20.

정리하자면 검게 보이는 혈관에 대해서는 우선 평행에 가깝게 접근한다. 물론 이 경우에도 개인차는 존재하기 때문에 나중에 언급하는 것처럼 바늘을 세워서 자입하는 경우도 있다.

B16

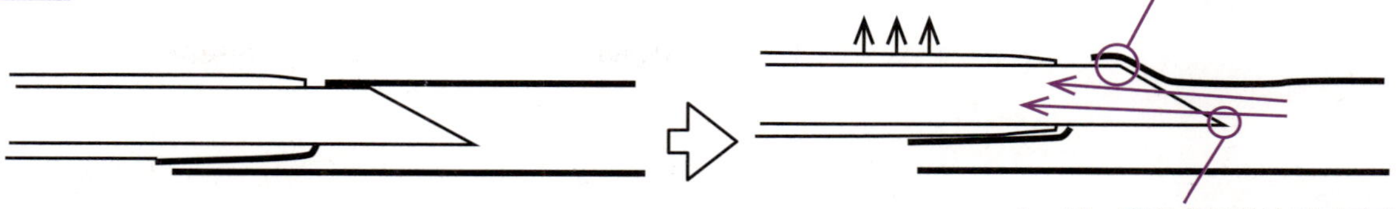

B17

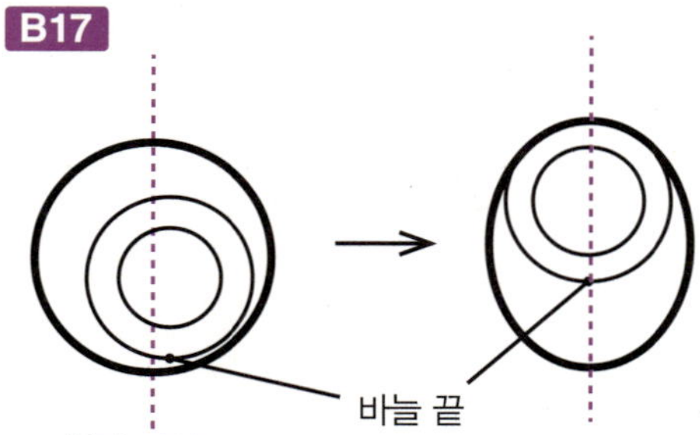

B18

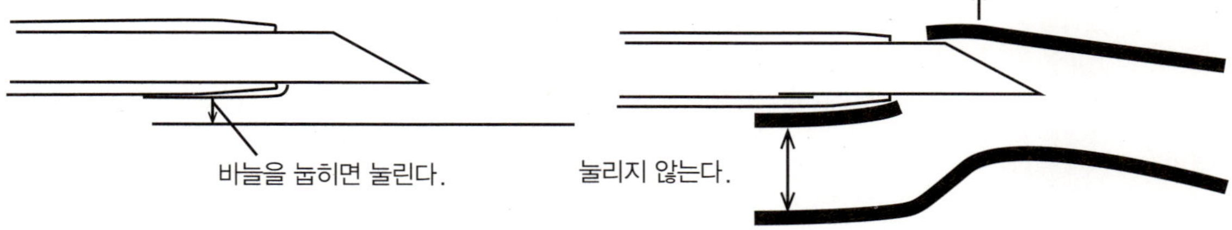

튜브
바늘 끝에 강한 힘을 가하기 때문에 바늘도 위쪽으로
튀어나와 휘기 쉽다.

B19

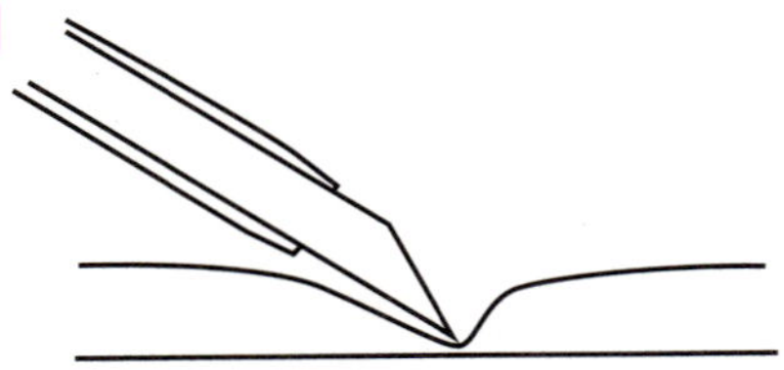

(2) 혈관이 얇아 보이나 피부 표면으로 튀어나오지 않은 경우

(1)보다 좋지 않은 상황이다. 누워서 지내는 고령자, 항암제 사용환자에게서 많이 나타난다.

〈기본〉 항에서 서술한 것처럼 보통 혈관에서는 내침에 혈액의 역류가 보이면 바늘을 눕혀 혈관과 평행하게 한다. 혈관이 표면으로 튀어나온 경우에는 바늘을 눕히면 혈관이 눌리기 때문에 혈관과 평행이 가능하다 B21.

그러나 **혈관이 튀어나오지 않은 경우**에는 피부가 방해가 되기 때문에, **혈관에 닿은 후에 정맥 유치침을 눕히는 것이 어려워진다** B22. 한편 **얇은 혈관에서는** 피부가 바늘에 눌렸을 때도 납작해져 바늘이 혈관 후벽을 통과하므로, **정맥 유치침을 눕히는 것은 쉬워진다** B23. 따라서 이와 같은 경우에는 정맥 유치침을 처음부터 혈관과 가능한 평행에 가깝게 자입해야만 한다. 그렇게 하기 위해서는 목표로 하는 혈관 자입부로부터 떨어진 곳을 피부 자입부로 하고, 보다 말초 쪽에서 삽입한다 B24.

피부 자입부의 바로 아래에 위치한 혈관으로 접근하면 각도가 너무 커지기 때문에 실패할 확률이 높다.

(3) 정맥이 잡히지 않는 경우

혈관벽이 단단하면 혈관벽은 파이지 않기 때문에, 정맥 유치침 바늘 끝이 자입되기 어렵다. **정확히 자입하기 위해서는 혈관과 정맥 유치침의 각도를 크게 해야 하는 것이 중요하다** B25. 바늘의 각도에 대해서는 나중에 언급하는 (4)에서 더욱 상세하게 설명하겠다.

혈관 쪽으로 빠져버린 경우에는 그대로 피하로 접근하여, **혈관의 측면이 아니라 바로 위에서 자입하는 것이 좋다**.

먼저 왼손으로 말초 측의 피부를 당겨서 혈관에 긴장을 더한다. 혈관을 직접 당기면 혈관의 내강이 눌려서 혈액이 그 이상 진입해 오지 않기 때문에 혈관 자체를 누르지 않도록 주의한다.

B20

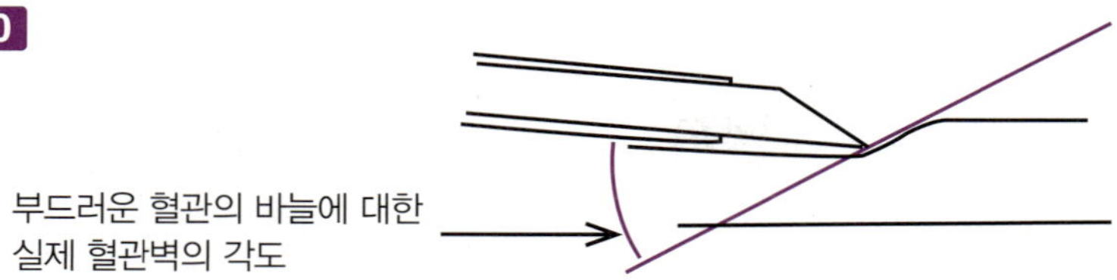

B21 표면으로 튀어나온 혈관

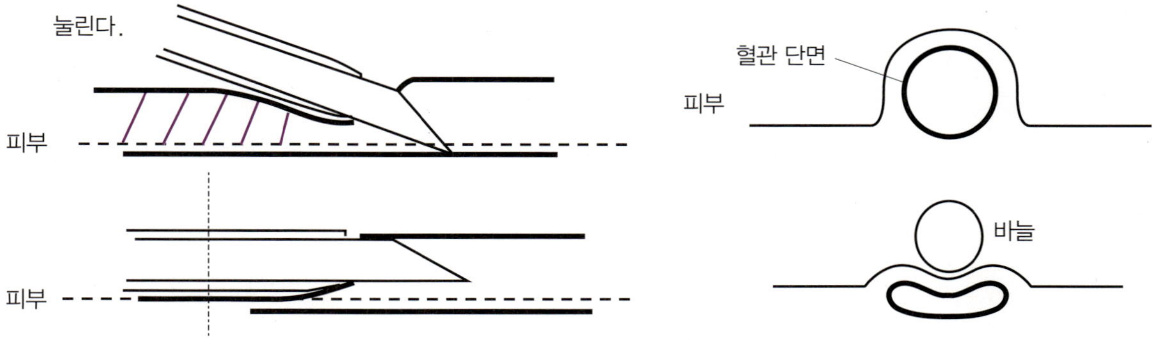

B22 튀어나오지 않은 혈관

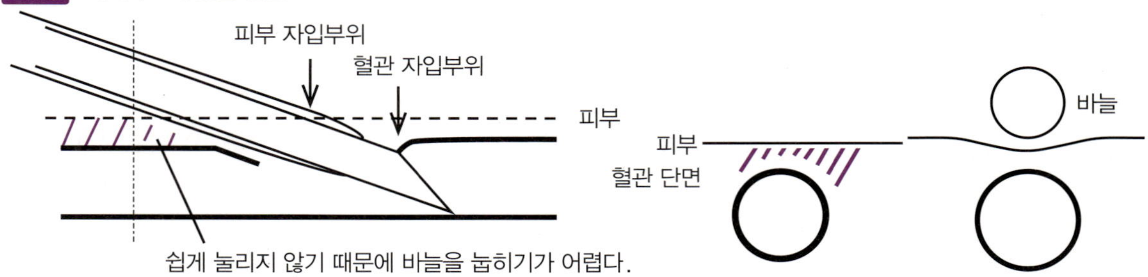

B23

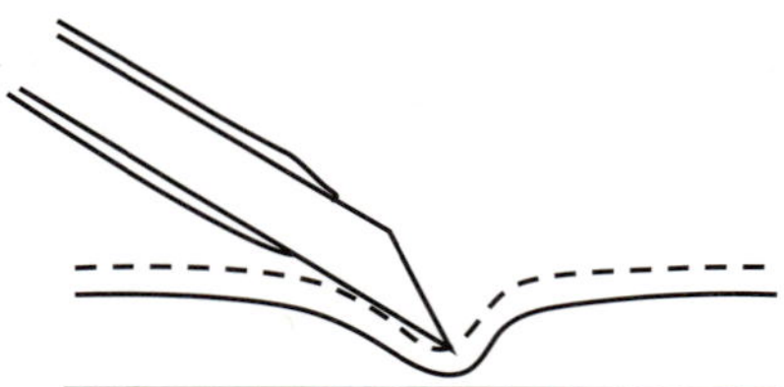

B24

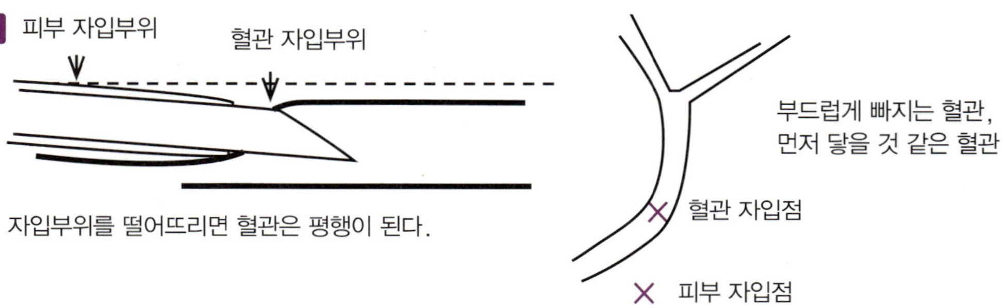

혈관이 움직여 빠져나갔다면 정맥 유치침을 피부 자입부 바로 아래, 혈관의 바로 위까지 다시 뺀다. 그러면 정맥 유치침의 바늘 끝이 일부분만 피부에 자입된 상태가 되는데, 이 상태에서 정맥 유치침을 약간 세워서 진전시켜 본다 B26. 그래도 빠져나간다면 다시 피부까지 뺀 후 전보다 조금만 더 세워서 진전시킨다. 이 과정을 조금씩 반복하면 정맥 유치침 자입부의 반대쪽이 차단되기 때문에, 정맥 유치침을 세우면 자입할 수 있다.

만약 피부나 피하조직을 몇 번씩이나 들락날락했다면, 바늘을 완전하게 빼고서 새로운 것으로 바꾼다. 정맥 유치침의 칼날(blade)을 자세하게 살펴보면 끝이 점점 무뎌져 혈관벽으로 자입하기가 어려워진다. 한 번 자입했던 피부가 혈관의 바로 위에 있다고 하면 다시 같은 지점에서 자입한다. 피부를 통과하면서 정맥 유치침이 무뎌지는 것을 예방할 수 있다. 그리고 이미 자입한 지점을 지나기만 하면 혈관까지는 불필요한 조직의 저항을 받지 않고 바늘의 끝이 혈관벽에 닿을 수 있기 때문에, 혈관벽 바로 위에서 바늘의 각도를 자유롭게 바꿀 수 있다. 한 번 자입한 피부의 자입부가 혈관 위에 없을 경우에는 팔을 좌우 중 어느 한쪽으로 돌리다 보면 대개 혈관은 다시 피부 자입부의 아래로 온다.

정맥 유치침의 끝이 혈관 상벽에 자입되는 지점까지 진전시킨다 B27. 바늘 끝이 피하조직을 지날 때는 저항이 심하지 않다. 빠져나갈 것 같은 단단한 혈관의 경우, 혈관 상벽으로 자입하면 진전시 저항이 약간 강해지는 것을 느낄 수 있다. **겉으로 봤을 때 혈관과 평행에 가깝게 자입하면 움직이던 혈관이, 세워서 다시 자입하면 혈관 상벽에 물리면서 혈관이 빠져나가지 않는 것을 알 수 있다.** 내침에 혈액의 역류가 보이면 혈관이 빠져나가지 않은 것이다.

단적으로 말하자면 혈관에 수직하게 자입하면 혈관은 쉽게 빠져나가지 못한다. 그러나 수직으로 너무 깊게 자입하면 혈관 후벽을 뚫어버리기 B28 때문에, **우선 바늘 끝만 혈관 상벽에 자입**하는 것이 중요하다. 일단 한 번 혈관에 걸리기만 하면 쉽게는 빠져나가지 못한다. 시범적으로 어딘가에 가볍게 바늘을 찔러보면 알 수 있을 것이다.

그러나 아무리 해도 혈관이 움직인다면, 혈관 상벽에 바늘 끝이 물릴 때까지는 왼손 제1지와 제2지로 혈관을 핀포인트(pinpoint)로 지긋이 누르는 것도 좋다 B29.

그리고 혈관 상벽에 바늘이 물렸으면 곡선을 그리듯이 눕히면서 진전시킨다 B30. 만약 각도를 크게 하여 진전시켰을 때 혈액의 역류가 있다면 정맥 유치침을 그 지점에서 눕혀 통상과 동일하게 조작한다. 또는 후술하는 (9)에서의 180도 반전시키는 방법을 취한다.

B25

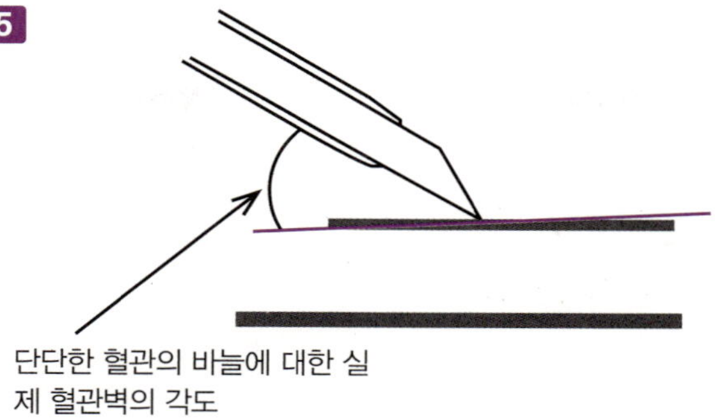

B26 자입되지 않으면 바늘을 세운다.

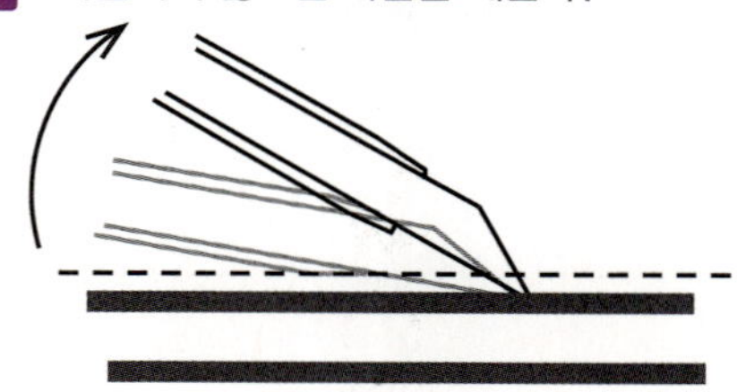

B27

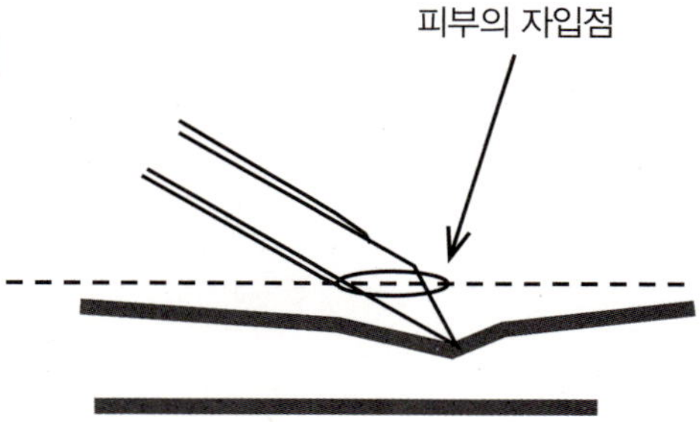

B28

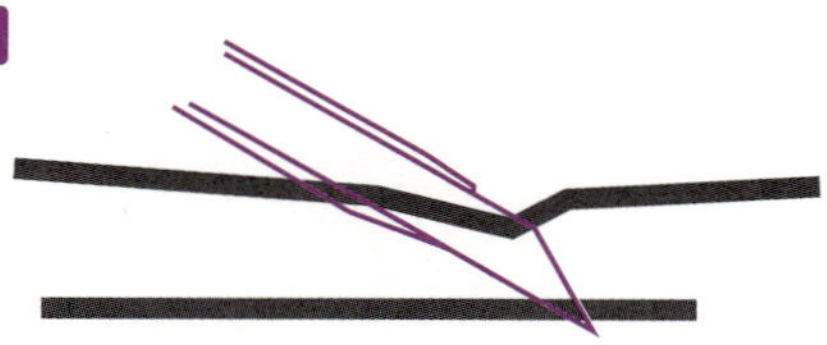

B29

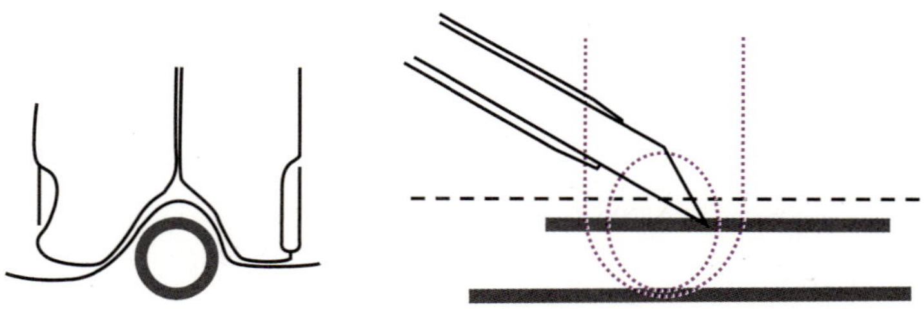

B30

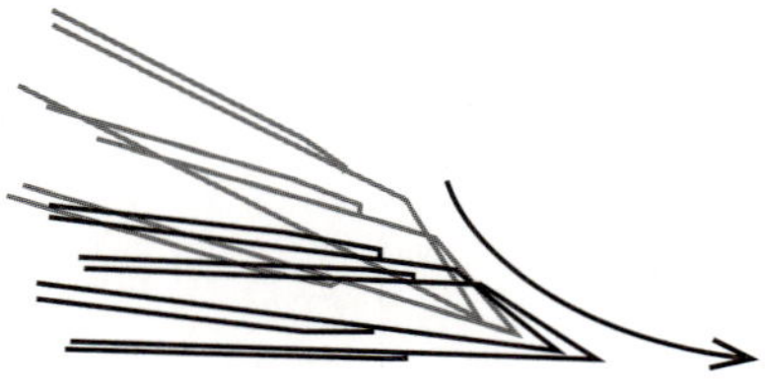

또 정맥의 주행을 왼손으로 확인할 수 없다면, 왼손으로 피부를 당긴 상태에서 볼펜으로 미리 표시해두는 것도 좋다. 피부를 당기는 것은 보조자에게 부탁하거나, 부위에 따라서는 환자가 직접 손을 구부리거나 해서 좌측 제2, 3지로 혈관을 확인할 수도 있다.

혈관 측면으로부터의 자입이 어려운 이유

1. 정맥 유치침을 측면에서부터 자입하려고 한 경우 혈관이 반대쪽에서 차단되어 있지 않기 때문에 여전히 빠져나가기 쉬운 상태이다.
2. 정맥 유치침과 혈관이 평행하게 접하고 있기 때문에 혈관에 대한 각도를 주기가 어려워, 정맥 유치침 끝이 혈관벽에 걸리기가 어렵다 B31.

혈관이 왼쪽으로 빠져나간 경우(대응법)

바늘이 혈관의 오른쪽으로 진전된(혈관이 왼쪽으로 비켜선) 경우, 혈관이 두껍다면 아래의 방법으로 측면에서부터 자입할 수도 있다 B32.

1. 왼손 제1지로 말초 측의 피부를 당기고, 오른손 제2, 3지로 혈관을 좌측으로 차단한다.
2. 혈관과 바늘에 각도를 주어 자입한다. 자기 손가락을 찌르는 일이 없도록 주의한다.

(4) 혈관으로 접근할 때의 각도

각도를 크게 할수록 정맥 유치침의 바늘 끝이 걸린다.

바늘을 가볍게 쥐고, 종이 위에서 정맥 유치침을 자입하는 방향으로 가볍게 미끄러뜨려 본다 B33. 처음에는 눕힌 뒤 서서히 세워가다 보면 갑자기 바늘 선단이 종이에 걸린다. 단단한 플라스틱 위라면 각도를 더욱 줄 필요가 있다 B34. 제조사에 따라 바늘 선단의 형태가 다르기 때문에 이 각도에는 조금씩 차이가 있다. 또 바늘의 길이, 쥐는 법에 따라서도 달라진다.

타 시설에서 계속 사용해왔던 제품과는 다른 정맥 유치침을 사용해 실패를 거듭했던 경험은 없는가?

올바른 정맥 유치침이란

a. 바늘 끝이 날카로운 것
b. 내침과 카테터의 밀착도가 높은 것
c. 바늘 끝에서 카테터까지의 거리가 짧은 것
d. 카테터가 조직 통과 시에 쉽게 접혀지지 않는 것

이라고 생각한다.

B31

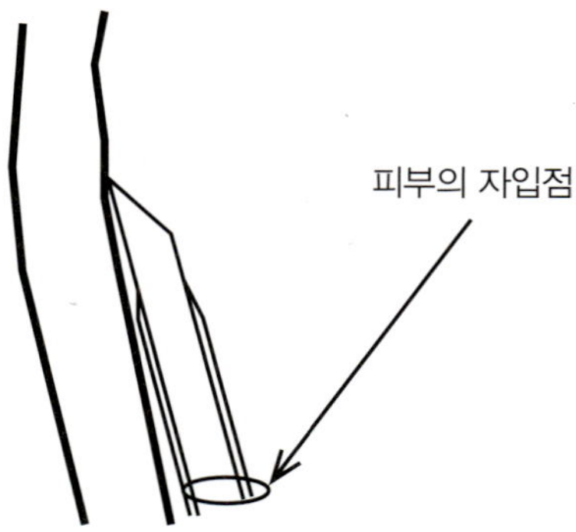

B32

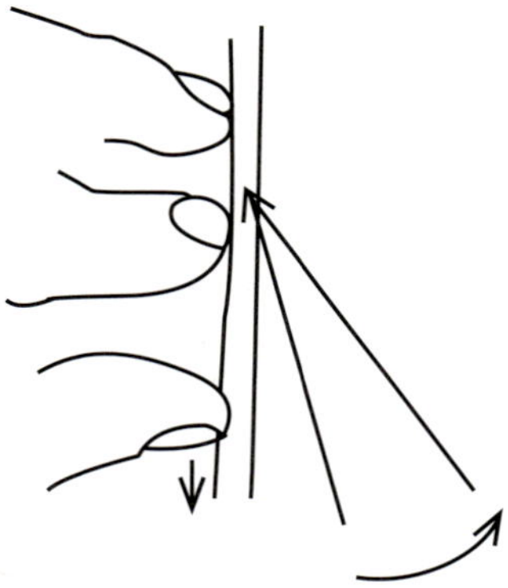

B33

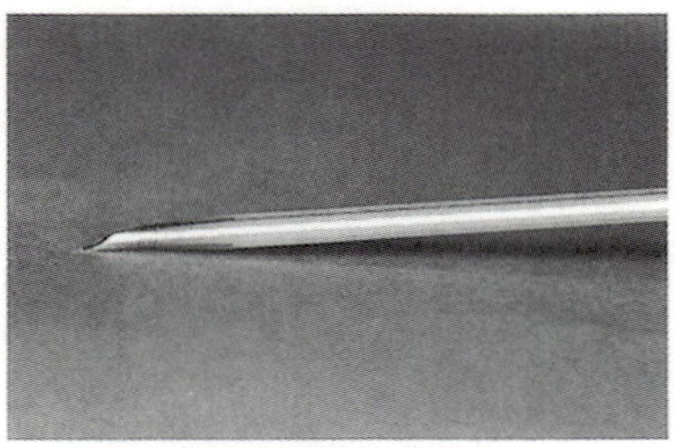

종이라면 이 각도에서 걸린다.

B34

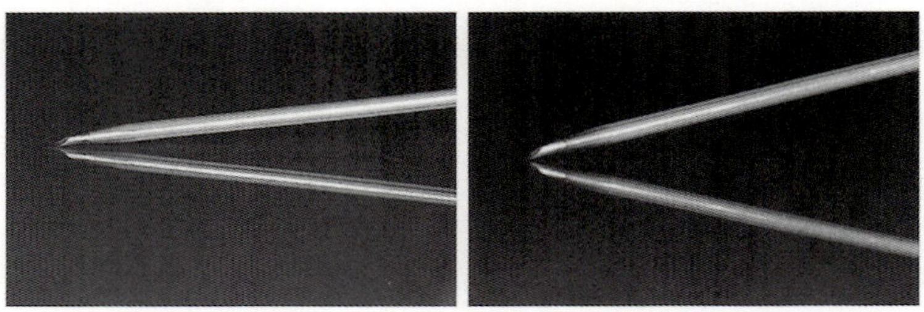

플라스틱 상에서는 이 각도에서는 걸리지 않는다.

플라스틱 상에서는 이 각도에서 처음으로 걸린다.

병원에 따라 이와 같은 조건이 좋지 않은 바늘일 경우도 있다.

정맥 유치침에 좌우되지 않고 자입하기 위해서는 앞서 언급한 것처럼 바늘의 자입 각도, 섬세한 감각, 카테터가 들어갈 때까지 혈관 내로 바늘을 진전시키는 것 등을 확실하게 인식하는 것이 중요하다.

(5) 혈관이 표면으로 튀어나오지 않고, 어느 정도 단단한 경우

이러한 경우는 우선 어렵다. 요골동맥천자(A-line)가 여기에 해당하고, 정맥천자에서는 비교적 드물다. 각도를 어느 정도 주지 않으면 자입되지 않는다. 따라서 혈관에 내침이 들어간 후에 바늘을 눕힌다. 눕혔을 때 바늘이 위로 휘지 않도록 한다. 바늘을 눕혀도 피부가 방해를 해서 혈관과 평행하도록 하는 데 한계가 있다. **휘기 직전까지 바늘을 눕히는 것만으로 up tension은 자연스럽게 주어진다** B35. 튜브에 바늘을 자입할 때 바늘 끝이 튀어나오는 것과 비슷하다 B18. 만약 바늘이 위로 튀어나오지 않는다면 up tension을 준다. **바늘이 휘면 바늘 끝이 혈관 후벽 측을 향해**, 바늘의 진전에 의해 **혈관이 파열되기 쉬우므로** 주의한다 B36.

얇은 바늘일수록 휠 가능성이 높다. 이는 반대로 말하면 얇은 바늘일수록 up tension을 줄 필요가 적다고도 할 수 있다.

혈관이 튀어나오지 않은 경우(보충)

보이는 혈관에서는 당연히 개인차는 있으나, 보통 혈관 상벽까지의 깊이는 1.5~2mm 정도이다.

혈관이 튀어나온 경우는 피부가 부풀어 있기 때문에 혈관과 함께 피부도 주로 파인다 B37. 따라서 피부에 대해 각도를 주기가 쉬워지기 때문에 비교적 평행하게 접근해도 바늘은 닿는다.

반면 혈관이 튀어나오지 않은 경우에는 피부가 파이기 어렵다. 따라서 **각도를 어느 정도 이상 주지 않으면 바늘 끝이 혈관에 닿지 않는다**. 구체적으로 깊이가 1.5mm 정도라면, 혈관에 대해 10도의 각도로 접근하면 바늘을 1cm 정도로 자입해야 겨우 닿는다 B38. 따라서 혈관이 튀어나오지 않는 경우에는 이 점을 고려한다.

단, 튀어나오지 않은 혈관에서도 피부가 얇으면(마른 고령자에서 가끔 보인다) 혈관도 얕기 때문에 비교적 평행하게 접근한다. 혈관의 윤곽이 명확하고, 혈관이 검게 보이는(정맥혈의 색이 들여다보이는) 경우에는 얕고, 대부분 혈관이 얇다. 혈관의 윤곽이 명확하지 않은 경우에는, 약간 깊은 곳에 혈관이 있어 어느 정도 이상으로 각도를 주지 않으면 자입되지 않을 가능성이 높다.

B35 튀어나오지 않은 혈관

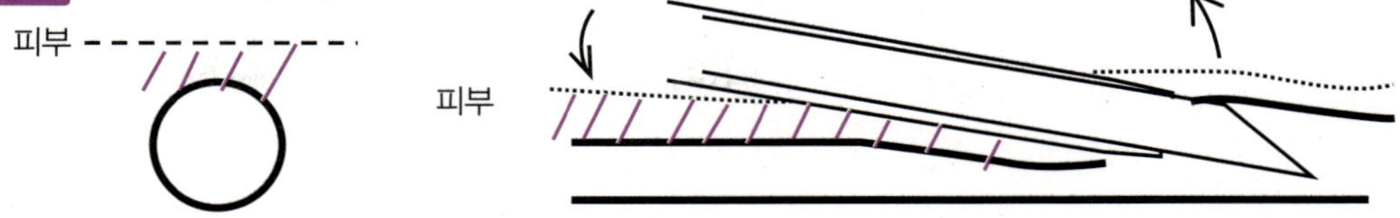

B36 얇은 바늘을 강한 힘으로 들었을 경우

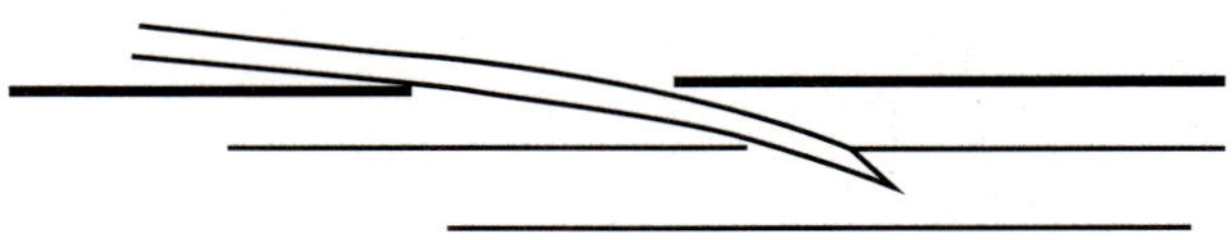

B37 표면으로 튀어나온 혈관

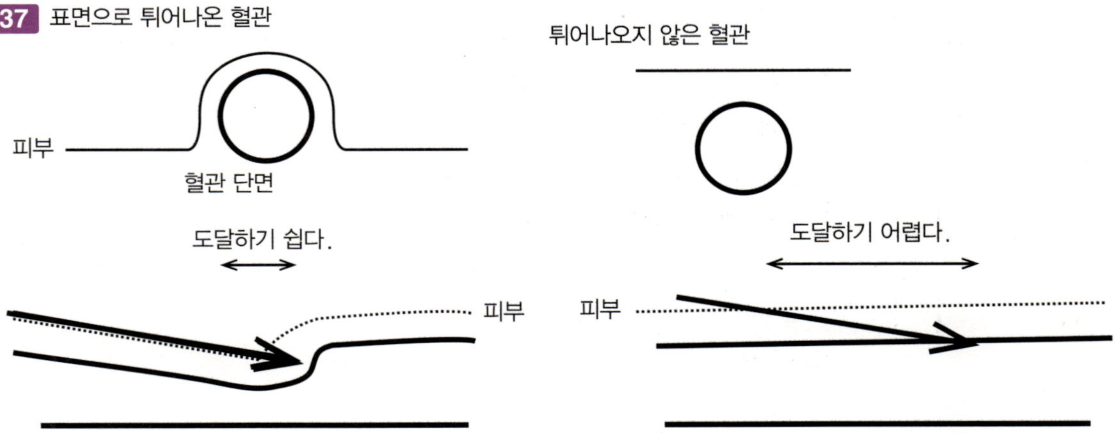

B38

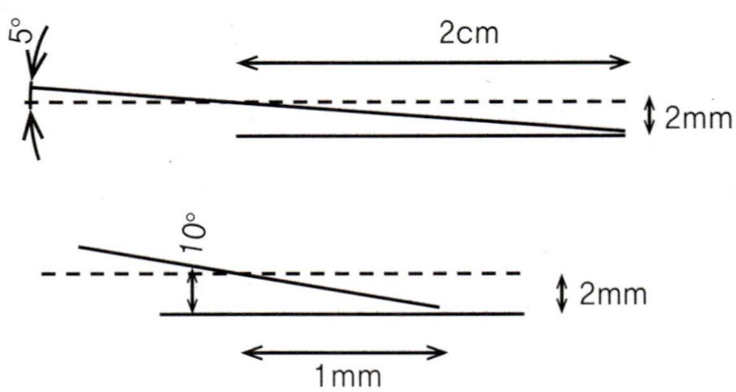

5도의 각도로 접근한 경우, 2cm 자입해도 깊이 2mm에도 도달하지 않는다.

바늘을 1cm 자입한 정도에서 혈관 상벽에 닿게 하기 위해서는 각도를 10도 정도는 주어야 한다.

(6) 구불거리거나 분지해서 먼저 닿아버리는 경우에 카테터를 진전시키는 방법

1 혈관에 카테터가 들어갔다면 내침의 끝이 카테터에 가려질 만큼 내침을 빼낸다 B39. 그리고 정맥 유치침 전체를 진전시킨다. 이렇게 하면 혈관 내로 진전시켜도 아주 얇은 혈관이 아닌 이상 부서지는 일은 없다. 그대로 진전시킨 뒤 분지점에서 끝을 진행시키고 싶은 방향으로 진전시켜 간다. 혈관이 분지점에서 어느 정도는 똑바르게 될 수 있는 힘이 작용하기 때문에 진전이 가능하다 B40.

2 피부를 옆으로 잡아당기는 것에 의해 분지점을 늘릴 수 있다 B41.

3 말초 측의 피부를 강하게 잡아 당겨 혈관을 신장시키는 것도 좋다.

2, 3의 방법은 1과 조합해서 사용한다. 또 내침을 빼고, 점적을 이어서 전개한 뒤 이 방법을 시행하는 것도 좋다.

(7) 정맥판막 때문에 실패하는 경우

의외로 확실하게 보이는 혈관에서 실패하기도 하는데, **정맥판막에 걸려 있는 것을 원인** 중 하나로 들 수 있다. 어느 정도 두꺼운 혈관에서는 판막도 확실한 구조물이기 때문에, 바늘을 자입한 지점에 가끔씩 판막이 있다면 카테터를 거치할 수 없다 B42. 얇고 약한 혈관에서는 판막도 작고 취약하기 때문에 큰 문제가 되지 않는다. 어느 정도 두꺼운 혈관이라면 판막이 있는 지점은 몸쪽에서 말초 측을 향해 혈관을 눌러가면서 확인하는 것으로 알 수 있다. 한 방향 판막이기 때문에 판막이 있는 지점에서 말초 측은 눌린다 B43. 순간적으로 발생하는 것이기 때문에, **매번 확인**해야 한다. 또 카테터를 혈관 내로 진전시켰음에도 불구하고 혈액의 역류가 사라지는 경우가 있다. 카테터의 끝이 가끔 판막에 닿기 때문일 수 있다 B44. 겨우 혈관 내에 거치되었는데 실패한 것으로착각하지 않기 위해서 이러한 경우도 있다는 것을 염두에 둔다.

B39

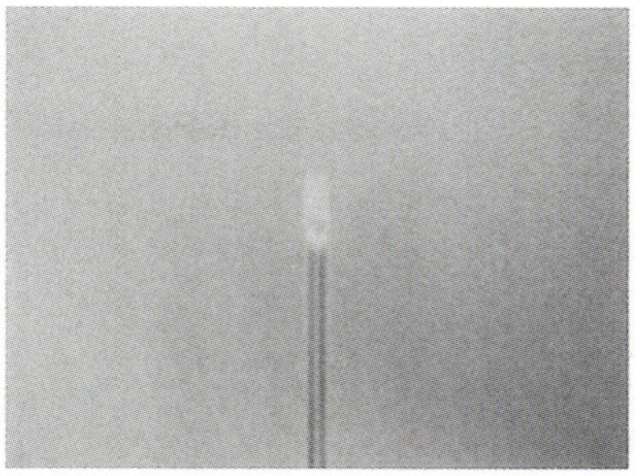

B40

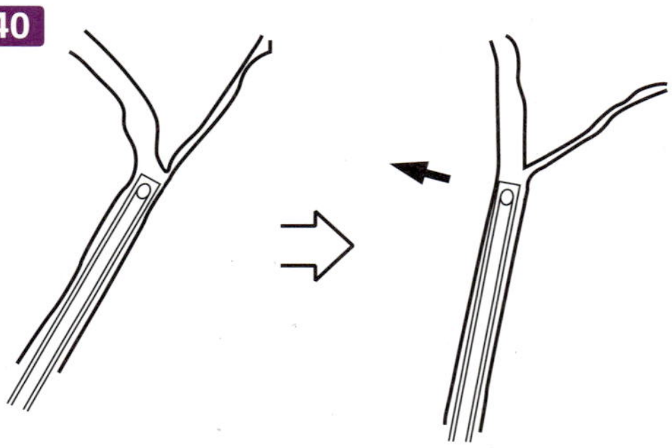

B41

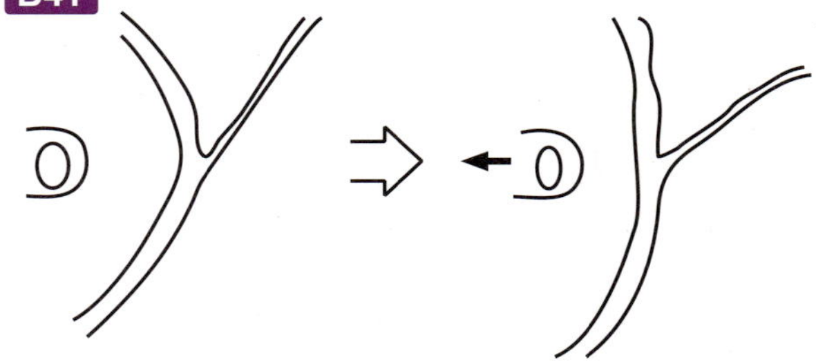

B42

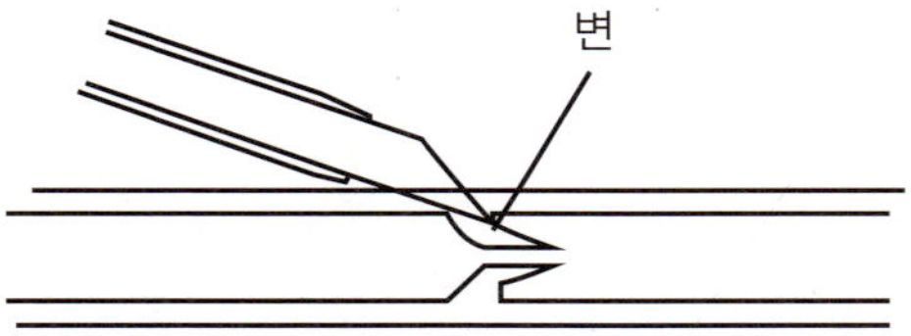

B43

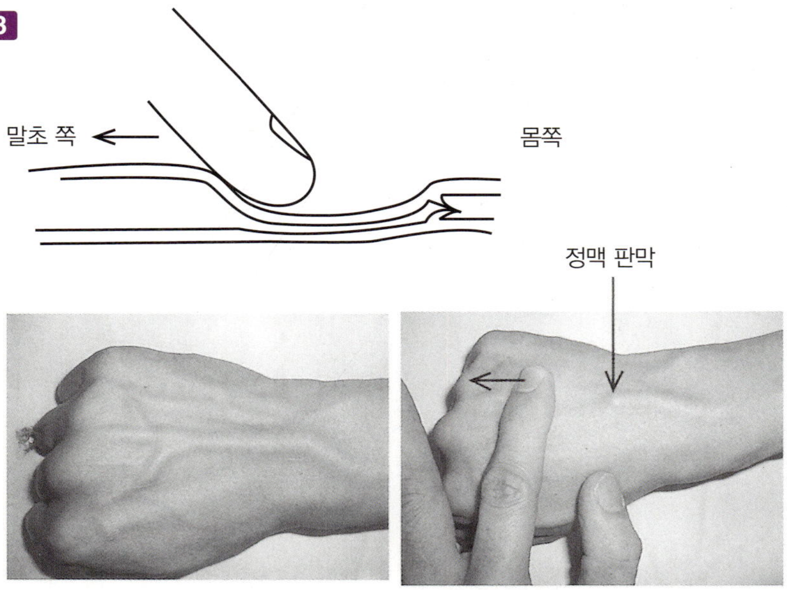

혈관을 누르면서 말초 측으로 더듬어 간다.

B44

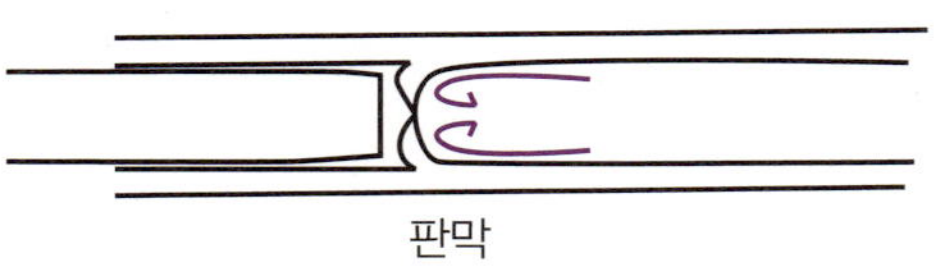

(8) 영유아의 손등에서 혈관이 보이지 않을 경우

라이트로 손등 쪽부터 들여다보며 혈관의 주행을 확인하기도 한다. 만져보면 거의 알 수 있다. 경험적인 주행을 기본으로 해서 맹목적으로 자입하는 경우도 많다. 혈관이 표면으로 튀어나오지 않은 경우는 피부에 대해서 혈관이 어떻게 오르락내리락하는지 알기는 어렵다. 앞서 기술한 것처럼 얇은 바늘은 바늘 전체를 들어 올리면 쉽게 휘어지고, 맹목적으로 자입할 때는 조금 깊은 지점에 혈관이 있기 때문에 더욱 휘어지기가 쉽다. 그러므로 바늘이 휘지 않을 정도로 눕히고 진전시킨다. 또는 후술하는 (9)처럼 혈액의 역류를 확인한 뒤 180도 회전하여 눕히고, 가볍게 아래로 바늘을 눌러 진전시키는 것도 좋은 방법이다.

(9) 정맥 유치침을 180도 회전시키는 방법

혈관 내강과 바늘의 두께가 거의 차이가 나지 않는 혈관을 목표로 하거나 (10)에서 후술하겠지만, 내침에 혈액의 역류가 나타난 뒤에 정맥 유치침을 눕히는 것이 효과적이다. **반전하는 것에 의해 정맥 유치침을 더욱 진전시킬 여유가 생긴다** B45. 내침에 혈액의 역류가 있으면 내침을 180도 회전시킨다. 그리고 바늘을 피부 측으로 약간 휘게 할 작정으로, 바늘 전체를 눕혀가면서 피부로 밀며 진전시킨다. 그러면 **잘리지 않는 부분이 혈관 후벽에 눌리게 된다** B46. 바늘을 눕힌다는 감각만으로는 바늘이 위로 튀어나가기 쉽기 때문에, 아래로 튀어나가게 하는 것이 좋다. 즉 up tension을 주는 것과 동일하게 바늘 끝이 혈관에 자입되기가 어려워진다. 전술한 것처럼 튜브와 정맥 유치침을 이용해 실제로 해보는 것이 중요하다. 동맥천자 시에는 자주 쓰이는 방법이지만 정맥천자에서는 일반적이지 않다.

이 방법을 모든 예에서 시행하지 않는 이유는 정맥은 얕은 지점에 있어 바늘과 혈관이 평행하기 쉽기 때문에 그렇게까지 할 필요가 없기 때문이라는 것이 여러 이유 중 하나이다. 회전시키는 동안 혈류로 인하여 내침이 빠질수도 있기 때문이다. 이에 대해서는 내침만 새로운 것으로 바꾸든가 2cc의 주사기를 장착하는 것으로 대응할 수 있다 B47.

B45

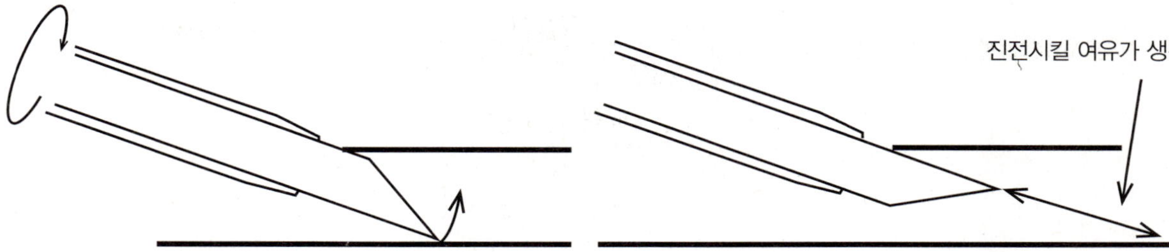

B46

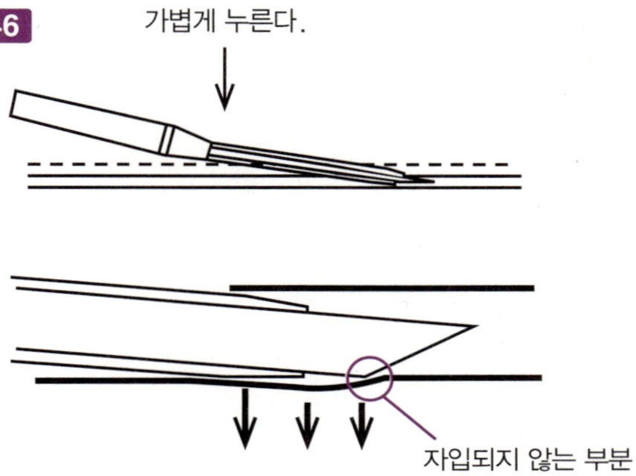

B47

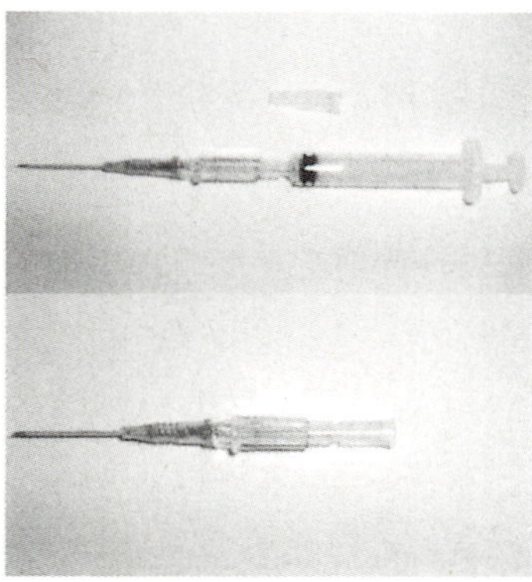

(10) 팔에 근육이 있어서 몸통 쪽으로 갑자기 두꺼워지는 지점에 혈관이 있는 경우

이 경우 내침에 혈액의 역류가 보인 후에 혈관과 평행하게 눕혀지는가를 생각해서 자입점을 결정한다. B48처럼 혈관의 중앙부 근처에서 자입하는 것이 좋은 경우도 있다. 정맥 유치침 쥐는 법은 후술하는 (11) 바늘 쥐는 법의 쥐는 법 2 또는 3으로 한다.

그럼에도 혈관과 평행이 되지 않는 경우에는 전술한 (9)의 180도 반전시키는 방법을 쓴다.

B48

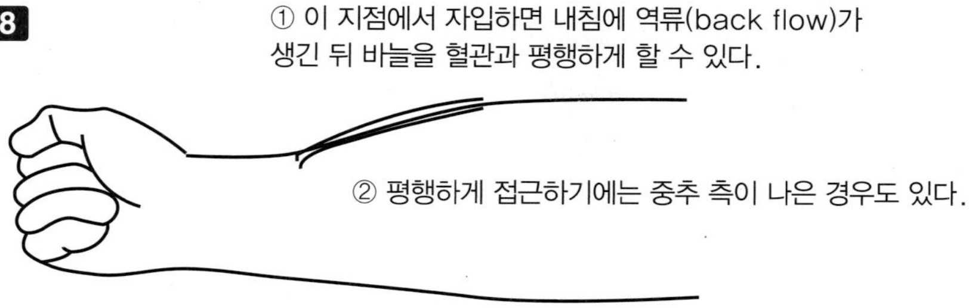
① 이 지점에서 자입하면 내침에 역류(back flow)가
생긴 뒤 바늘을 혈관과 평행하게 할 수 있다.
② 평행하게 접근하기에는 중추 측이 나은 경우도 있다.

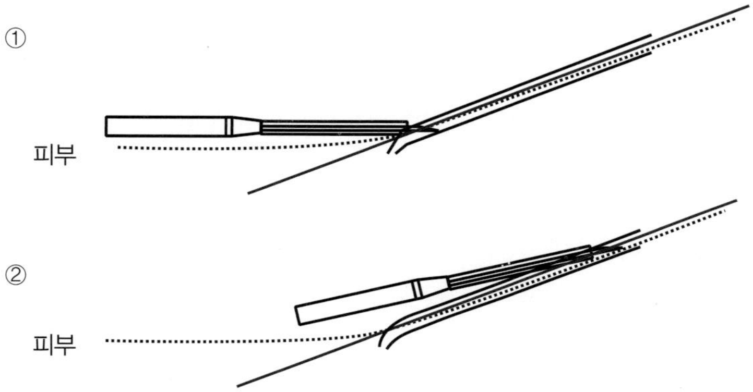
①
피부
②
피부

(11) 바늘 쥐는 법(바늘을 준비한다)

정맥 확보 시에 바늘 쥐는 방법은 3가지이다. 상황에 따라 조작하기 좋은 방법도 달라지므로 상황에 맞게 사용한다.

쥐는 법 1 ▶ 제1지로 윗면을, 제2, 3지로 아랫면을 쥔다B49.

필자는 이 방법을 기본으로 한다. 혈관이 빠져나갈 때에 각도를 주기가 쉽다. 이 방법은 내침으로의 혈액의 역류를 확인하기 어렵기 때문에 바늘 손잡이 뒤쪽을 쥔다. 그러나 바늘을 피부와 평행하게 접근할 때에 전술한 것처럼, 부위에 따라서는 자신의 제2, 3지가 방해가 되어 평행이 되는 데 한계가 있을 수 있다. 이럴 때는 후술하는 2 또는 3의 방법을 선택한다.

쥐는 법 2 ▶ 제1지와 제 2, 3지로 양 측면을 끼운다B50.

처음부터 피부와 평행하기 쉽게 쥐는 방법이다. 16G 등, 두껍고 긴 정맥 유치침을 넣었을 때는 뚫는 힘을 필요로 하기 때문에 방법 3에 비해 바늘을 확실하게 쥘 수 있는 이 방법이 좋다.

쥐는 법 3 ▶ 제1, 3지로 양 측면을 끼운다B51.

제2지를 카테터에 대는 이 방법은, 제2지로 카테터을 진행시키는 것이 가능하다. 소아의 경우 왼손으로 손을 유지해야만 할 때나, 혈관이 천자하기 어려운 곳에 있어 왼손으로 환자의 팔을 회선시키거나 혼자서 유지해야만 하는 경우 등 왼손이 자유롭지 못할 때 쓰기 좋다.

쥐는 법 2와 3은 혈관에 대해 각도를 크게 주어야만 할 때, 즉 단단한 정맥일 때 자신의 손이 환자의 피부에서 많이 떨어지기 때문에 섬세하게 움직일 수 없게 된다.

주사 바늘과의 차이점

덧붙여 채혈 등에 사용하는 주사 바늘은 **매우 날카로워 자입하기 쉽기 때문에, 혈관과 평행에 가까운 각도로 자입해도 혈관으로의 자입은 용이하다**. 또 **바늘 끝이 길기 때문에 각도를 주면 후벽에 자입되기 쉬워진다**. 그러므로 채혈용 주사는 처음부터 혈관과 평행에 가깝게 자입한다. 튜브에 실제로 각각의 바늘을 자입해보아 연습해보면 알 수 있다.

B49

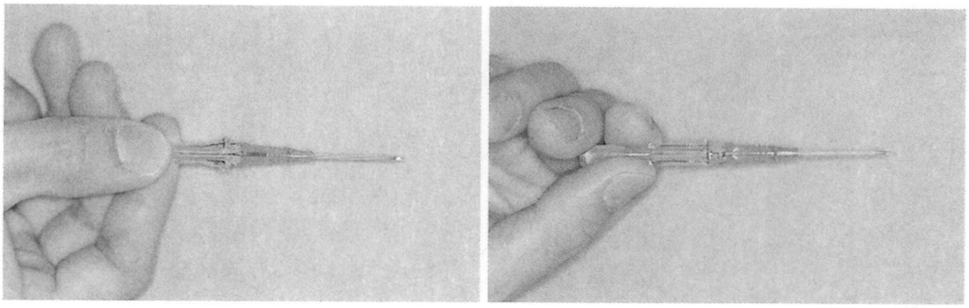

B50

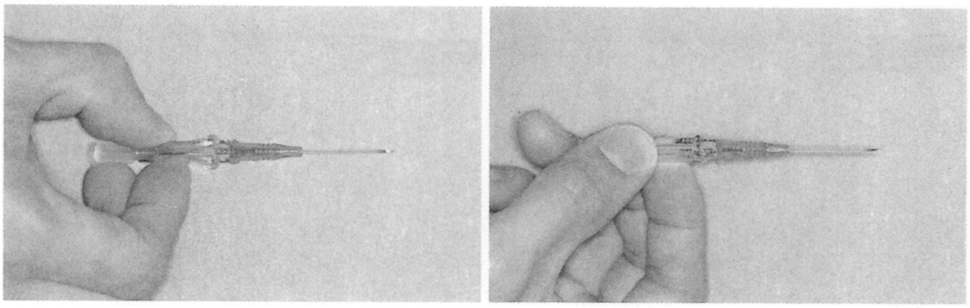

B51

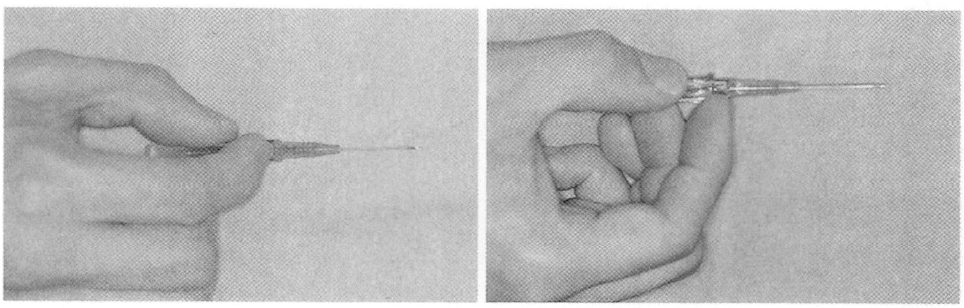

요골동맥 라인을 확보하기 위한 방법 (A-line Cannulation)

필자는 원래 타고난 재주가 있는 편이 아니다. 십수 년 동안 마취과 의사로서의 경험에 경험을 거듭하고서야 이 방법론을 확립했고, 그렇게 성공률은 점차적으로 눈에 띄게 좋아진 것이다. 이 책을 읽고 있을, 아마도 필자보다 젊은 분들은 이 방법론을 통해 단기간에 고수가 될 수 있을 것이라고 확신한다.

1 일반적, 기본적 흐름

손목받침대 위에 손목을 두고, 손목을 젖힌 뒤 테이프로 고정한다. 왼손으로 동맥을 촉지하고, 바늘을 자입. 내침에 혈액의 역류가 보이면 바늘을 동맥과 평행하게 눕히고, 카테터가 혈관 내로 들어갈 때까지 바늘 전체를 진전시킨다. 내침을 약간 빼고, 카테터 내로 혈액의 역류가 보이고 카테터가 혈관 내로 들어가는 것을 확인했다면 카테터를 진전시킨다.

2 포인트

(1) 수평면에서의 혈관의 주행을 파악

동맥 라인을 확보하기 어려운 사람은 **'손의 감각이 정확하지 않다'**고들 말한다. 1mm 정도 빗나가도 혈관진입이 어렵고, 진입하였다해도 혈관이 움직여 바늘과 혈관의 축이 어긋나기 때문에 카테터거치도 어렵다.

우선 **항상 손가락의 같은 부위로 동맥을 촉지해야 한다. 아래에 설명하는 연습법은 프로가 되기 위한 지름길이다.**

손가락으로 항상 느낄 수 있는 한 점을 만드는 연습을 한다. 필자는 손톱과 손가락의 경계가 항상 수직이 되도록 손가락을 두고, 그 직하에 이쑤시개를 대고 어디에서 만질 것인가를 정한다 C1. 각각 검지와 중지를 정해, 그 **두 군데의 아래를 통과하듯이 바늘을 자입**시켜 간다 C2. 손가락이 그 지점을 기억하게 되면 그 위에 거즈를 두고, 동맥 라인을 확보할 때처럼 이쑤시개를 바늘로 자입한다 C3. 거즈는 점차적으로 두꺼워지게 한다.

C1 동맥 촉지 부위

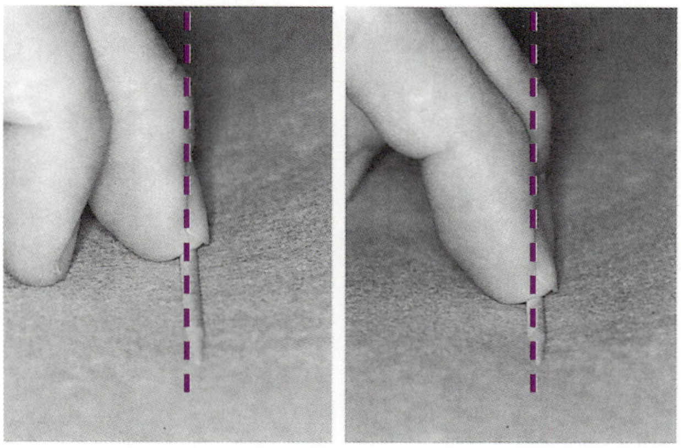

C2

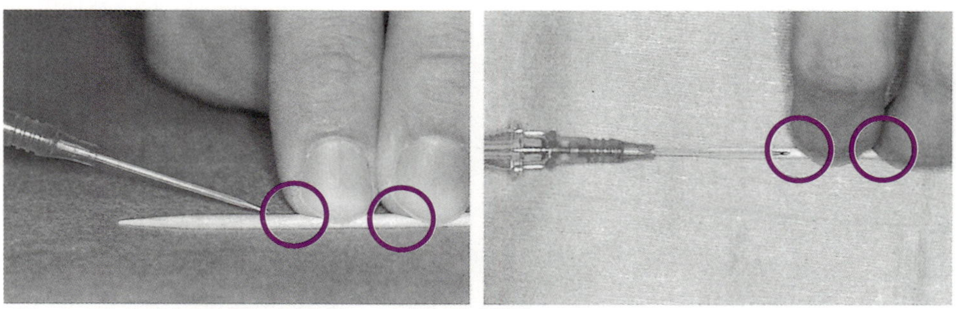

제2, 3지의 손가락과 손톱 사이의 바로 아래를 통과한다.

C3

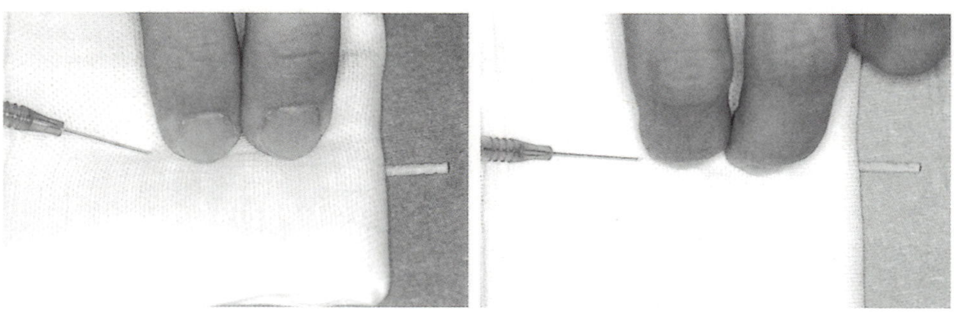

여기서 주의해야 할 점은 바늘과 시선의 위치 관계이다. 시선이 다르면 보이는 방식도 달라져, 바늘을 항상 같은 장소에 둘 수 없게 된다. **바늘의 위치가 눈에 대해 항상 같은 위치**에 있도록 조작한다.

매일 1회, 18G 바늘이든 이쑤시개든, 손가락이 같은 장소를 만지는 연습을 하면 올바른 감각을 얻는 데는 그다지 시간이 걸리지 않는다.

단, 손가락의 어느 지점에서 만질 것인가는 스스로 판단하여 정하길 바란다. 필자가 만지고 있는 지점보다 조금 배쪽에 가까운 곳이 감각은 민감하다. 필자는 표적을 명확하기 하기 위해서 현재의 지점으로 만진다. 어디서 만질 것인가는 스스로가 고민해야 할 문제이다.

또, 실제로 자입하기 전에 볼펜으로 혈관을 덧그리면 혈관과 바늘의 축을 맞추기 쉬워진다. 처음에는 모든 경우에서 다 그리는 편이 좋다. 선배에게 자신이 그린 선이 실제 혈관의 주행과 맞아떨어지는가를 확인해달라고 하는 것도 좋다. **축이 맞지 않으면 자입해도 소용이 없다.** 만약 가르치는 입장에 있다면 우선 혈관 위에 덧그리게 하고, 혈관의 주행과 일치하지 않는다면 수정해주자. 볼펜으로 먼저 그려주면 초보자라도 대부분 할 수 있다.

혈관이 직선으로 주행하고 있지 않은 경우에는 볼펜으로 덧그린 뒤에 손가락 하나로 만져본다. 그러면 매우 확실해지고 성공률도 크게 상승한다. 필자도 동맥이 구불거리거나(사행) 한 번 실패했을 때는 반드시 먼저 덧그려 둔다.

미리 요골동맥을 만져, 그 주행을 제대로 확인해두는 것이 중요하다. 위에서 설명한 것을 이해하였다면 단번에 동맥의 올바른 주행을 파악할 수 있다.

(2) 수직면에서의 혈관의 주행을 파악

요골동맥은 말초에서 몸쪽을 향해서 촉지하면, **손목 부근에서 피부 중 가장 얕은 지점**으로 나와 피부와 평행하게 주행한 뒤 일단 깊은 지점으로 가라앉는다. 그리고는 다시 피부에 약간 근접하는 주행을 보이는 경우가 많은데, 이 **각도는 사람에 따라 제각각이다** C4. 피부에 대해서 혈관이 어떤 형태로 튀어나오고, 가라앉는지를 파악해야만 한다.

피부아래에서 동맥의 주행 모식도

C4 a 이 타입이 많다.

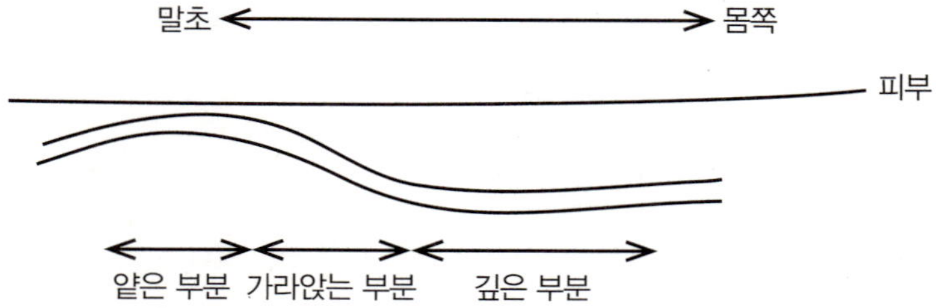

b

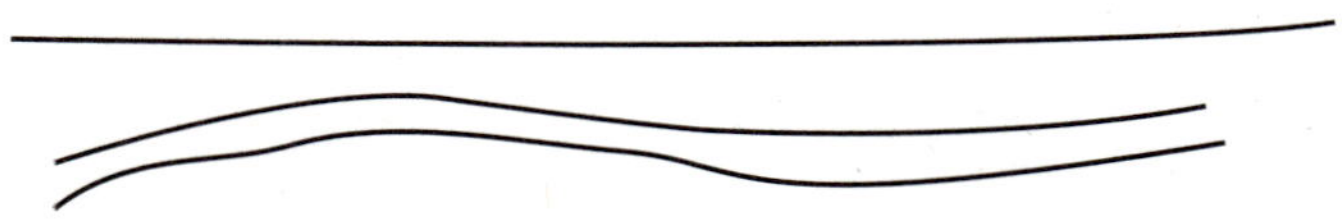

c

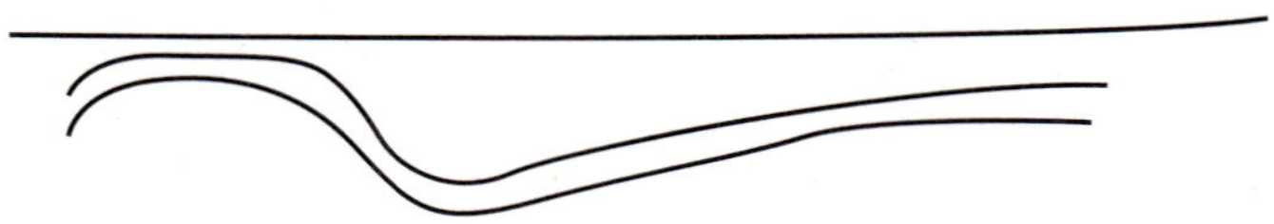

d

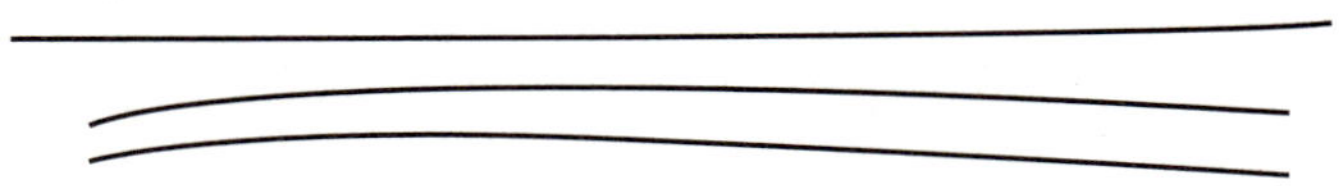

(3) 어디를 피부의 자입점으로 정할 것인가?

일반적인 혈관의 주행에 대해서 설명하겠다.

어디를, 어떻게 **자입하는가는 C5 ①, ②, ③의 순서로 선택한다. ①은 얕은 혈관을 목표로 하기 때문에 위치도 대체적으로 찾기** 쉽다. 만약 **①에서 실패해도 그 부위가 좁기 때문에, 그보다 몸쪽에서 확인하기 쉬워진다.** ②는 혈관을 확인하기는 비교적 쉬우나, 어느 정도의 각도에서 가라앉는가는 알기가 어렵다. ③은 깊은 지점에 있기 때문에 혈관의 위치를 찾기가 어려울 뿐만 아니라 혈관에 진입 후, 바늘과 혈관을 평행으로 하는 것도 어렵다. 혈관의 어느 지점을 목표로 할 것인가에 따라 바늘의 피부에 대한 자입 각도는 바뀐다. **①처럼 자입할 때는 눕힌다는 느낌으로**, ②는 각도를 크게 하고, ③에서는 다시 눕힌다는 느낌으로 한다. 정맥천자시에 기술한 것처럼 혈관의 경도에 따라서도 접근하는 각도는 바뀐다. 단단한 혈관에서는 조금 더 세우는 느낌으로, 부드러운 혈관에서는 조금 더 눕히는 느낌으로 시행한다. 부드러운 혈관일수록 혈관 후벽을 뚫고 나갈 가능성이 높으므로 주의한다. 또 피부의 천자점과 혈관의 천자점 사이의 거리도 천자부위에 따라 각각 달라지므로 역시 주의한다. 바늘을 혈관과 평행하게 한 후, **카테터가 혈관 내로 들어갈 때까지 진전시킬 수 있는 곧은 부분이 충분한지를 생각한다.** ①에서는 가능한 말초 측을 혈관 자입점으로 하고, **피부의 자입점**은 이보다 더 말초 측으로 한다. 이곳은 **혈관이 만져지지 않는** 지점이라는 것에 유의한다. ③에서는 바늘과 혈관을 평행하게 하는 것이 어렵기 때문에, 혈관 천자점보다 피부 자입점은 꽤 말초 측이 된다. C6의 ④, ⑤처럼 **동맥이 구부러지기 직전에 바늘을 자입하면, 바늘을 혈관과 평행하게 하고서 카테터가 혈관에 들어갈 때까지 진전시키는 것이 어렵다는 것**을 알게 될 것이다. 바늘이 만곡점에 걸리는 것보다 훨씬 말초에서 혈관을 통과해야 한다. 한편 가라앉는 부분에서는, 혈관이 단단할 경우에는 피부에 대해 크게 각도를 주어야만 자입할 수 있다 C6 ⑥.

또 **얕은 부분에서는 가끔 분리하는 경우**가 있어, 가지가 나뉜 말초에서부터 넣으면 도중에 막히기 때문에 주의한다. **깊은 부분의 혈관은 두껍고 쭉 뻗은 것이 대부분이기 때문에 어떤 의미에서는 넣기 쉽다고도 할 수 있다. 어차피 혈관에 따라 다르기 때문에 그 자체의 주행을 파악하는 것이 중요하다.**

비만 등, 혈관이 약간 깊은 곳에 있을 경우

부드러운 혈관은 비교적 혈관과 평행한 느낌으로 접근해야 한다.

아래 C7은 실제 크기를 나타낸 것이므로, 이를 통해 **이미지를 확실하게 파악**하기 바란다. 피부 자입부와 혈관 자입부를 상상 이상으로 거리를 두어야 하는 경우가 있다는 것을 알 수 있을 것이다. 떨어뜨리는 거리를 구체적으로 고려하지 않으면 구부러지는 부분을 지나쳐버려 닿지 않을 수도 있으므로, 평상시에 깊이를 고려하는 습관을 들이자. 닿지 않았을 경우에는 자입점을 가깝게 하고서, 각도를 주고 감각적으로 재차 자입한다.

C5

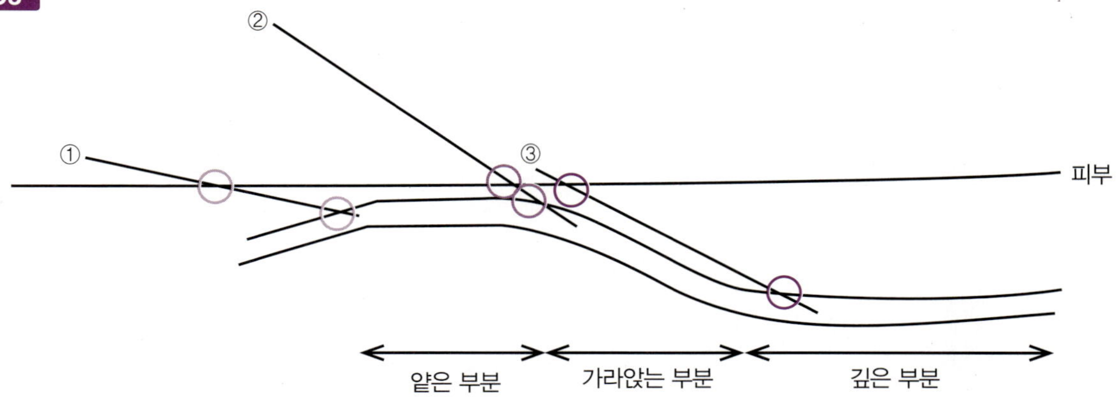

C6

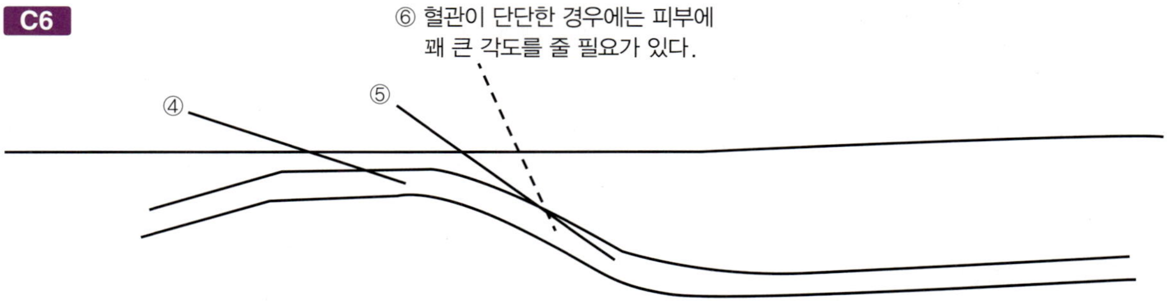

C7

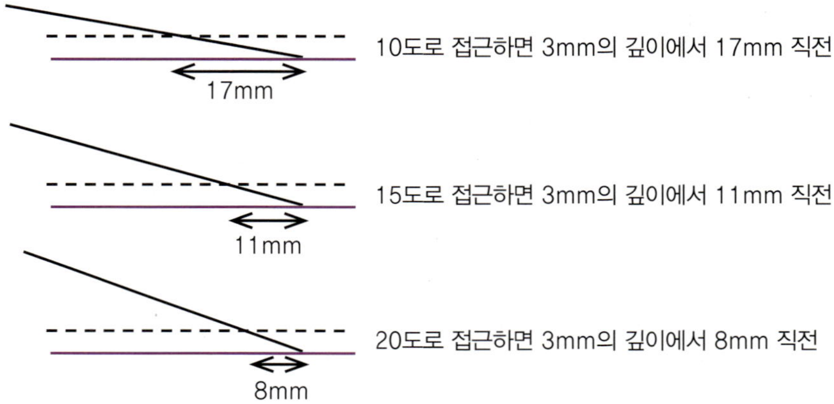

(4) 바늘 끝을 확인한다.

검지의 아래쪽에 바늘 끝이 오면 이를 가볍게 들어 올리고, 동맥을 확인할 수 있는 지점과 동일한 장소에 와 있는가를 확인한다 C8.

(5) 혈관에 닿지 않는 이유

1 수평면에서의 혈관의 주행을 파악할 수 없다.

2 수직면에서의 혈관의 주행을 파악할 수 없다. 예상할 수 있는 이유는 **혈관이 가라앉는 것을 고려하지 않았기 때문에** 혈관에 대해 충분한 각도를 얻을 수 없다는 것이다 C9.

3 **혈관이 느슨한 경우**에는 손목을 강하게 젖혀 혈관을 신전한다. 부족하다면 테이프를 이용해 피부를 말초 측으로 당긴다[후술하는 (10) 참조].

4 **혈관이 단단하면** 바늘에 각도를 준다. 또 3과 동일하게 대처한다.

5 **피부가 단단하면** 후술하는 (15)를 참조.

(6) 내침에 혈액 역류가 있어서 카테터가 혈관 내에 들어갈 때까지 바늘을 진전시키려고 해도, 바늘 끝이 혈관벽에 닿아 혈액의 역류가 사라져버리는 경우

1 **대부분 직선상에서 봤기 때문에** 혈관과 바늘의 **축이 어긋났다** C10.

전술한 것처럼 이쑤시개로 축을 맞추는 연습을 하면 교정이 가능하다.

2 바늘을 혈관과 **평행하게 눕히지 않았다** C11.

후술하는 (11)처럼 역류의 속도 변화에 주의해서 바늘을 눕히는 방법을 취한다.

3 초보자는 **1, 2가 복합**되어 있는 경우가 많다.

이 상태에서 바늘을 혈관 내로 진전시키는 것은 곤란하다. 하나하나의 정밀도를 높이자. 그럼에도 이왕에 닿았으니 진전시키고 싶을 것이다. 이때는 후술하는 (9)의 혈관관통법 1을 시행해보자.

4 전술한 (3)의 C6처럼 혈관이 구부러지기 직전에 자입점에 주의하면서 자입한다.

C8

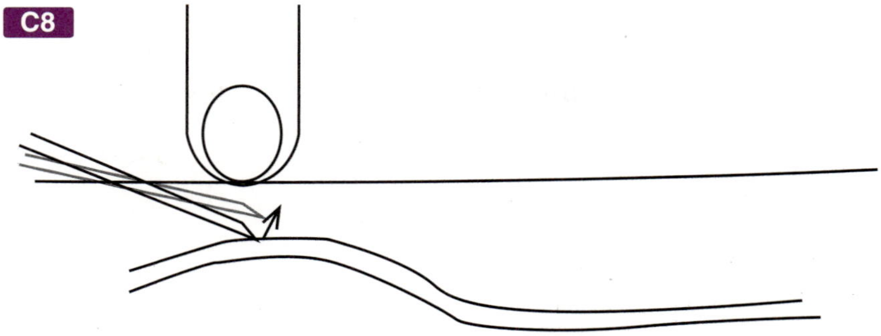

C9

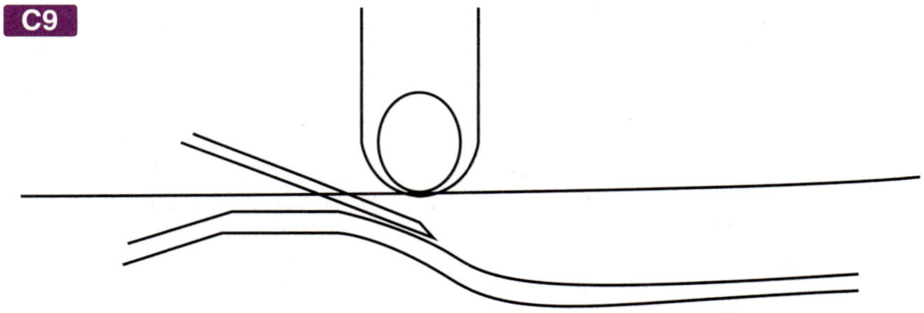

각도를 준 것처럼 보이나, 혈관에 대해서는 각도가 너무 평행이다.

C10

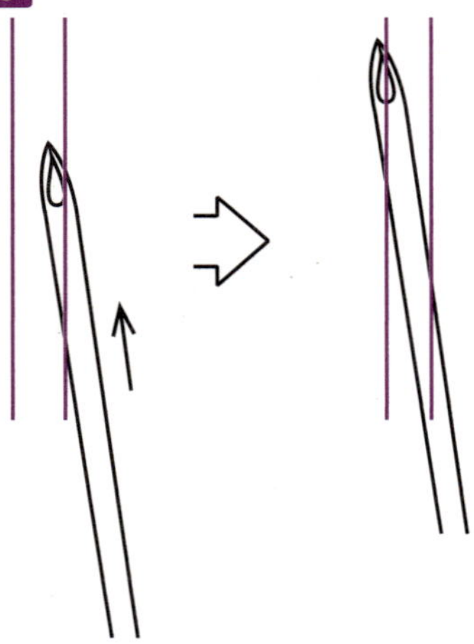

바로 위에서 보면 축이 밀려 있다.

C11

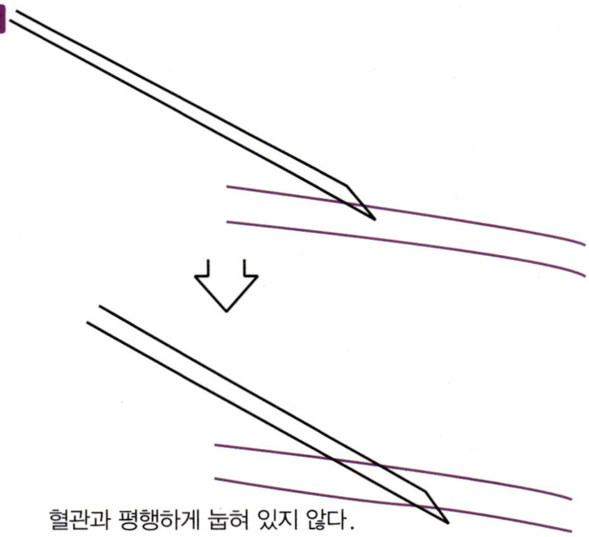

혈관과 평행하게 눕혀 있지 않다.

5 혈관이 느슨하거나 구불거리고 있다 C12.

혈관을 신장해서 쭉 뻗기 때문에, 후술하는 (10)에서 상세하게 나타낸 것처럼 손목을 강하게 젖힌다. 또는 피부를 왼손 엄지로 말초 측을 향해 잡아당긴다 C13. 내침으로의 역류가 끊기지 않아 표면을 통해서는 바늘을 충분하게 진전시킬 수 있을 것으로 보이나, 정작 내침을 조금씩 빼보면 카테터에 혈액의 역류가 없는, 즉 카테터가 혈관 내로 들어가 있지 않은 상태인 것도 이 패턴이다.

6 혈관까지의 **조직을 통과시 저항**이 있거나 **혈관의 움직임이 크다**. 그러므로 혈관과 조직이 함께 자입 방향으로 밀려버린다 C14.

(15)의 대처법.

7 위의 1~6을 극복했다고 하더라도, 동맥경화로 혈관 내강이 좁거나, 요골의 돌기에 의해 비스듬히 진행하는 경우도 있다.

이때는 바늘을 90도 정도씩 회전시킨다. 그러면 칼날(blade) 면의 방향이 변한다. 역류가 강해진 지점에서부터 혈관벽에 닿을 때까지 진전시킨다. 닿았다면 또 회전시키고 동일한 방법으로 진전시킨다. 이론적으로 더욱 상세한 것은 〈chapter 1 비강용 기도 유지기〉 항을 참조.

8 내침이 역류로 채워졌다면

내침만 새로운 것으로 바꿔 끼우거나 2cc의 주사기를 장착한다 C15. 그렇게 하면 상위의 조작을 이어갈 수 있다.

(7) 혈관 내에 카테터의 끝이 들어갔으나 카테터를 진전시키는 것이 어려운 이유

1 손목 부근의 얕은 지점에서는 요골두에 의해 혈관이 협착 또는 빗겨갈 수 있다.

2 C4의 c처럼 구부러짐이 심하다.

3 분지한 가지에서부터 넣는 경우가 있어, 그 분지점에 닿는다 C16.

4 동맥의 내강이 좁아져 있다.

미리 동맥의 주행을 충분하게 촉지하고, 자입점에 주의하면 어느 정도는 피할 수 있다. 동맥의 주행을 파악하는 것을 다시 한 번 강조한다.

(8) (7)에 대한 대처

1 카테터에 뚜껑이 없다면 좌측 제1, 2지로 있는 힘껏 카테터를 빙글빙글 돌리면서 조금씩 진전시킨다. 바늘이 피부를 통과할 때, 카테터의 끝에는 갈라짐이나 미묘한 어그러짐이 발생한다. 즉 카테터의 끝에 방향성이 생기는 것이다. 따라서 돌리면서 진전시키는 것에 의해 〈chapter 1 비강용 기도 유지기〉 항에서 설명한 것과 동일하게, 혈관 내강에서 쉽게 막히지 않는 방향으로 진전하는 것이다.

C12

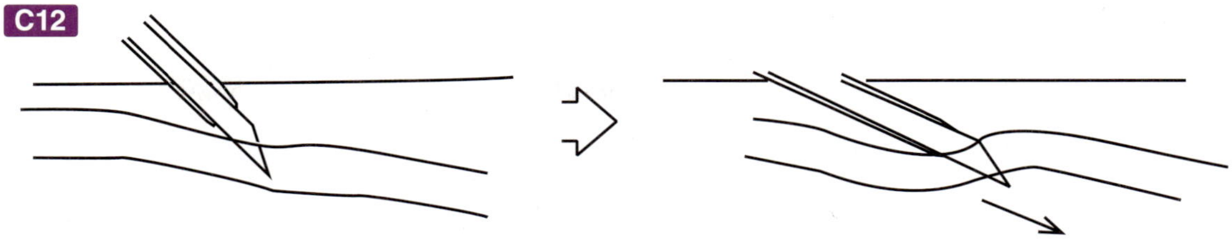

동맥이 느슨하기 때문에 바늘과 함께 움직인다.

C13

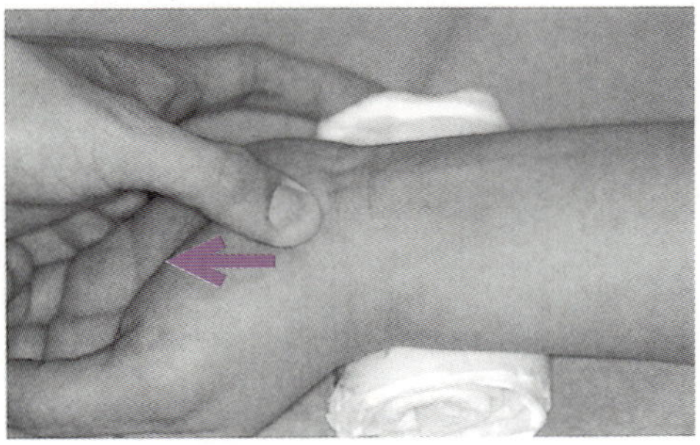

C14

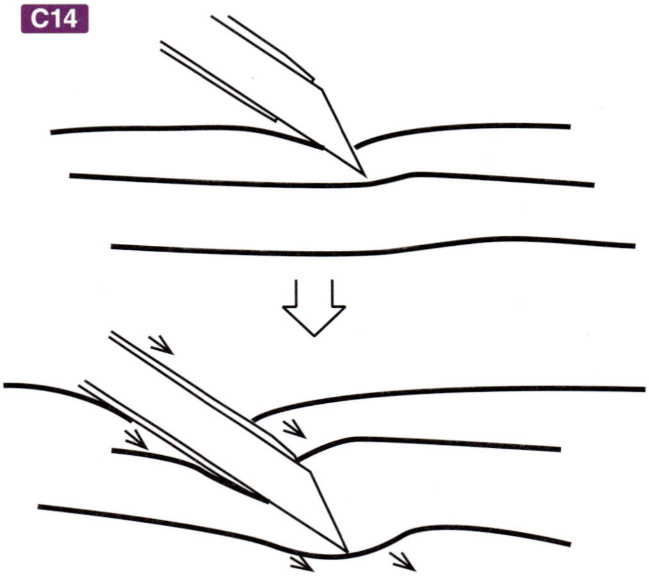

C15

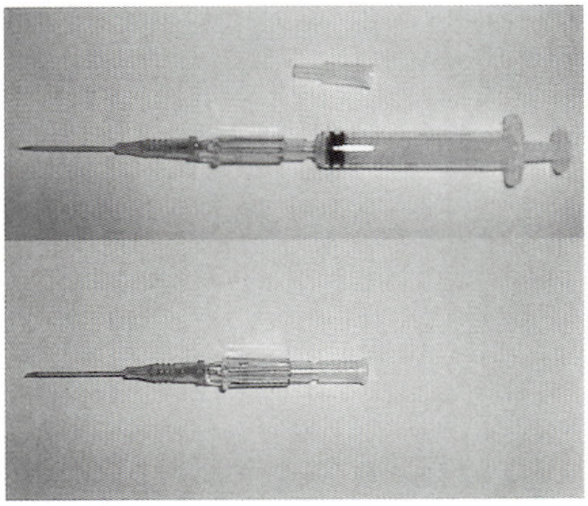

C16

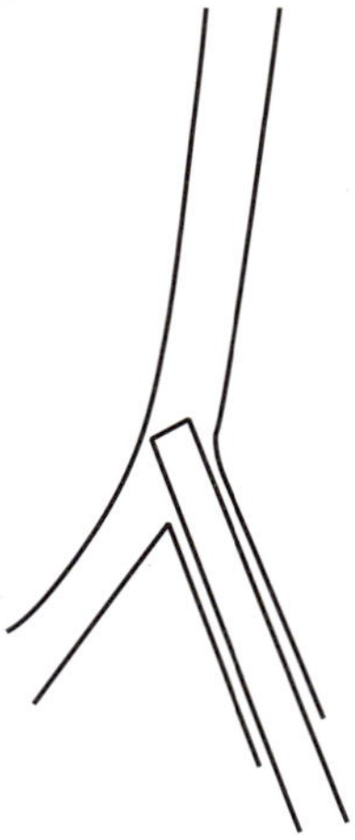

한편 (7)의 상황은 아니지만, 혈관 내로 카테터가 충분하게 들어갈 때까지 내침 전체를 혈관 내로 진전시키는 것이 어려울 때는 카테터가 완전하게 혈관 내로 들어가지 않은 상태에서 카테터만 진전시켜야 한다. 이때 **혈관이나 조직의 성상에 따라서는, 일반적으로 카테터를 진전시키면 주변의 조직이 진행 방향으로 이동해 혈관이 눌리기 쉬워질 수 있다.** 그러면 카테터가 혈관 후벽에 먼저 닿아 혈관 내로 진전하기가 어려워진다 C17. 빙글빙글 돌려가면서 들어가야 **카테터가 조금씩 진전하고, 손가락은 그때마다 카테터로부터 멀어지기 때문에 조직은 돌아오고, 카테터만 진전하는 것이다. 그리하여 혈관은 잘 눌리지 않게 된다** C18.

2 내침을 빼고, 헤파린이 첨가된 생리식염수가 들어간 10cc 주사기를 카테터에 장착하고(중간에 1×의 extension 튜브를 장착하는 것도 좋다), 혈액이 잘 빠지는 지점에서 있는 힘껏 flash하면서 넣으면 들어가기도 한다 C19. flash하는 것에 의해 혈관 내강이 넓어져 카테터를 진전하기 쉬워지면 동시에 카테터에 탄력이 생겨 수월하게 진전시킬 수 있다. 혈액은 주사기 내로 충분하게 당긴다. 단순한 헤파린 첨가 생리식염수는 점조도가 낮아 flash해도 순간적으로 말초 측으로 흘러가, 혈관을 넓히는 효과는 약하다. 주사기 내의 혈액이 짙을수록 혈관을 더욱 넓게 할 수 있다. 또 카테터의 탄력도 더욱 강해진다.

3 2의 방법으로 자입하지 않을 경우에는 주로 혈액의 역류를 얻을 때까지 빼고, 다시 flash하면서 넣는 것을 여러 차례 반복한다. 넣었다 뺐다를 몇 번 반복하다 보면 카테터가 당겨져 구부러짐이 생기고, 카테터의 끝 쪽으로 방향성이 생긴다 C20. 이 경우도 역시 회전시키면서 넣으면 자입이 가능하기도 하다. 이유는 비강용 기도 유지기 등을 회전시킬 때와 동일하다. **180도 돌리면 카테터의 끝이 딱 하방을 향하기 때문에 혈관이 가라앉는 것과 동일하게 주행하여 자입**되기도 한다 C21. 또는 내벽의 협착이나 혈관의 구부러짐을 고려하여 자입하면 들어간다 C22.

C17

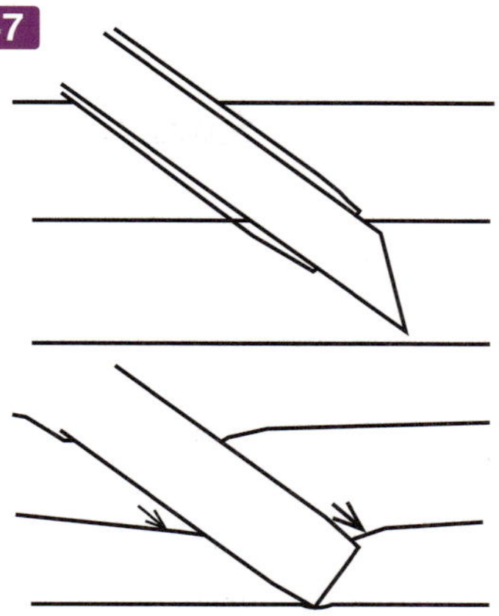

C18

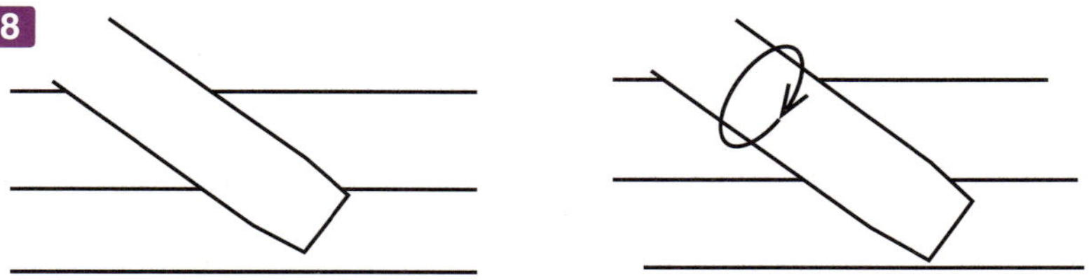

C19

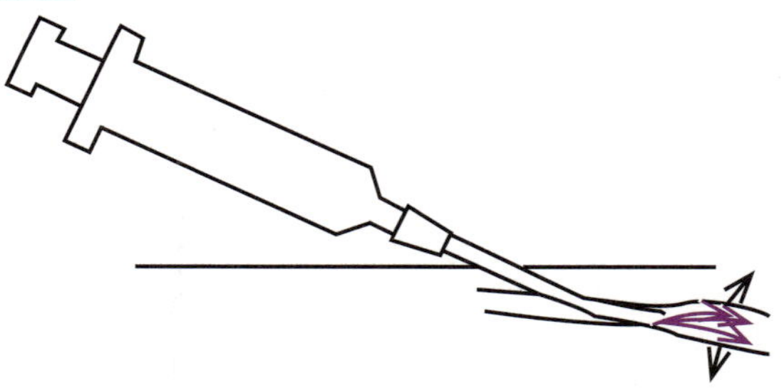

C20

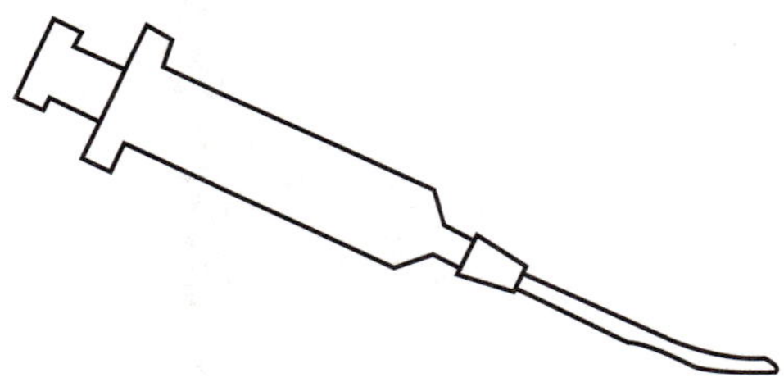

C21

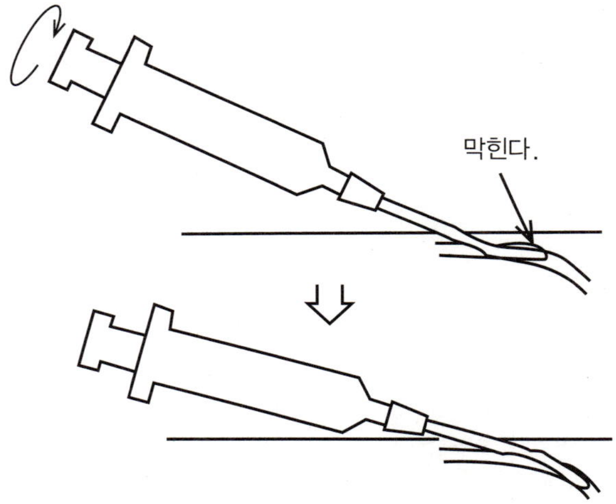

C22

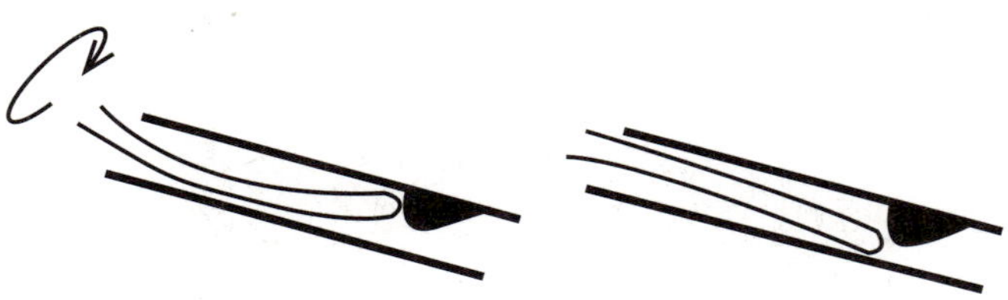

4 C4의 c처럼 동맥의 구부러짐이 심할 경우에는 후술하는 (10)의 4 참조.

(9) 혈관관통법 1

한 번 혈관을 관통한 뒤 천천히 빼고, 혈액의 역류를 확인한 후에 진행하는 방법이다. 이 경우에는 혈관과 평행하는 편이 혈관 내로 들어가 있는 카테터의 길이를 길게 하기 때문에 C23, 거리를 약간 이동하는 것에 대해 빠지기가 어렵기 때문에 유리하다. 또 카테터을 진전시킬 때 혈관 후벽에도 먼저 닿기 어렵다. 내침에 혈액의 역류가 있다면 가능한 혈관과 평행이 되도록 눕히고서 혈관을 관통한다. 혈관을 관통했다면 내침을 약간만 뺀 상태에서 전체를 당긴다. 카테터에서 혈액의 역류가 보이면, 뚜껑이 없으면 좌측 제 1, 2지로 있는 힘껏 빙글빙글 카테터을 돌리면서 조금씩 진전시킨다. 또는 관통시킨 뒤 내침을 완전하게 빼고 헤파린이 첨가된 생리식염수가 든 주사기를 카테터에 장착한다. 음압을 주면서 카테터를 빼고, 혈액의 역류를 얻을 수 있는 지점에서 전술한 (8)의 2와 같이 헤파린이 첨가된 생리식염수를 flash하면서 진전시키는 것도 좋다.

(10) 손은 어느 정도로 젖혀야 하는가?

손목을 강하게 젖히면 혈관의 긴장도를 매우 높일 수 있다. 앞서 말한 것처럼 혈관의 느슨함이나 구불거림 등에 의한 여러 가지 폐해에 유용하다.

1 손목받침대는 직경 5cm 정도인 것이 좋다. **작은 것은 유용성이 떨어진다**. 없으면 기저귀 등을 잘라서 둥글게 말아 직접 만든다. 비닐에 넣으면 몇 번이고 사용할 수 있다. 동맥라인을 확보하는 데 아직 자신이 없다면 손목받침대는 중요하다.

2 손목 아래에 팔베개를 넣고 손목을 자연스럽게 젖힘시킨다. 혈류는 **무리하게 힘을 주지 않은 상태에서 가장 잘 보존된다. 혈관의 내강도 자연스러운 상태에서 가장 넓게 유지되는 것으로 알려져 있다.** 먼저 손목 아래에 베개를 두고, 손이 자연스럽게 들리도록 한다 C24. 왼손의 제1지로 C4의 얕은 부분의 동맥을 확인하고, 여러 차례 동맥을 누르면서 젖힘의 강도를 높여간다. 손목의 젖힘 강도에 따라 나타나는 혈관의 성상을 확인한다. **젖힘이 강하다면 혈관의 긴장도는 높아지나 내강은 눌린다.**

젖힘이 약하다면 긴장도가 떨어져, 바늘이 빠지기 쉽다. 흐물거리는 것에 바늘을 자입하는 것이 어렵다는 것은 쉽게 상상할 수 있을 것이다. 자연스러운 상태에서 가볍게 젖히는 것이 좋다. 혈관을 촉지하면서 젖힘을 조절하는 습관을 기르면, 환자에 따라 어느 정도로 손목을 젖히면 좋을지를 알게 된다.

3 혈관벽이 단단해 움직이는 타입의 혈관은 내강이 잘 눌리지 않아서, 빠져나가는 것을 쭉 뻗는다는 느낌으로 강하게 손목을 젖힘시킨다.

4 또 C4의 얕은 부분의 혈관은 뼈의 바로 위를 지나므로, 손목을 젖히면 부드러운 혈관에서는 혈관 내강이 눌릴 수 있다. **깊은 부분의 혈관은 강하게 손목을 젖히면 혈관이 피부에 근접해 천자하기가 쉬워진다**. 또 손목젖힘에 의해 동맥의 구부러짐이 펴지기도 한다. 다시 말해 C4의 c가 b에 가까워진다는 것이다.

5 손을 고정할 때 테이프는 엄지에 걸치는 것이 정답일까? 엄지까지 걸치면 혈관이 심하게 당겨지므로, 긴장도를 더욱 높이고 싶을 때는 엄지까지 걸친다C25.

C23

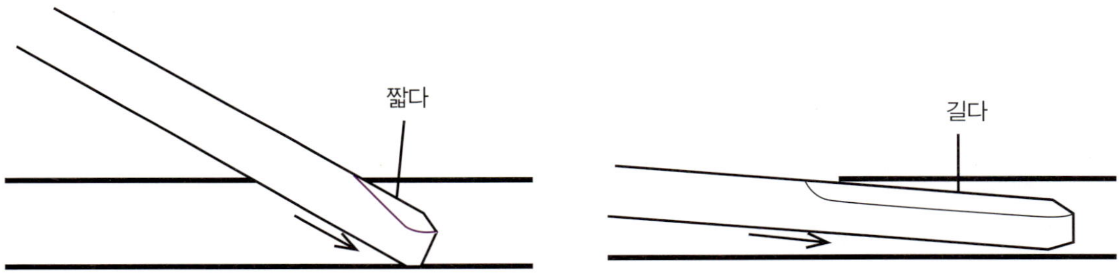

C24

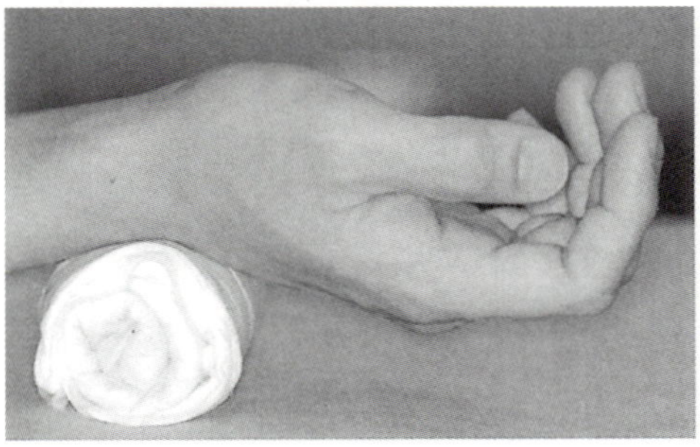

C25

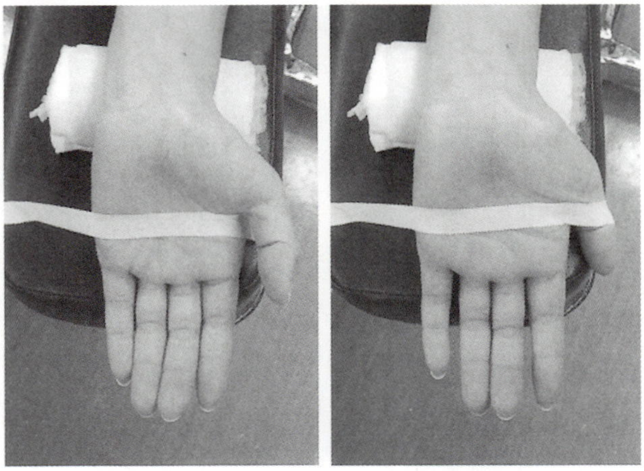

테이프로 고정한 후에도 손목받침을 팔꿈치 쪽으로 근접시키는 것에 따라 손목 젖힘의 강도가 커진다 C26. 앞서 기술한 것처럼 바늘을 자입할 때도 제대로 들어가지 않아 혈관의 긴장도를 높이고 싶을 때에 간단하게 할 수 있는 방법이다. 부족하다면 테이프로 피부를 당긴다 C27.

(11) 수직 방향으로 바늘을 혈관의 주행과 평행하게 하는 방법

동맥은 정맥과 달리 피부와 평행하게 주행하는 것은 아니기 때문에 피부에 대해 어느 정도의 각도로 주행하고 있는가를 정확하게 파악하는 것은 어렵다. 따라서 다음과 같은 방법을 시행한다.

혈관과 평행이 되었다고 여겨질 때까지 바늘을 눕히는 것인데, 혈액의 역류 속도를 관찰한다. 눕힘과 동시에 역류 속도가 빨라져 혈관과 평행이 되면 역류 속도는 가장 빨라진다 C28. 혈관과 평행 이상으로 눕히면 다시 느려진다 C29. 속도가 느려지기 시작했다면 가장 빠른 지점으로 다시 돌아온다. 거기서 바늘 전체를 혈관과 수직한 방향으로 들어 올려 진전시킨다 C30. 22G는 바늘이 휘기 쉽기 때문에 너무 심하게 들어 올리면 바늘 끝이 거꾸로 아래쪽을 향해, 바늘이 혈관 후벽을 뚫어 버릴 가능성이 있으므로 C31, 22G로 시행할 경우에는 살짝 들어 올린다는 느낌으로만 하고서 멈춘다. 22G는 20G보다도 얇기 때문에 혈관벽으로 자입하기 어려워 들어 올릴 필요성은 적다. 이 방법은 특히 C5의 얕은 부분, 가라앉는 부분에서 자입할 때에 유용하다.

이어서 카테터를 삽입한 뒤 더욱 확실하게 하기 위해 조금 더 진전시키고 싶다면 아래와 같이 시행보아도 좋다. 손을 가볍게 떼면 그림 C32처럼 바늘 끝 경사면이 혈관 상벽에 닿아 매달리게 되어, 바늘이 혈관과 평행에 가까워지게 된다. 이 방법은 바늘 전체를 진전시키는 중에 역류가 사라졌을 때, 즉 혈관에 먼저 닿았을 때도 도움이 된다. 역류가 다시 보이는 지점까지 바늘 전체를 뺀 뒤 손을 떼면, 자연스럽게 생긴 바늘의 각도로 또 진전시켜 간다. 이것은 바늘이 어느 정도 혈관에 들어 있을 경우에 사용하는 방법으로, 수평면에서의 축이 닿아 있어야 한다.

바늘을 눕혔을 때 바늘의 역류가 사라지기도 한다. 바늘 끝이 고정되어 있는 경우도 있다 C33. 이럴 때는 바늘을 세우면 역류가 다시 보인다. 다시 세워도 역류가 보이지 않는다면 살짝 당긴 것에 의해 바늘 끝이 빠져 버렸을 가능성이 높다. 이 경우에는 약간만 뺀 것뿐이라면 바늘 끝은 아직 동맥혈관 바로 위에 있을 것이므로, 당황하지 말고 천천히, 자입했을 때의 각도로 돌린 뒤 바늘을 다시 진전시키면 동맥에 닿는다.

C26

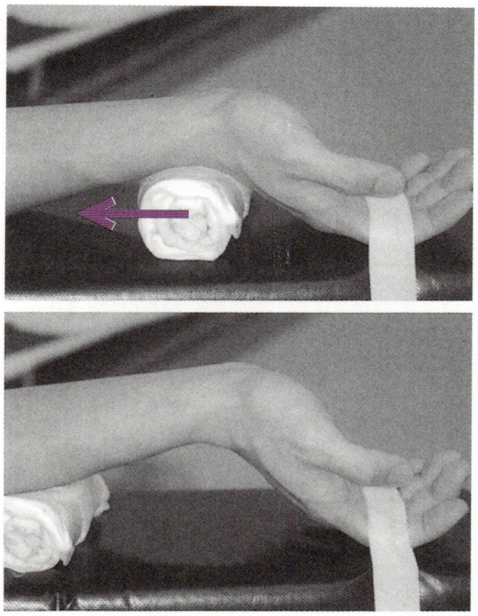

C27

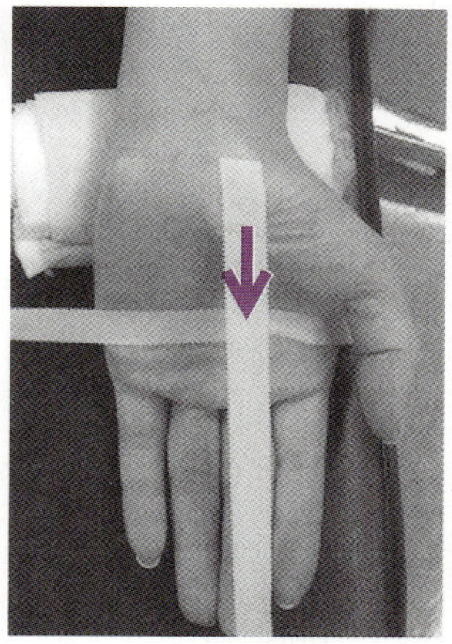

C28

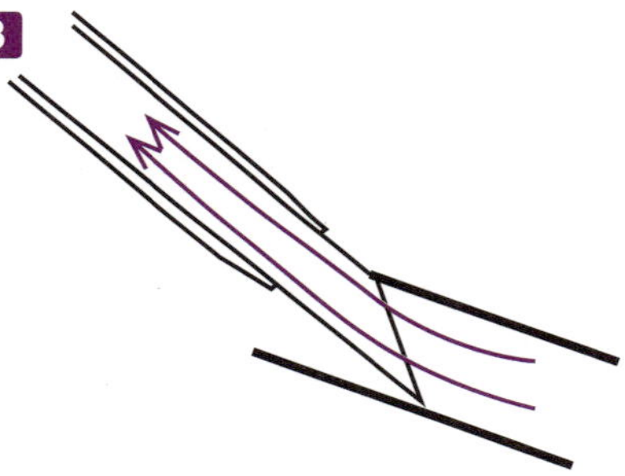

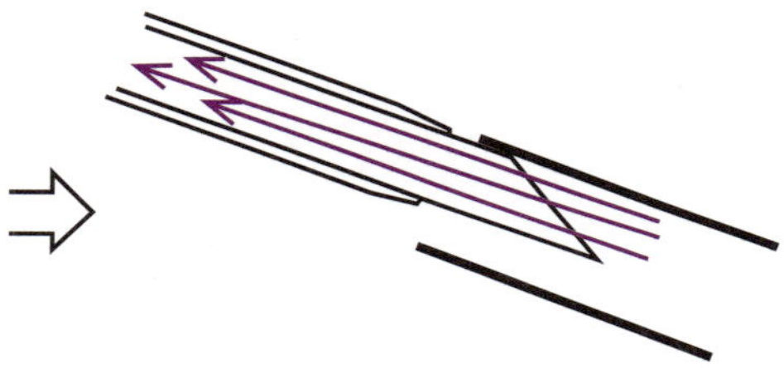

혈액의 역류가 심할 경우에 혈관과 평행

C29

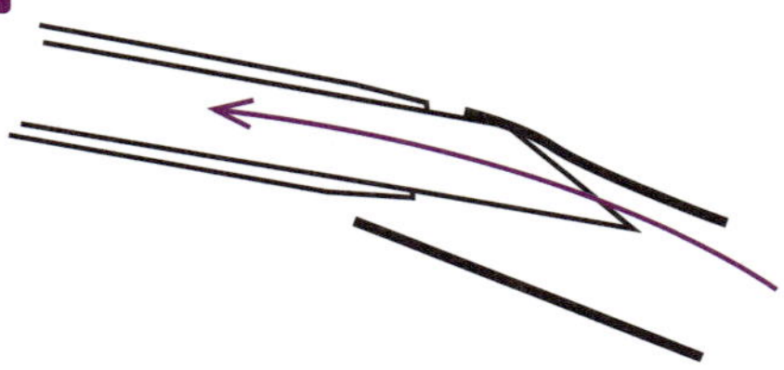

C30

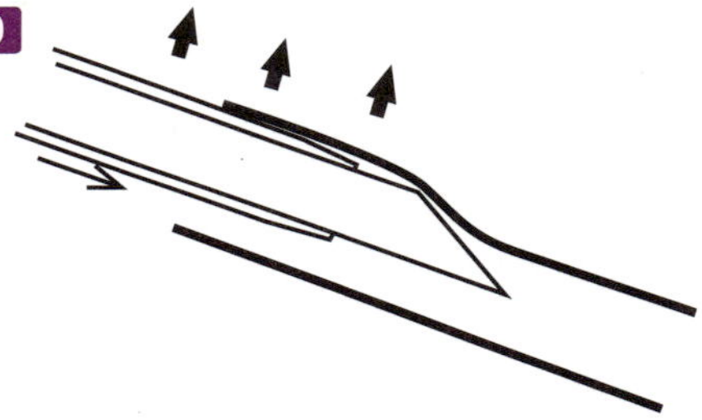

얇은 바늘을 강한 힘으로 들어 올릴 경우

C31

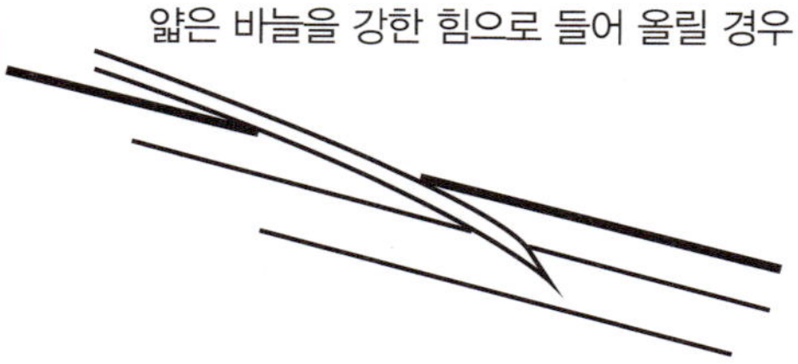

C32

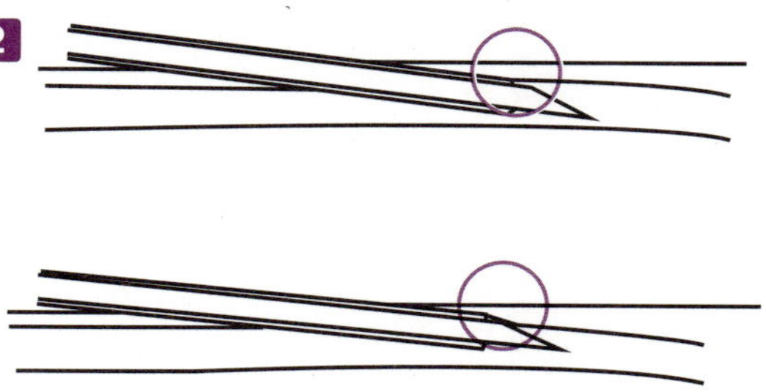

C33

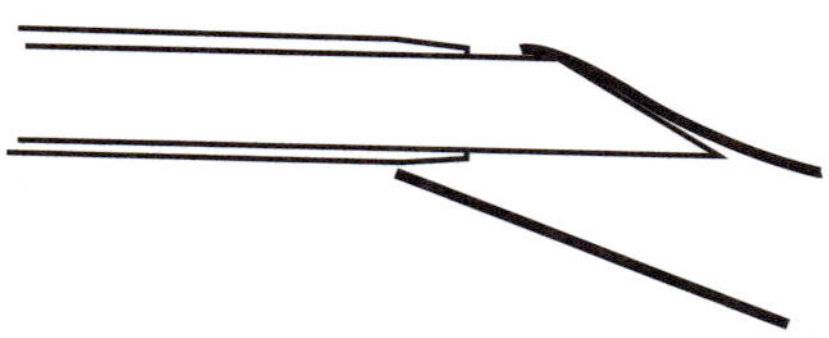

(12) 바늘을 180도 회전시키는 방법

(11)의 방법과는 달리 성공률이 높은 방법이다. 왜냐하면 내침에 혈액의 역류가 있으면 바로 바늘을 180도 회전시키기 때문이다. **180도 회전시키면 바늘 끝이 혈관 후벽으로부터 멀어지면서 더욱 진전시킬 여유가 생겨, 카테터가 혈관 내로 들어갈 가능성이 높아진다** C34. 그리고 혈관과 평행이 예상되는 지점의 직전에 눕히고, 바늘 전체를 혈관 후벽 쪽으로 조금씩 밀어붙이면서 진전시킨다. 바늘을 피부 쪽으로 조금 휘게 하는 느낌으로. 밀어붙이는 것에 의해 성공률은 꽤 높아진다. 왜냐하면 바늘의 경사면이 혈관 후벽을 미끄러져 가기 때문이다 C35. 바늘 전체를 들어 올리는 것과 동일한 원리이다. 그 과정에서 혈관 후벽을 매끄럽게 저항 없이 주르륵 미끄러져 가는 감각을 느끼게 된다. 그러면 혈관 내를 전진할 때 바늘 끝이 혈관벽에 닿아도 알 수 있게 된다.

(13) (11)의 방법과 (12)의 방법 중 어느 것을 선택할 것인가?

보통 바늘 쥐는 법, 취향, 익숙함에 따라 결정한다. 굳이 말하자면 혈관에 대해 어느 정도의 각도를 주어 자입하지 않았으면 (11)의 방법. 혈관에 대해서 바늘의 각도를 주고 자입했을 때에는 바늘 끝이 혈관 후벽에 걸릴 가능성이 높기 때문에 (12)의 방법. **혈관천자부가 피부에서부터 깊이 떨어진 곳에 있을 때(C5의 깊은 부분)는 바늘이 조직에 고정되어 있어 각도를 바꾸는 것은 어려우므로** (12)의 방법으로 시행한다. 어떤 방법도 제대로 되지 않을 경우는 다른 한쪽에서 시행해본다. 그럼에도 되지 않는다면 (9)의 〈혈관관통법 1〉을 시험해본다. 상황에 따라 선택하는 방법은 다르므로 다양한 방법을 알고 있는 것이 좋다.

(14) 동맥벽에 닿았을 때의 저항 변화를 인식한다.

말초정맥 확보방법에서도 말했지만, 바늘 끝이 피하조직을 지나갈 때는 저항이 약하다. 어느 정도 경도가 있는 **동맥벽에 닿으면 저항이 강해진다. 저항이 강해졌다면 진전 속도를 늦추는 것이 혈관을 뚫어버릴 위험성을 낮추고,** 혈관이 빠져나갔을 때도 약간 빼서 다시 쫓아가기에 용이하다. 또 혈관이 움직이지 않도록 각도를 주어 천자한 경우에는 동맥벽에 닿은 느낌이 있다면 곡선을 그리듯이 진전시킨다 C36. 동맥벽에 대한 감각을 잘 인지하여 반복적인 시술시 용이토록 한다.

C34

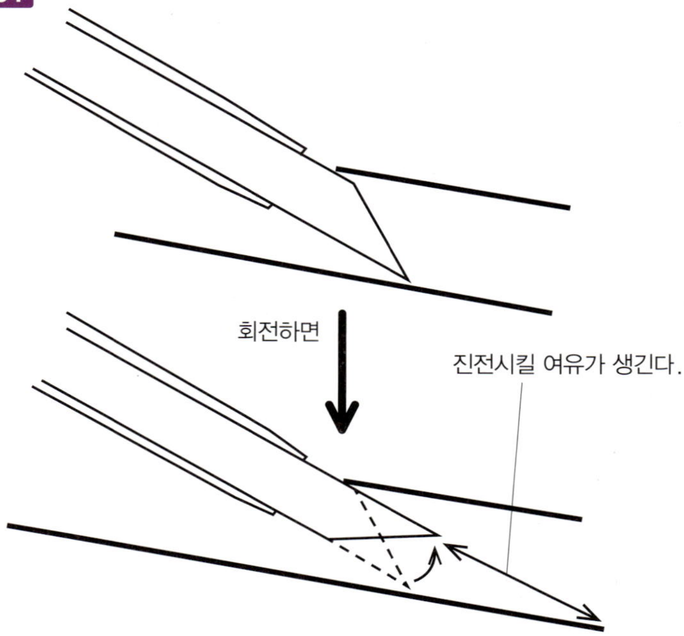

C35

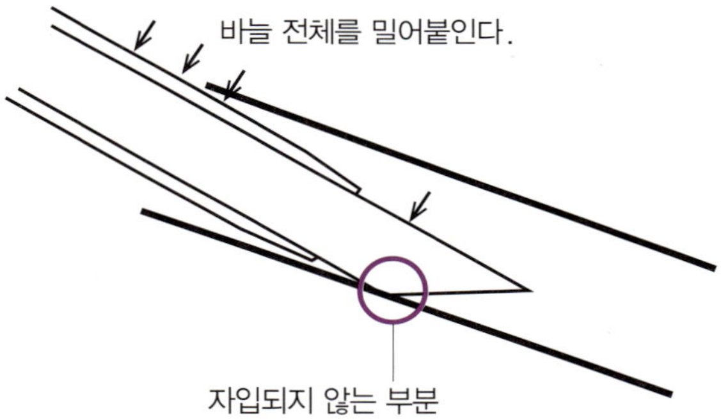

C36

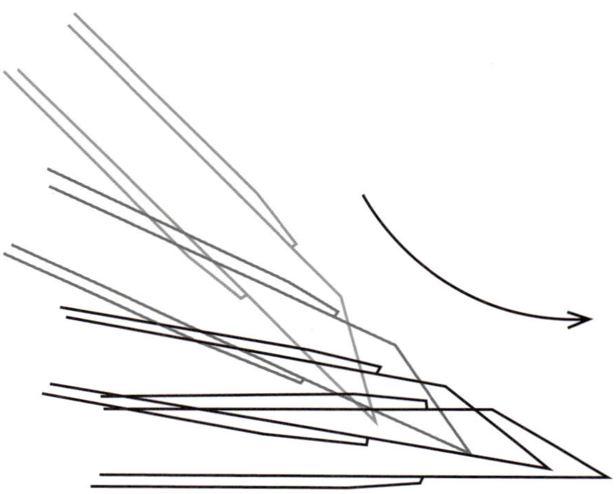

(15) 18G 바늘로 피부를 절개한다.

피부, 피하조직을 바늘이 관통할 때 바늘 끝이 눈에 보이지 않는 레벨에서 빠진다. 또 **피부, 피하조직이 단단한 경우에는 바늘의 이동과 함께 조직도 이동하고 혈관을 눌러버려, 그 때문에 눈치 채지 못하는 사이에 후벽까지 관통해 버리는 경우가 있다** C37. 또 피부를 통과하는 저항이 강하면 피하조직 내를 통과하고 있을 때와 동맥벽에 닿았을 때의 감각의 차이를 알지 못한다. 따라서 혈관을 신경 쓰지 않는 사이에 관통하기 쉬워진다. 또 **피부 자입점이 동맥 바로 위에서 약간 측방으로 밀리는 것만으로, 단단한 조직에 의해 혈관이 측방으로 밀리기 때문에, 처음에 혈관이 닿은 위치에서도 밀려 혈관천자나 혈관의 주행을 따라 진전시키는 것은 어렵다** C38.

이것을 피하기 위해서는 동맥을 찌르지 않을 정도로 18G 바늘로 피부를 절개해 둔다. 그러면 혈관이 조직에서 압의 영향을 받는 일 없이 바늘 끝도 날카로운 상태이므로 매우 자입하기 쉬워진다. 또 동맥벽에 닿는 감각도 얻기 쉬워진다. 피부가 단단할 때(바늘을 자입하고, 진전시킬 때 저항이 강하다) 특히 유효하다.

피부를 가볍게 집거나 문질러보면 피부의 움직임 등을 어느 정도 알 수 있다. 실제로 바늘 자입 시에 피부의 저항이 무척 심해, 도무지 느껴지지 않을 경우에는 일단 바늘을 빼고 18G로 절개한다.

(16) 혈관관통법 2 C39

피부와 카테터의 마찰 저항이 심할 경우, 동맥이 늘어진 경우, 천자 시에는 C39 a처럼 피부 · 혈관 모두 눌린다. 내침을 벗기고 카테터를 당겨보면 C39 b → c 처럼 혈관이 이쪽으로 당겨진다. 주사기를 장착하고 **음압을 주면서 당기면 더욱 발생하기 쉽다**. 정도가 심하면 d처럼 되어, 혈액의 역류가 약해져 눈치 채지 못하는 사이에 카테터가 혈관에서부터 빠진다. **실제로는 카테터를 당길 때 피부도 당겨지는 경우도 있다**. 이에 대해서는 e처럼 자입부 중추 측을 가볍게 누르면서 카테터를 벗긴다. 음압이 약해지면 빙글빙글 돌리면서 조금씩 벗긴다. 또는 주사기를 장착하지 않고 벗긴다.

혈액의 역류가 보인 후에 혈관 내로 진전시키려고 해도, f처럼 혈관이 구부러지기 때문에 먼저 닿기 쉽다. 이에 대해서는 g처럼 말초 측의 피부를 당기면서 누른다. 그러면 먼저 닿는 일은 좀체 없다.

C37

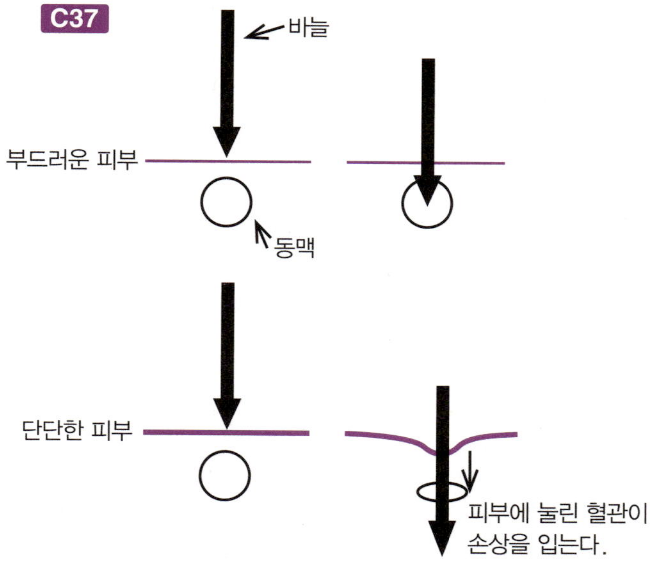

C38

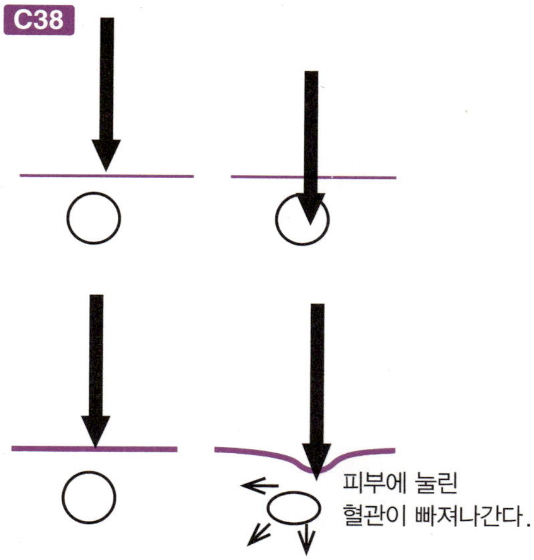

C39

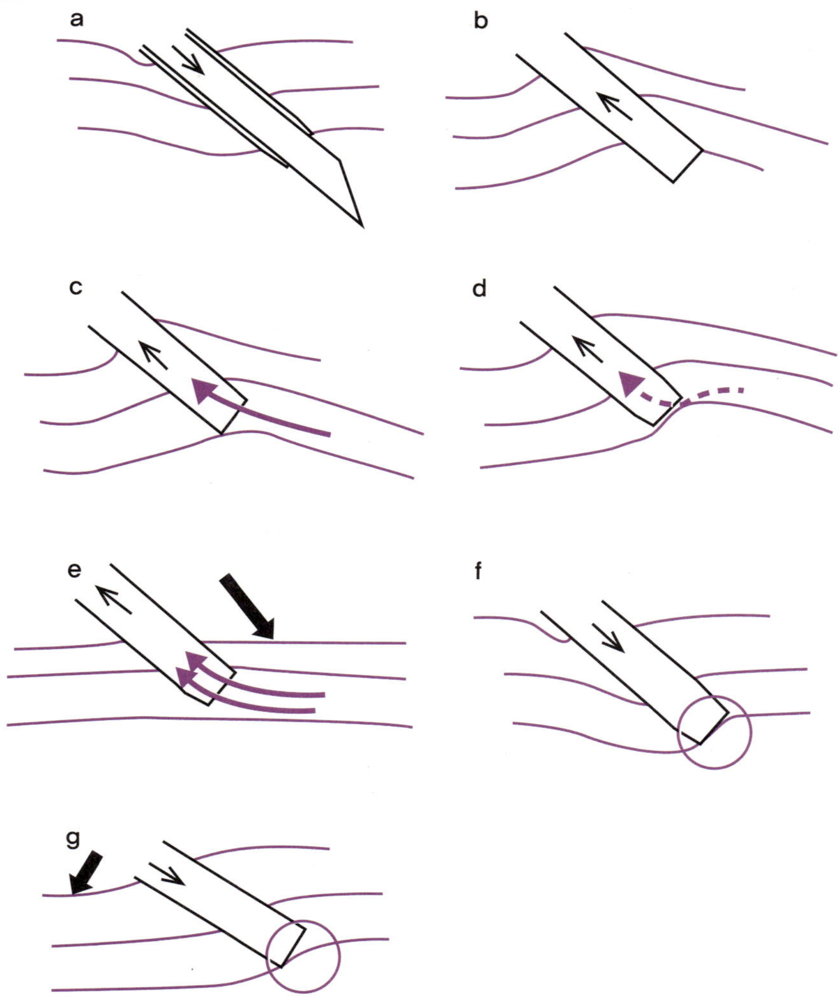

(17) 쇼크 등으로 맥이 잡히지 않을 경우

쇼크가 있을 경우 보통 혈액의 역류를 기대하는 것은 어렵다. 역류가 있어도 느리기 때문에 바늘이 혈관 내로 들어온 것을 모르고 관통해버릴 수도 있다. 바늘의 내침에 2cc의 주사기를 장착하고 가볍게 음압을 주면서 천자해가는 것도 좋다. 또 혈관의 박동이 느껴지지 않아도 **혈관 자체를 두꺼운 띠(ligature)로서 인식하고 촉지하는 경우**도 있기 때문에 포기하지 말고 찾아본다. 손을 고정하고, 띠가 느껴지는 지점을, 볼펜을 이용해 피부 위에 그린다. 천자 각도는, 혈관의 허탈에 의해 바늘의 끝이 혈관에 걸리기 쉬우므로 눕힌다는 느낌으로 하는 것이 좋다고들 한다. 혈관이 허탈되어 있으므로 혈관에 닿은 후에 정맥라인처럼 바늘 전체를 들어 올려 진전시키는 것이 보다 효과적이다. 또는 혈관관통법을 시행하고 헤파린 첨가 생리식염수가 든 주사기를 장착하고 flash해가면서 진전시킨다.

단, 긴급성의 정도에 따라서는 팔꿈치(brachial a)나 서혜부(femoral a)로의 접근도 고려한다.

(18) 팔이 부어서 동맥이 깊은 곳에 있을 때

손가락으로 피부를 누르면 붓기는 주변으로 이동한다. 갑자기 찌르지 말고, 동맥을 따라 광범위하게 충분히 붓기의 주변을 눌러 주고, 볼펜으로 그린 다음에 자입한다.

(19) 바늘 쥐는 법

여러 가지 방법이 있는데 **1**, **2**에 주의하면 어떤 방법이 좋은지 알 수 있다.

1 바늘이 피부에 자입되는 각도를 고려한다.

환자의 신체와 자신의 손의 일부가 접촉하고 있는 편이 바늘 끝을 섬세하게 움직일 수 있다. 자입 각도에 의해 바늘을 조작하기 쉬운 방법이다.

2 바늘의 조작 방법은 상황에 따라 다양하다. 쥐는 법에 따라 각각 조작하기 쉬운 방법이 다르다.

쥐는 법 1 ▶ 제1지로 윗면을, 제2, 3지로 아랫면을 쥔다C40.

필자는 이 방법을 기본으로 하고 있다. 이 방법은 바늘을 혈관과 평행하게 하고, 혈관 전체를 들어 올리는 동작, 바늘을 혈관 속에서 진전시키는 동작, 바늘을 회전시키는 동작을 시행하기에 좋다. 내침으로의 혈액의 역류가 제대로 보이지 않기 때문에 자루의 뒤쪽을 쥔다. 자루의 뒤쪽이 원통형인 경우는 이 원통형 부분을 쥐는 것이 바늘을 회전시키기 편하다.

쥐는 법 2 ▶ 정맥 주사를 놓듯이 쥔다C41.

동맥에 자입하기 어려우면 혈관 부근에서 조심스럽게 넣었다 빼기를 여러 차례 반복하는 경우가 있다. 빼낼 때는 카테터만 남겨질 수 있으므로 카테터 째로 쥐게 되는데, 이 방법과 동일하다. 얕은 깊이에서의 조작이 쉬워진다. 내침에 역류가 나타난 뒤에 혈관과 평행시키는 데도 용이하다. 동맥 전체를 들어 올릴 때도 수월하다.

C40

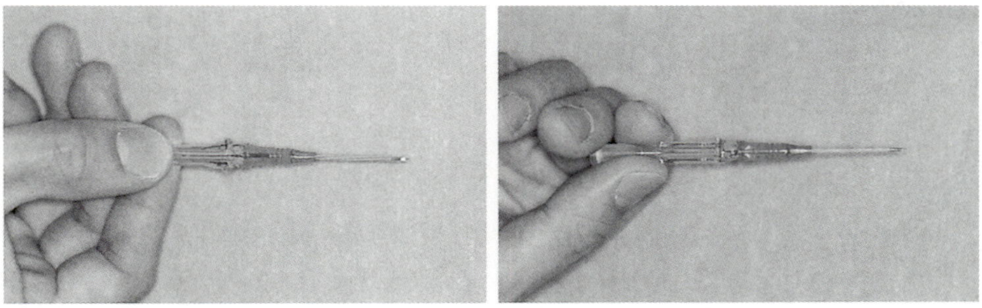

C41

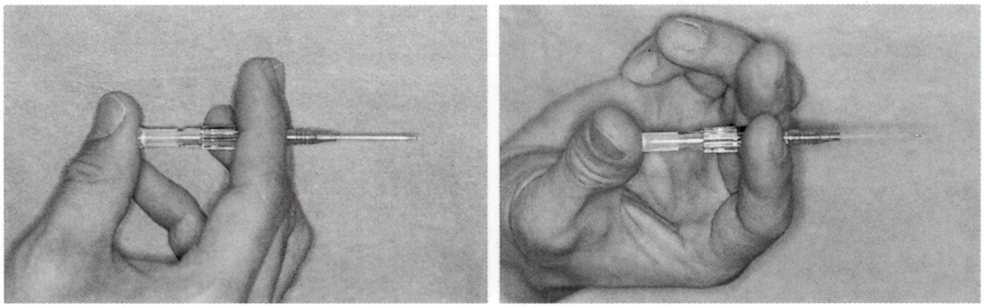

참고로 정맥천자 시 쥐는 법 2, 3은 시술자의 손이 환자로부터 떨어져 있기 때문에 섬세한 조작을 하는데 어려움이 있어 적당하지 않다.

그 외에도 약간씩 다른 저마다의 방법이 있을 것이다. 어떤 방법을 선택하는 것이 좋은가는 혈관에 대해 자신의 신체를 어디에 두느냐 등, 개인이 처한 상황에 따라서 달라질 것이다. 시간이 있을 때 실제로 자입 위치를 바꿔가며 이 방법 저 방법으로 연습을 해보면 자신에게 맞는 방법을 찾을 수 있을 것이다. 이것을 인지하고 쥐는 법을 바꿔보자.

(20) 고정하는 방법

동맥 카테터의 삽입이 끝날 때까지는 전술한 것처럼 손목을 젖힌 뒤 대부분은 이 상태에서 고정을 하여 손목의 젖힘 상태를 유지한다.

아니면 카테터 거치 후 손목의 젖힘을 중립적 위치로 되돌리고난 뒤 고정한다. 플라스터로 고정한다고 하면 거기서부터 시작한다.

이유

1. 제대로 되지 않는(파형이 나오지 않는) 원인 중 하나는 혈관에 만곡이 있어 **끝이 먼저 닿기 때문이다** C42. 그 때문에 종종 카테터를 뺀다는 느낌으로 고정하는 것을 보곤 하는데, 뺀다는 느낌으로 한다는 그 자체가 불안정하고, 말초 쪽일수록 **손목의 젖힘에 의해 혈관 내강도 관통될 수 있기 때문에**, 혈관의 상태에 따라서는 혈액을 흡인하기 어려워지는 경우도 있다. 손목을 중립 위치로 되돌리면 **피부, 혈관과 함께 중추 쪽으로 쭈그러든다** C43 a. 자신의 오른쪽 손목에 왼손 검지를 두고, 손목을 굽혔다 폈다 해보면 실감할 수 있다. 그러면 **카테터의 끝이 만곡을 넘어 굵고 쭉 뻗은 부분에 오기 때문에** 실패가 줄어들게 되는 것이다 C43 b.
2. 의도적으로 젖힌 손목은 어떤 상황이나 환자의 힘에 의해 원상태로 돌아가기 쉽다. 드레싱을 하면 그 부분의 피부는 신축성이 없어진다. 다시 말해, 손을 젖힌 채 **드레싱한 뒤 손목이 굴곡되면 피부는 줄어들지 않고 중추 쪽으로 이동한다.** 그러면 카테터가 빠지면서 피부 자입부에서 굴곡해버린다 C44 a. 한 번 굴곡한 카테터는 곧바로 꺾이면서 무뎌지기 쉽다 C44 b. **고정하기 전이라면 손목을 중립 위치로 되돌려도** 피부에 신축성이 있기 때문에 카테터에 조직으로부터의 힘이 무리하게 가해지지 않아, 카테터는 굴곡되지 않는다. 즉 손목의 변동이 적은 위치에서 고정하는 것이다.

C42

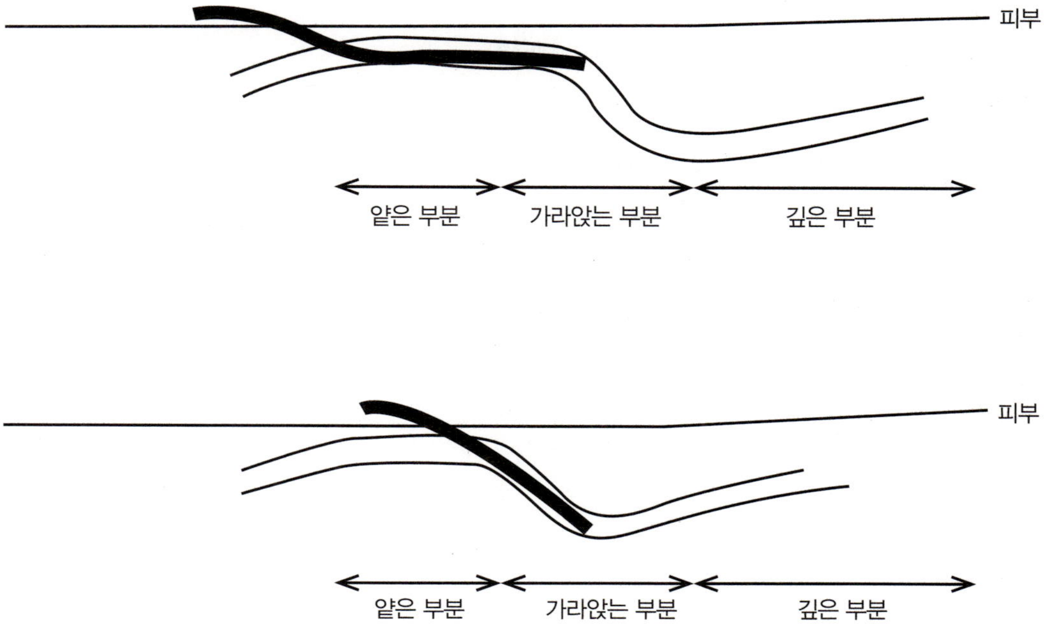

C43

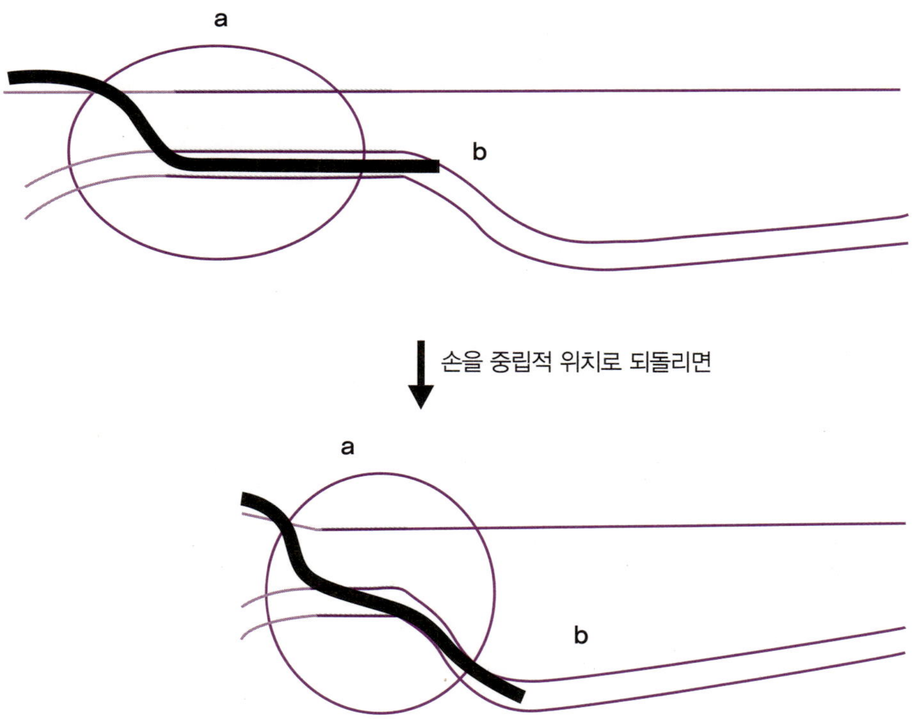

고정하는 방법은 위와 같이 2가지의 의미가 있다.

만약 손목을 과신전한 상태에서 고정하여 실패했다면, 한 번 고정한 플라스터를 떼고 손목을 중립적 위치로 되돌려 다시 고정하면 그 후에는 별다른 문제가 없을 것이다.

손목을 중립적 위치로 되돌린 뒤 고정해도 실패할 수 있는데, 그 경우에는 손목을 약간 굴곡 또는 신전한다면 대부분 성공할 수 있다. 이것으로 카테터가 무뎌지거나 혈액이 당겨지지 않아 사용하지 못하는 일은 압도적으로 줄어든다. 물론 손목을 뻗는 편이 좋은 증례도 있는데, 이 경우에는 손목을 중립적 위치에 두고 나서 고정하는 것을 제2선택으로 한다.

한편 20G 카테터가 22G 카테터보다 조직으로부터의 압력에 견디기 쉬운데, 반대로 말하자면 조직을 움직이기 쉽다. 잘 꺾이지도 않는다. 그리고 카테터 끝의 직경이 크기 때문에 먼저 닿는다 해도 쉽게 폐색되지는 않아, 다소 굴곡이 있다 해도 내강은 유지된다.

C44

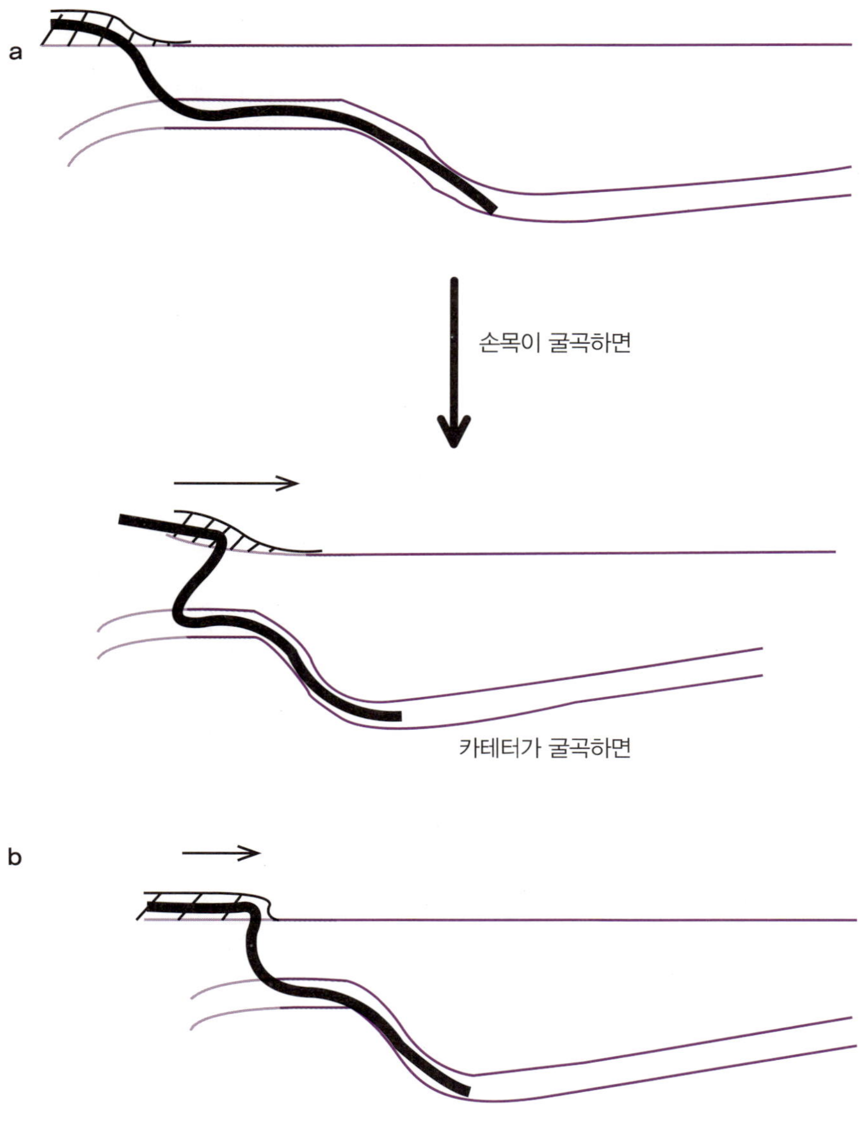

CHAPTER 4

기관내삽관 (Endotracheal Intubation)

기관내삽관을 시행하는 순서는 각 병원에 따라 다르다. 필자의 경우에는 먼저 베개의 높이, 후두경의 핸들을 쥐는 방법, 손가락교차법(cross finger)으로 개구할지 등을 고려한다. 본 책에서는 순서를 개별적으로 제시했지만 사실 가장 좋은 순서라는 것은 없다고 생각한다. 하나의 기준은 다른 기준에 영향을 미친다. 각 병원의 상황에 맞는 순서 속에서 그 모두가 적합한 방법이 되는 것이다. 여러 측면에서 유리한 점, 불리한 점이 있으므로, 모든 현장, 모든 증례에 대해 가장 적합한 방법이 어느 것인가는 필자도 알지 못한다. 그러나 어느 정도의 경험을 빌어 확신할 수 있는 것은 매킨토시 타입의 후두경으로 삽관이 가능한 증례라면 누구라도 할 수 있다는 것, 정말 삽관이 곤란한 경우에는 삽관곤란용 기구를 사용하면 된다는 것이다.

프로가 되기 위한 과정에서 나타나는 의외의 폐해

교재에서 다루는 지식은 지도 교수의 설명을 보충해주는 경우가 많다. 그러므로 교재를 읽는 것은 중요하다. 그러나 **삽관의 경우에는 교재를 통해 읽은 다른 병원의 방법을 자신이 소속된 연수 병원의 방법에 적용하여, 도리어 폐해가 발생**할 수도 있다. **우선은 자신의 연수 병원에서 시행하는 방법에 대해서 확실하게 이해하고 알아두는 것이 중요**하다.

본 책에서는 **필자와 다른 방법으로 시행하는 분들께 도움이 되도록, 하나하나의 조작과 규칙이 어떠한 영향을 미치는지에 대해 기술하였다**. 우선은 필자가 시행하고 있는 순서를 기술하고, 그 후에 각 규칙에 대해서 상세하게 설명하겠다. 당연한 말이지만 본 책에서는 필자의 출신 의국에서 시행하는 방법을 기준으로 하였다. 필자가 시행하는 순서에 적용하기 좋은 규칙이, 필자와 다른 방법을 취하고 있을 경우에는 적합하지 않을 수도 있다. **본 책에서는 과정을 세부적으로 나누었기 때문에, 각 규칙에 대해서는 선배 등에게 그 이유를 묻고, 각 병원의 방법에 맞게 그 뜻을 이해하여 직접 자신의 소속 병원에 맞는 방법으로 다시 연습해보기를 바란다.**

덧붙여 빨간 글씨로 표기된 것만 읽으면 순서를 한 눈에 파악할 수 있다.

1 삽관까지의 순서

환자의 머리가 자신의 배꼽 높이 즈음에 오도록 침대의 높이를 조절한다.

베개는 따로 준비할 필요 없이 병원에 구비되어 있는 것을 사용하면 되는데, 대부분 10cm 정도이다(둥근 방석처럼 낮지는 않다).

(1) 머리의 기울기를 고친다.

초보자는 마스크 환기 단계에서 얼굴이 몸통을 기준으로 했을 때 기울어진 것을 고치지 않는 경우가 많은데, 먼저 얼굴을 똑바로 하는 것부터 신경 쓴다.

(2) 머리를 후굴한다.

이어서 오른손을 머리에, 왼손은 하악에 두고 머리를 후굴한다 D1. 소위 말하는 sniffing position(머리는 신전, 목은 굴곡, 환자의 입 · 인두기관이 일직선상에 오는 자세)으로 한다. 무리하게 힘을 주지 말고, 천천히 부드럽게 시행한다.

D1

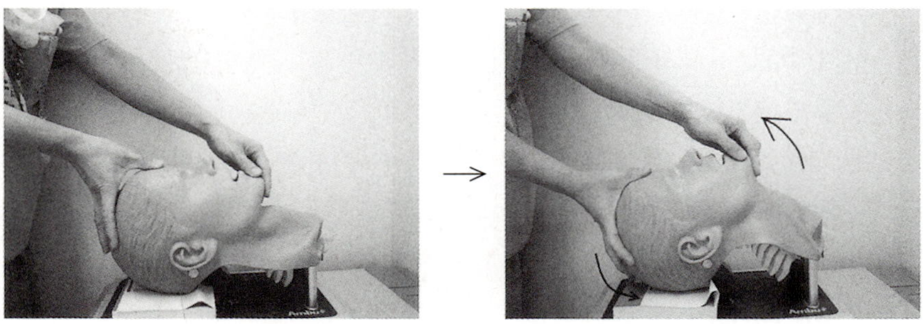

(3) 개구방법(mouth opening)

필자의 출신 의국에서는 평상시 손가락교차법(cross finger)에 의한 개구를 시행하지 않는다. 하악에 얹은 왼손으로 가볍게 여는 정도이다. 특별한 이유가 있는 것은 아니나, 예전부터 응급 의료가 위주가 되어 의식하삽관을 하던 경험에서 비롯된 것이라고 생각한다. 손가락교차법(cross finger)이란 오른손의 검지와 엄지로 개구시키는 방법이다 **D2**. 후두경을 삽입하기 쉬운 측면도 있기 때문에 일반적으로 손가락교차법을 이용하는 것도 좋다. 단, 상황에 따라서는 크게 개구시키는 것이 삽관을 어렵게 할 수도 있는데, 이에 대한 주의점은 나중에 기술하겠다. (4) 이후부터는 손가락교차법을 시행하지 않는다는 것을 전제로 서술한다.

필자는 입이 잘 벌어지지 않는 경우에는 오른손으로 머리 후굴을 유지한 채, 왼손 엄지를 구강 내로 넣고 하악을 쥔다. 그리고 하악을 한 번 전방(천장 측)으로 당기고서 개구한다 **D3**. 그렇게 함으로써 일반적으로 개구하는 것보다 **입을 크게** 벌릴 수 있다. 이어서 후두경 삽입에 방해가 되지 않도록 오른손으로 가능한 입을 오른쪽으로 치우치게 해서 손가락교차법에 의해 개구 상태를 유지한다 **D4**. 그리고서 왼손으로 후두경을 조작해간다. 이 경우는 입이 꽤 크게 벌어지므로 베개는 낮게 한다(7(6) 참조). 후두경을 어느 정도 삽입했다면 오른손은 다시 머리에 얹는다.

(4) 후두경 삽입부터 혀를 밀어두기까지

초보자는 **하나하나의 동작을 순서대로 명확하게 시행하는 것이 좋다. 익숙해지면 연속해서 매끄럽게 조작할 수 있다. 조작의 전반부는** 나중에 기술할 〈힘을 조절하는 방법〉을 충분하게 연습하였다면, **처음부터 연속해서 시행하는 것도 좋다. 후반부는 힘을 미묘하게 가감하는 것이 필요하기 때문에 동작을 개별적으로 나눈다.** 만약 **가르치는 입장에 있다면 '후두경을 어떻게 움직이면 좋은가에 대해서는 동작을 개별적으로 나누어서 명확하게 지시'**하자.

1. 후두경 핸들은 12시 방향으로 쥔다 **D5**. 일단 혀를 밀어두는 것은 생각하지 않아도 좋다. 정중에서 구강 내 틈의 만곡을 따라서 힘을 주지 않고 칼날(blade) 끝이 편도를 약간 넘어 후두개곡(vallecula)까지 삽입한다 **D6**. 삽입하는 깊이를 먼저 명확하게 하지 않으면 블레이드 끝부분이 후두개의 아래로 가버릴 수 있다(후술).

D2

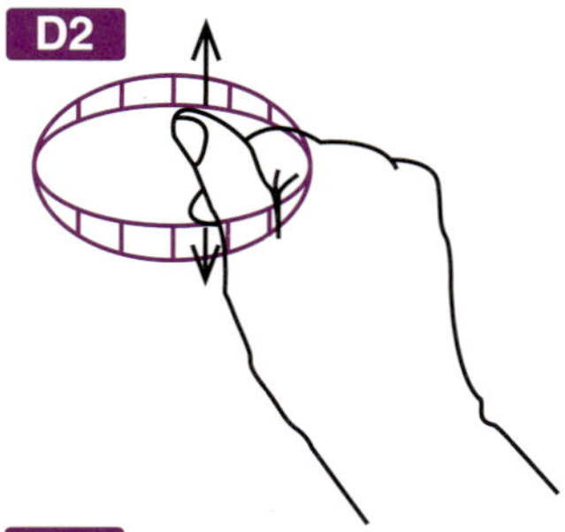

D3

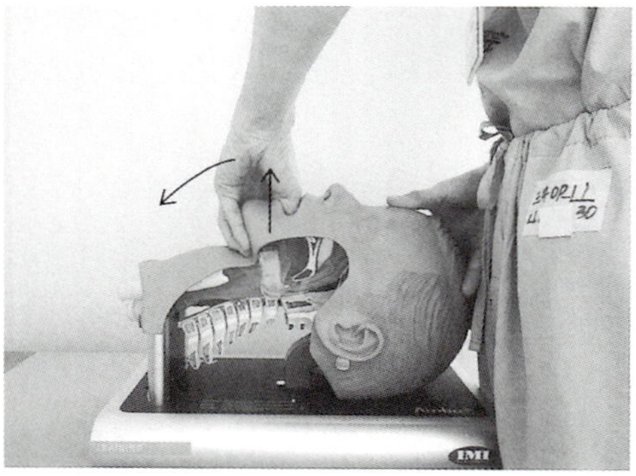

D4

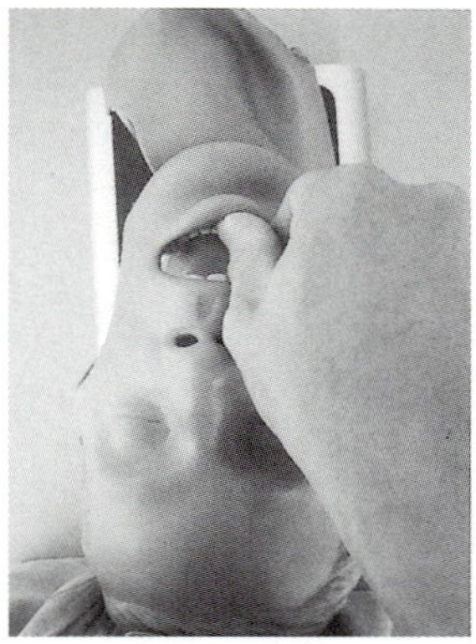

D5

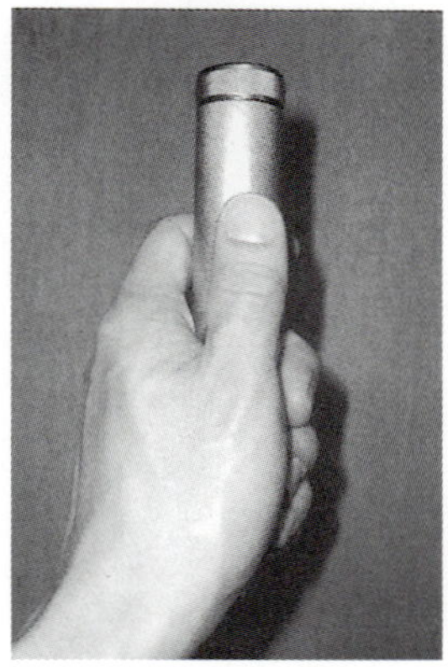

D6

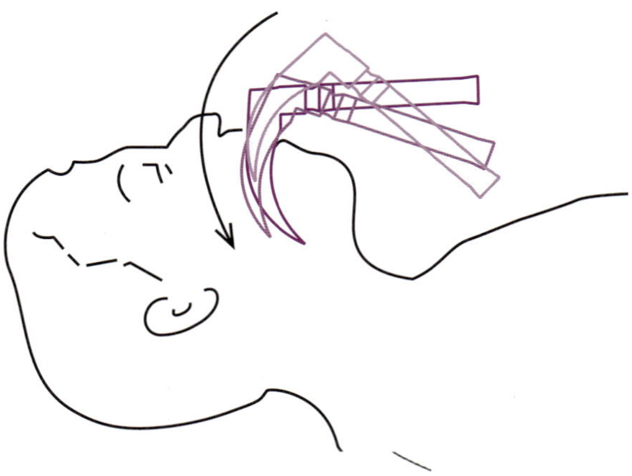

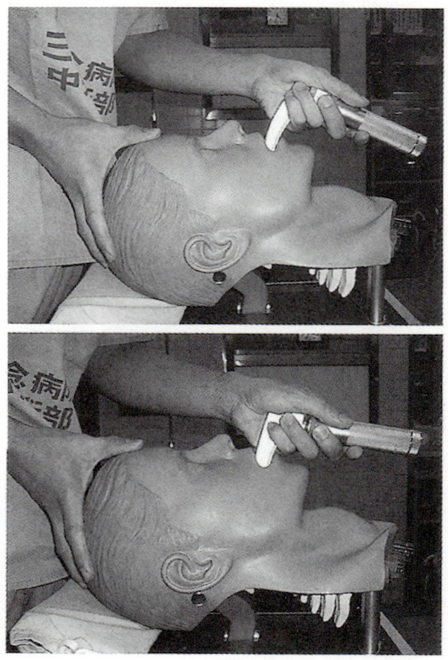

힘을 주지 않고 쑥 넣는다.

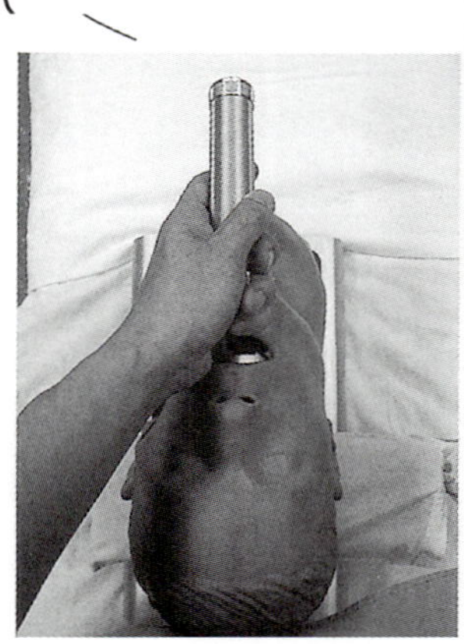

목이 짧고, 흉곽이 두껍다는 등의 이유로 핸들이 가슴에 부딪히는 경우 **D7** 는 처음부터 2시 방향으로 기울여서 삽입하는 등, 삽입하는 시점에서 핸들의 방향을 고려한다. 또는 일단 베개를 빼고서 머리를 후굴시키면 핸들이 부딪히지 않는다.

2 이어서 힘을 가하지 않고 핸들을 2시 방향으로 기울인다 **D8**. 익숙해지면 처음부터 칼날(blade)을 2시 방향으로 기울여 삽입해도 좋다.

3 핸들을 장축 방향으로 가볍게 당기면서 다시 12시 방향으로 되돌린다 **D9**. 초보자는 구강 내에만 신경이 쓰여 12시 방향으로 확실하게 돌릴 수 없기 때문에 익숙해질 때까지는 일단 구강 내에서 눈을 떼고, 핸들과 얼굴이 일직선인가를 확인하도록 하자.

그러면 혀는 왼쪽으로 밀린다. 혀가 왼쪽으로 정확하게 젖혀지지 않으면 삽관튜브를 넣을 때 방해가 되기 때문에 확실하게 밀어 두는 것이 좋다. 혀가 약간 큰 경우에는 왼쪽으로 젖히기 어려울 수도 있다. 이럴 때는 상기 **1**~**3**의 순서를 정중보다 약간 오른쪽으로 기울여 시행하고서 후두경의 핸들을 12시 방향으로 그대로 두고 정중으로 위치시킨다. 혀가 꽤 크면 밀리지 않을 수도 있다. **여기까지는 그다지 힘을 쓰지 않는다**.

(5) 혀의 만곡에 맞게 후두경의 각도를 맞춘다.

1 상기 (4)의 **3**의 정중 위치에서 핸들을 장축 방향으로 가볍게(혀가 커 삽관이 곤란한 경우에는 가볍게 해서는 해결되지 않는다) 잡아당긴다 **D10** a → b. 그러면 입이 벌어지고, 후두경의 각도를 바꿀 수 있는 공간이 커진다. 그 상태에서 후두경 끝은 주로 혀로부터 멀어진다 **D10** b.

2 앞니에 신경을 쓰면서 후두경의 각도를 바꾼다 **D11**. 즉 핸들의 장축 방향으로 당기면서 블레이드 끝부분을 들어 올린다. 이때 **손목을 바닥 측으로 움직이면 앞니가 부러질 수 있다**. 거기서 **핸들을 장축 방향으로 당김으로써, 손목이 바닥 측으로 움직이는 것을 막을 수 있다**(후술 〈2 후두경 각도를 바꾸는 방법과 힘을 조절하는 방법〉 참조).

3 흔히 후두경의 조작에만 신경 쓸 수 있기 때문에, 후두경의 각도를 바꾸는 동시에 오른손으로 후두의 후굴을 크게 한다(최대한 부드럽게) **D12**.

D7

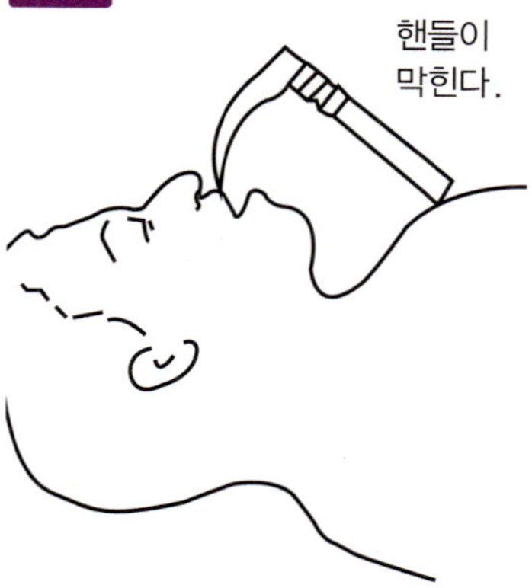

D8

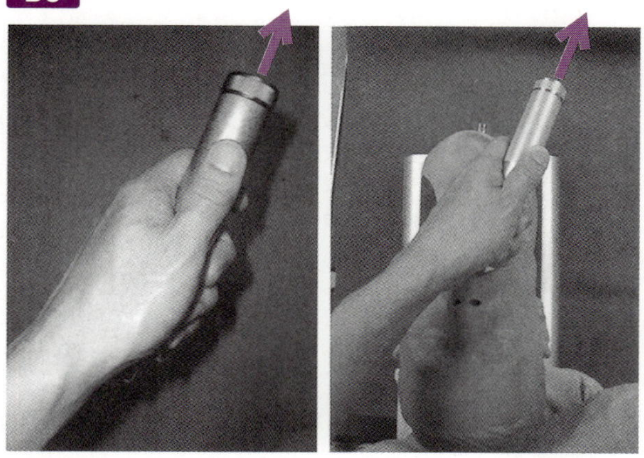

D9

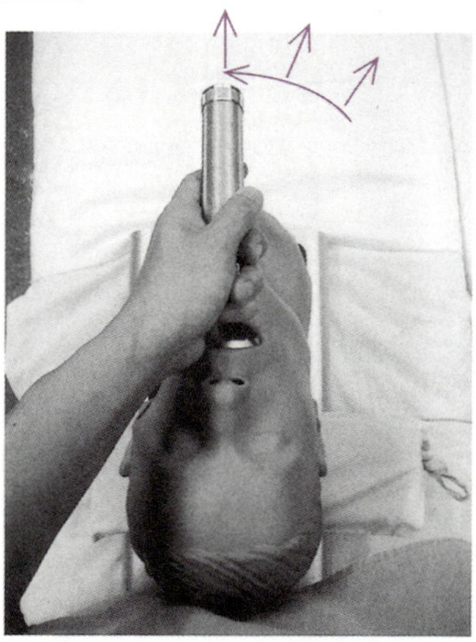

D10 a

b

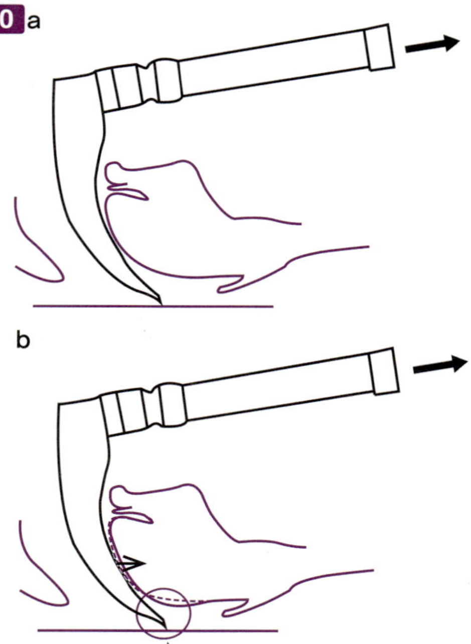

D11

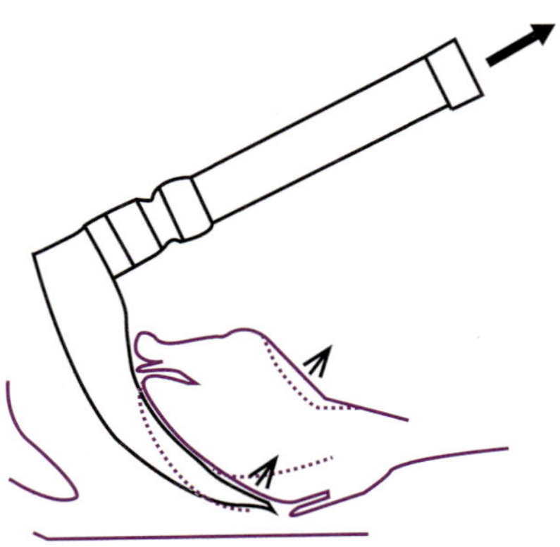

D12

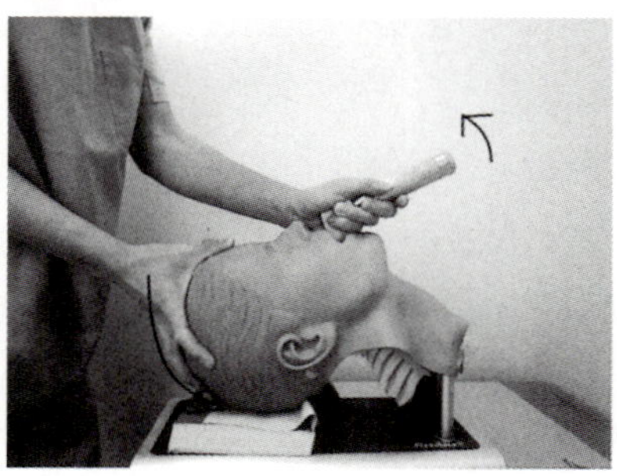

(6) 후두개(epiglottis)가 보일 때까지

이 단계에서 후두개가 보이지 않는다면 대개 후두개의 아래에 블레이드 끝부분을 위치시킨다 D13. 따라서 조금 진전시켜도 후두개가 보이지 않는다면 앞으로 후두경을 당긴다. 이때 지면에 대한 후두경의 각도는 바꾸어도 좋다(실제로는 자연스럽게 바뀐다). 후두개의 하방으로 갔다면, 후두경을 바로 앞으로 당기자마자 즉시 후두개가 떨어지는 것이 보일 것이다 D14. 물론 후두개가 깊은 곳에 있어 보이지 않는 경우도 있기 때문에, **블레이드 끝부분을 확인할 수 있을 때까지만** 당긴다. 후두경을 당기면서 다시 전진시킨다. 이 작업은 후두개가 바로 보이지 않는 경우에 필수적이다. **후두개가 보이지 않는다며 계속 전진시키면, 칼날(blade)이 성대를 찌르며 들어갈 수 있으며 매우 위험하다. 예방책으로는 적절한 칼날(blade) 사이즈를 선택하고, 전술한 (4) (5)의 순서대로 시행**하는 것이다.

그리고 후술하는 **'연습한 대로 힘을 넣어'** 혀의 만곡을 따라서 후두개가 보일 때까지 후두경을 삽입해간다. 끝에 가볍게 힘을 준다는 느낌으로 시행한다. 여기까지도 그다지 힘을 주지 않아도 된다.

(7) 후두개가 보이고 나서부터

후두개가 보인 후에는 확실하게 노출시키기 위해서 어느 정도 힘을 주어야 한다. **여기서부터 확실하게 미세 조정을 했는지가 초보자와 프로의 차이를 보여주는 부분이라고 할 수 있다.**

후술하는 '연습한 대로의 힘을 넣는 방법'으로 후두경을 진전시킨다. **초보자는 대부분 얕게 전진시킨다** D15. **후두개곡(vallecula)을 확인할 수 있는 지점에서 주로 멈춘다.** 후두개곡의 가장 깊은 지점까지 진전시켜야 하기 때문에, 가장 깊은 지점이 후두경의 블레이드 끝부분에 의해 보이지 않을 때까지 전진시킨다는 것을 기억한다.

이렇게 하면 **쉬운 증례에서는 후두개가 올라간다** D16.

그러나 **전진시키는 것만으로 후두개가 올라가는 증례만 있는 것은 아니다.** 칼날(blade)은 끝에서 꺾여 각을 향하면서 천천히 두꺼워지기 때문에 D17, 전진시키는 것만으로도 절치(incisor)에 가까워진다. 핸들을 장축 방향으로 당겨 가능한 치아에 닿지 않도록 한다. 성문이 명확하게 보인다면 여기서부터는 조금씩 힘을 주어 팔 전체로 핸들을 장축 방향으로 당기면서 손목을 약간 엄지 측으로 굴곡한다 D18.

D13

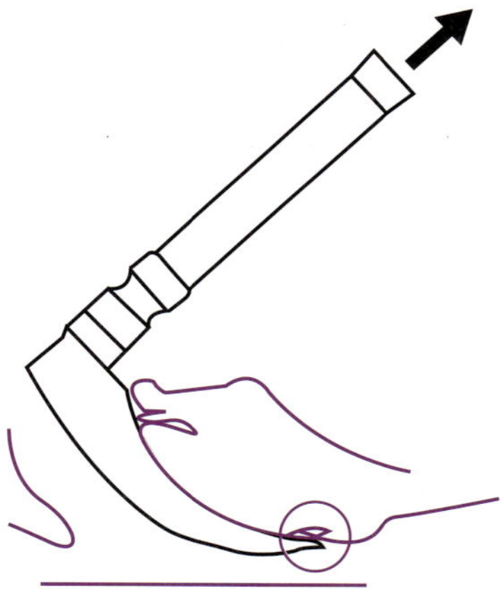

D14

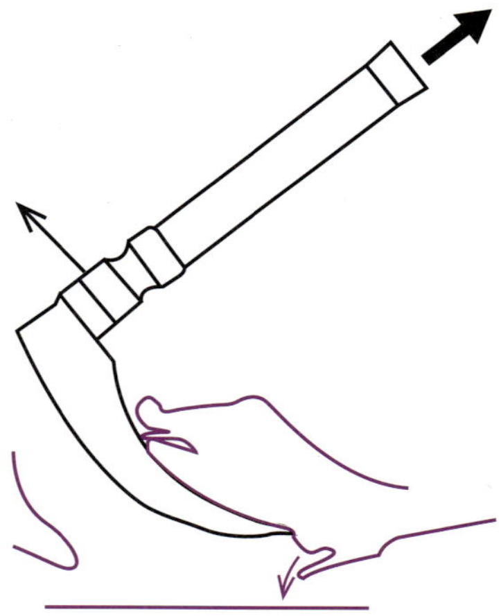

D15

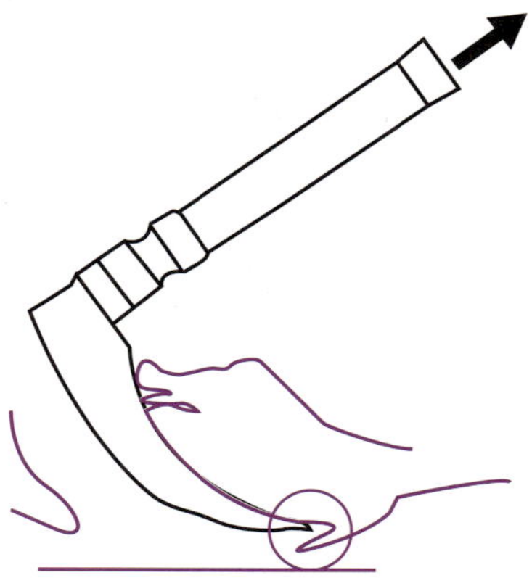

D16

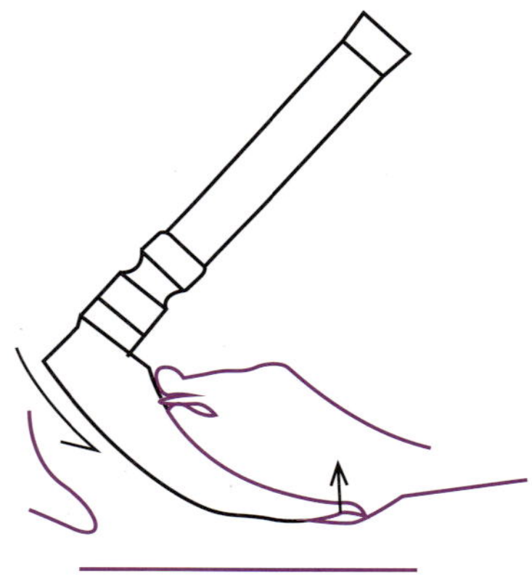

D17

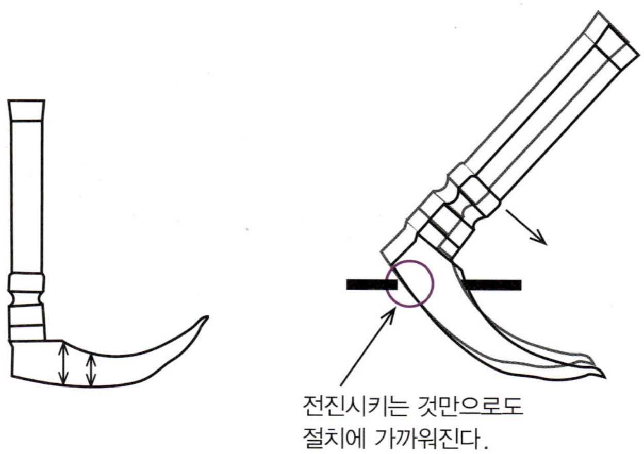

D18

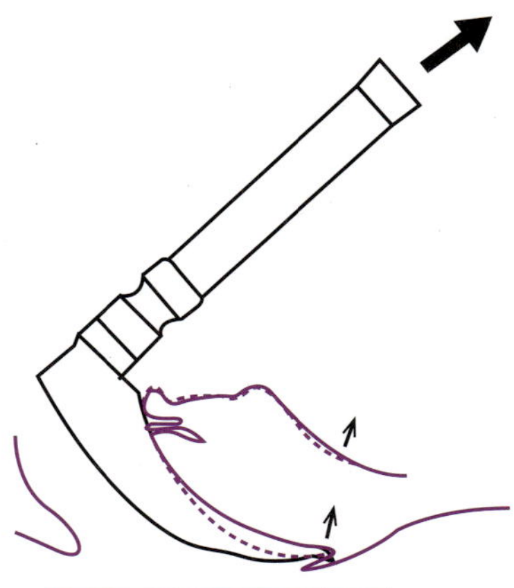

어려운 증례일수록 힘을 필요로 한다. 치아를 부러뜨릴 위험성이 가장 높은 것이 이 조작법이다. 익숙하지 않은 상태에서는 엄지 측으로 굽혀 힘을 줄 때는 시선을 절치로 옮기고, 후두경에 의해 상악 절치에 힘이 더해졌는지를 확인한다. 이로써 시간은 수 초 정도 걸릴지 모르나 치아 손상을 막을 수 있다.

(8) 더욱 잘 보이게 하기 위해서는

1 후두경을 1cm 정도 당긴다 D19.

2 다시 후두개곡의 가장 깊은 곳까지 전진시킨다[후술하는 3 참조] D20 a.

3 다시 팔 전체로 장축을 향해 당기면서 블레이드 끝부분을 들어 올린다 D20 b.

1~3을 반복하면 더욱 명확하게 보인다.

4 머리를 들었다 내렸다 하게 한다[후술하는 4 참조] D21.

초보자라면 이 (8)**의 조작을 매번 시행하길 바란다. 성대가 약간 보였다고 해서 보조자에게 인후를 누르게 하고 허둥대며 삽관해도, 조금이라도 어려운 증례에서는 삽관이 불가능하다.**

여기까지의 조작은 초보자라면 어느 정도 시간이 걸리기 때문에, 일단 후두경을 빼고, 마스크를 환기시키면서 비치 타월을 넣는 등 보다 잘 보이는 높이에 맞춘다. 지도하는 입장에서도 다급해 하지 말고, **처음에는 후두가 잘 보이는 것을 생각하며** 시간을 들여 시행하도록 하는 것이 좋다.

(9) 그래도 보이지 않을 경우

후두가 잘 보이지 않는다면, 자신의 오른손으로 인후를 눌러 어떻게 누르면 보이는지를 확인한다[후술하는 5 참조]. 그리고서 보조자에게 손가락을 인후에 놓아, 그 손가락을 움직여 인후를 누른다(Sellick maneuver).

(10) 튜브 삽입

튜브를 목 중앙 부근에서 넣으면 성문(glottis)이 제대로 보이지 않기 때문에, 오른쪽의 구각(angle of mouth) 근처에서 튜브를 삽입한다.

혀가 크게 밀리지 않으면 튜브를 우측 구각에서부터는 넣기가 어렵다. 이때는 성문은 잠시 보이지 않게 되는데, 정중에서 튜브를 어느 정도 구강 내로 삽입한다. 그리고서 튜브를 오른쪽으로 평행이동시켜 다시금 성문이 보이게 한 뒤 성문으로 튜브를 향하게 한다.

튜브 끝이 성대 하방의 식도로 가버린다면 탐침(stylet)을 이용해 적절한 만곡을 만든다[후술하는 8 참조].

D19

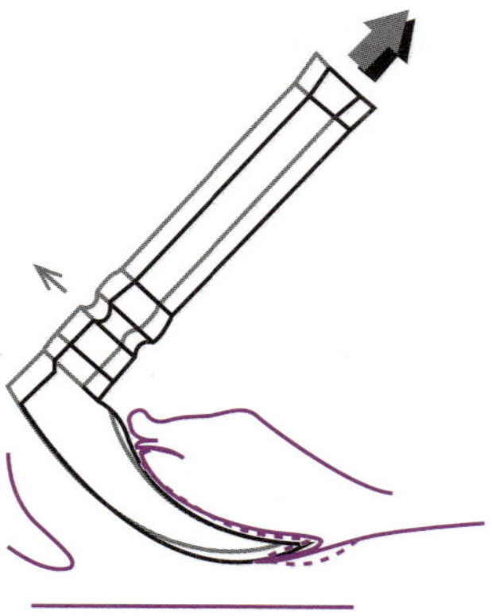

D20

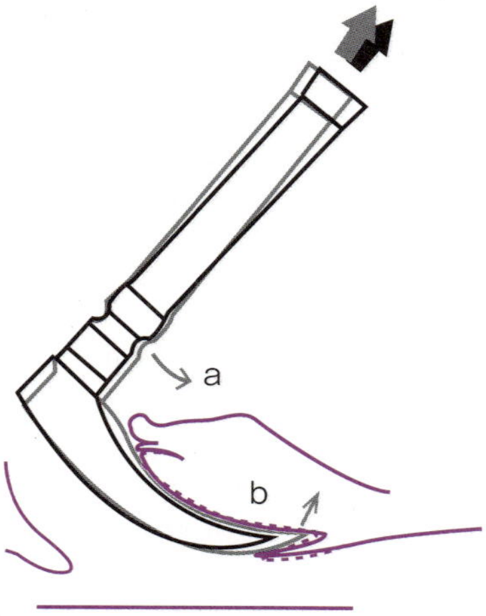

D21

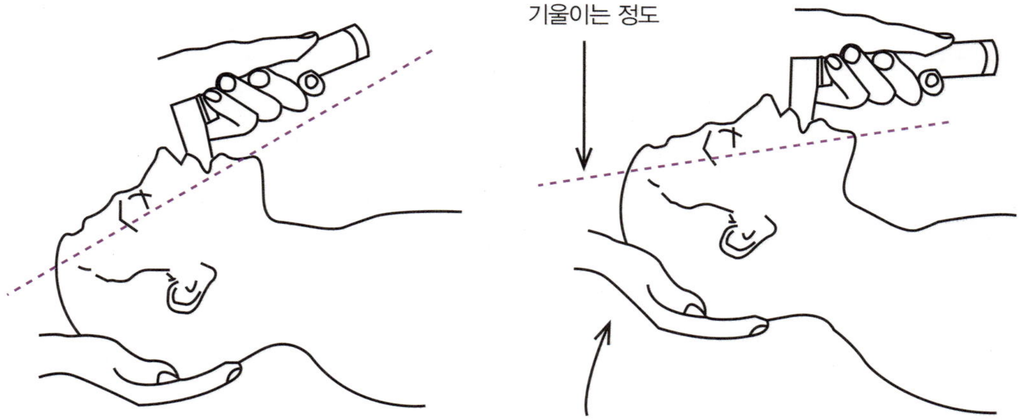

2 후두경 각도를 바꾸는 방법과 힘을 조절하는 방법 (저자가 시행하는 진행 방법)

초보자가 후두 노출을 할 수 없는 가장 큰 이유 중 하나는 **'설근부 근처의 만곡에 각도를 맞출 수 없기 때문'**이다.

이는 대부분 '치아를 부러뜨리지 않아야 한다.'는 압박에 의한 것이다. 손목의 힘으로 조작해서는 안 된다 등과 같이 손목을 사용하지 않아야 한다고 교육을 받은 경우가 많기 때문에 치아를 부러뜨리지 않도록 각별히 주의하는 것은 당연하다. 그러나 **각도를 바꾸는 조작** 또한 필요한 것이다. **혀의 만곡에 맞춰 후두개곡의 가장 안쪽을 향해 매킨토시 후두경을 전진시키면 핸들의 각도는 당연히 변한다** D22. **그러므로 후두개곡(vallecula)의 가장 안쪽에서 더욱 미묘하게 각도를 조절**할 수 있어야 한다. 각도를 확실하게 바꾸지 않은 채 진전시키면, 후두경의 블레이드 끝부분과 설근부가 D23처럼 벌어져버린다. 지면에 대해서 각도를 바꾸면서 전진시키지 않으면 설근부에 확실하게 맞추어 들어 올리는 것은 어렵다. 어려운 증례에서는 정확하게 맞추는 것만으로는 부족하고, **설근부를 더욱 천장 쪽으로 이동시켜야 한다. 하악 절치 부분은 고정되는 경우도 있어, 후두경의 블레이드 끝부위(blade tip)를 들어 올려 미세하게 조정하는 것이 중요하다.** D24. 손목을 사용하지 않으면 자신의 팔꿈치가 내려가거나 자세가 웅크려지게 된다 D25. 미세하게 각도를 바꾸는 것이라면, 익숙한 자의 경우 **손목은 고정되어 있어도 후두경의 각도는 변한다. 치아에 대한 영향은 같다.** 필자는 팔꿈치, 어깨, 몸을 상하로 움직여서 손목을 부드럽게 사용하고, **핸들을 장축 방향으로 당기면서 각도를 바꾼다.**

여기서 **필자의 시술방법의 경우**에는 어떻게 하면 치아를 부러뜨리지 않을 수 있는지에 대해 설명하겠다.

우선 후두경을 쥐고 손목만을 사용해 블레이드 끝부분을 들어본다 D26. 이것은 쉬울 것이다. 이어서 끝을 의자 아래에 넣고 **손목만으로 끝을 들어 올리도록 하면 손목이 떨어진다** D27. 즉 손목만 사용하면 **힘이 너무 많이 가해지는 바람에 실패하게 되고 손목이 떨어지게 되는 것이다.** 손목이 떨어지는 것, 즉 **후두경의 굴곡각이 바닥 쪽으로 움직여 칼날(blade)이 하악 절치에서 떨어지는 것. 이것이 치아를 부러뜨리게 하는 동작**이 된다 D28.

D22

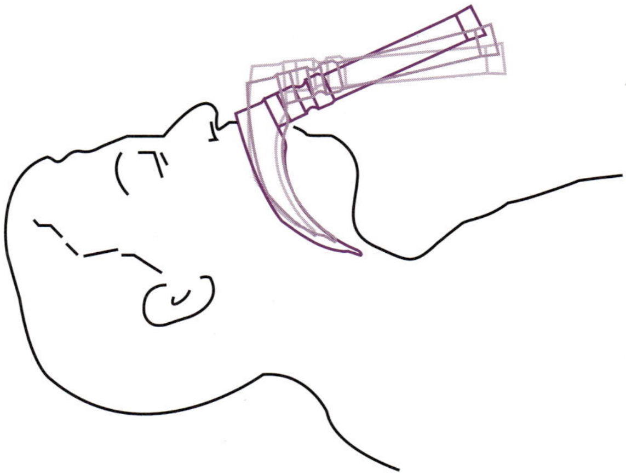

D23

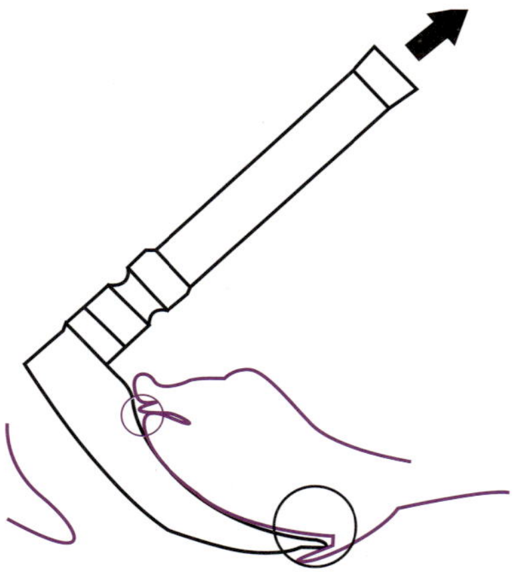

설근부에 간극이 있거나, 설근부의 연부조직에 아직 충분한 가동성이 있을 경우에는 장축 방향으로 당겨도 하악 절치에 차단당할 수도 있어 올바른 후두 노출은 불가능하다.

D24

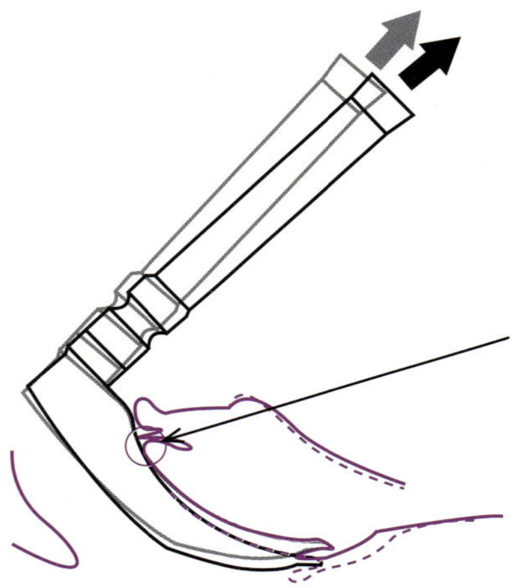

하악 절치에 의해 칼날(blade)의 움직임이 제한되는 경우도 있다. 따라서 후두개 부근의 연부조직을 조금이라도 천장 쪽으로 이동시키기 위해서는 블레이드 끝부분을 들어 올리는 조작도 필요하다. 이때 하악 절치에서 칼날(blade)이 떨어지면 당연히 상악절치에 부담이 가중된다. 각도가 변하는 것만으로도 칼날(blade)은 상악 절치에 가까워진다. 그러므로 장축 방향으로 잡아당기면서 시행하는 것이 중요하다.

D25

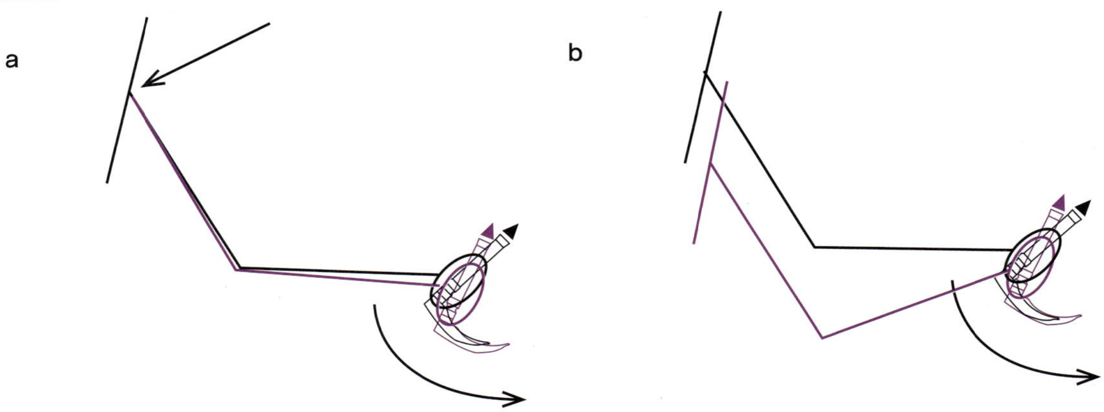

a, b 모두 똑같이 후두경의 각도를 바꾸고 있다.
a는 손목을 사용한 경우, b는 손목을 고정시킨 경우로, 팔꿈치가 내려가는 것이 보인다.

이번에는 **손목을 고정하고 팔 전체로 들어 올린다. 그러면 힘을 많이 주지 않고도 의자를 들어 올릴 수 있다** D29. 팔 전체를 사용하는 편이 힘을 주기에 쉽다. 결국 **후두경의 핸들을 팔 전체로 장축 방향을 향해 당기면서(이렇게 하면 힘을 너무 주는 바람에 실수하는 일은 없다) 각도를 바꾸는 정도의 힘으로 손목을 엄지 측으로 굴곡해(각도의 미세 조정) 끝을 들어 올리는 것**이다. **그리고서 새로운 각도에서 팔 전체로 후두경의 핸들을 장축으로 향하게 하면서 강하게 힘을 준다.**

다시 말해 힘이 필요할수록, 후두 전개가 어려워질수록 힘을 너무 주는 바람에 실패할 확률이 높아져 손목은 떨어지기 쉽다. **끝을 설근부에 제대로 맞출 수 없다는 이유 등으로 불필요한 힘이 필요해지면 손목이 떨어지기 쉬워진다.**

불필요한 힘이 들어가지 않도록, 베개의 위치를 바꾸거나 후두경을 넣었다 뺐다 하는 등 어려울 때일수록 좋은 조건을 먼저 만들어 두는 것이 중요하다.

개구가 어렵다는 등 상황에 따라서는 장축 방향으로 당기고 있다고 해도, **후두경의 각도를 약간 바꾸는 것만으로도 치아가 부러질 수 있다** D30. 손목을 사용하느냐 마느냐의 문제가 아니다. **후두경이 치아에 닿아 후두 노출이 불가능하면 삽관은 곤란하고, 매킨토시 타입의 후두경으로도 삽관은 불가능**하므로 **삽관곤란용 기구가 필요해진다.**

조작에 익숙해지면 특별하게 치아가 닿을 것 같은 상황만 아니라면 치아에는 시선을 두지 않고 시행할 수 있지만, 후두경 조작에 익숙하지 않은 **초보자에게 중요한 것은 치아에 닿지 않는다는 것을 확인하는 것**이다.

미리 힘을 적절하게 조절하는 방법을 연습해두는 것이 좋다. 10회 정도 반복하면 실전에서 성공할 수 있을 것이다.

연습

수술대의 한쪽끝에서 시행한다. 오른손의 소지 측을 손잡이에 대고, 오른손 모지구(thenar)부터 엄지를 혀라고 생각한다 D31. 위에서 설명한 순서에 따라 후두경을 조작한다. 오른손으로 가볍게 후두경을 누른다는 느낌으로 한다. 칼날(blade) **끝부분에 압력을 조금씩 주면서, 칼날(blade) 후연과** 한쪽끝**의 거리를 5mm 정도 유지해가면서** D32 **자신의 오른손 엄지를 들어 휘게끔 진전시킨다** D33. 이는 후두경의 각도를 바꿀 때 왼손 손목이 바닥 측으로 떨어지지 않도록 의식하기 위해서이다. 한쪽끝의 가장자리를 상악 절치라고 생각한다. 후두경을 삽입하기만 해도 칼날(blade)은 절치에 가까워지기는 하나, 그만큼 장축 방향으로 잡아당긴다. 어려운 증례의 경우에는 어느 정도의 힘을 필요로 하지만, 간단한 증례에서는 가볍게 해도 좋다. 오른손으로 누르는 힘의 강도를 달리한다. 후두개곡(vallecula)으로 들어갔다고 생각하고, 장축 방향으로 잡아당기면서 끝을 들어 올리는 것도 연습한다. 이때 난간과의 거리는 일정하게 유지한다.

삽관연습용 인형이 있다면 이 과정을 끝낸 뒤 연습한다.

D26

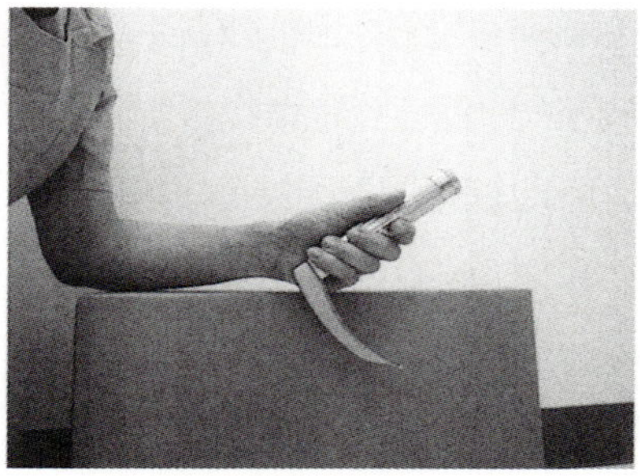

끝을 들어 올리면
→

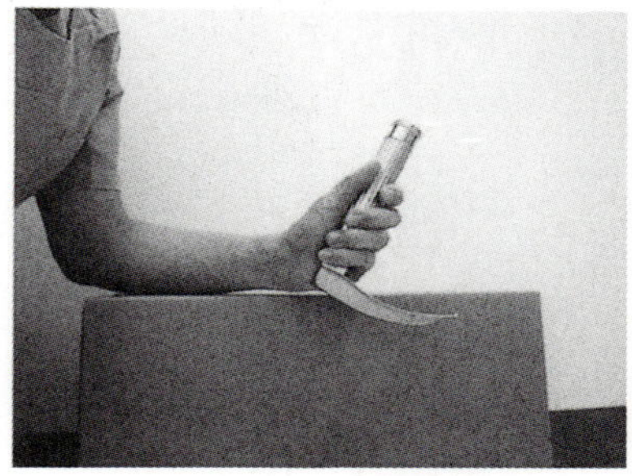

D27

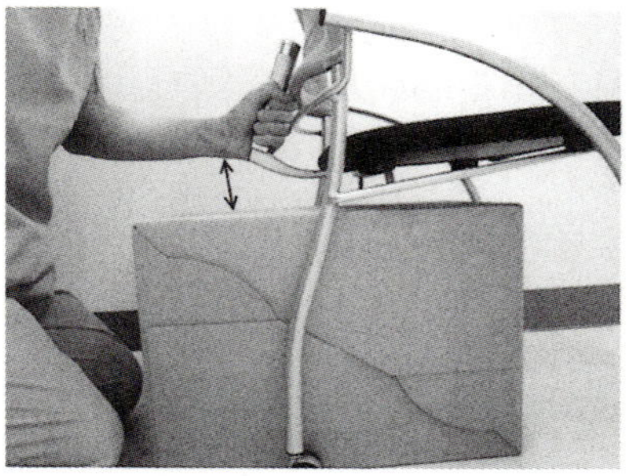

끝을 들어 올리면
→

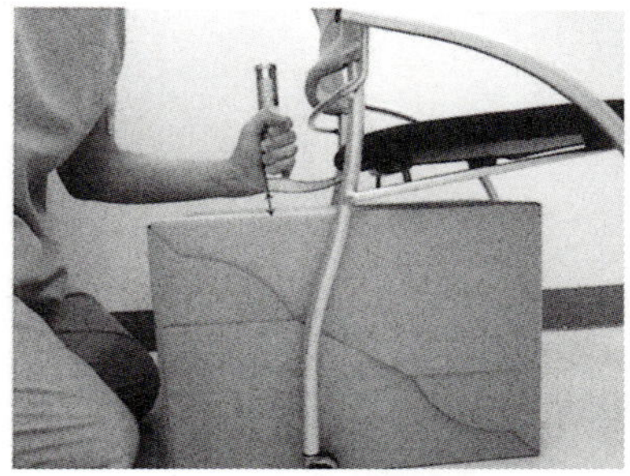

D28

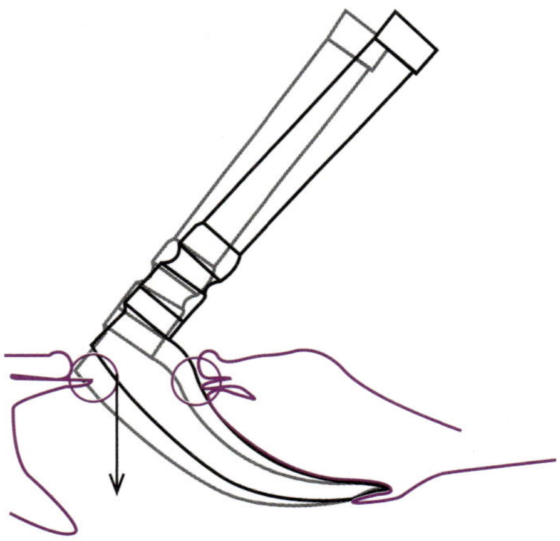

D29

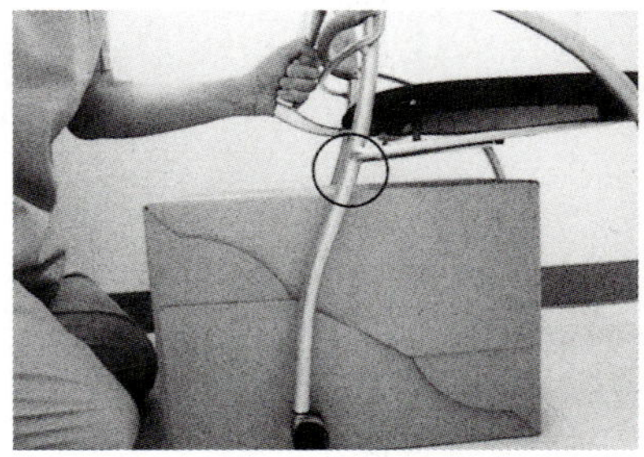

D30

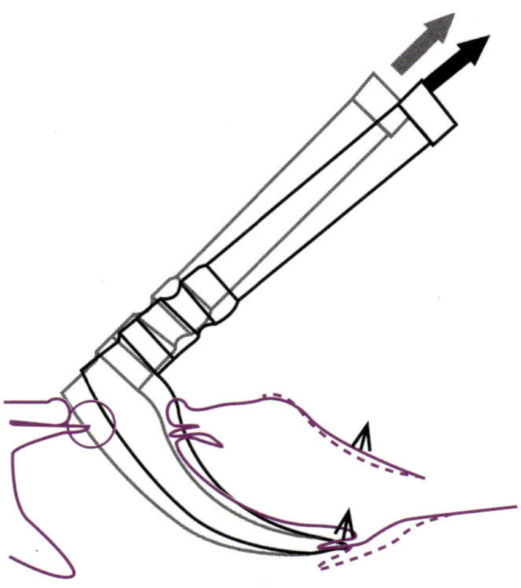

D31

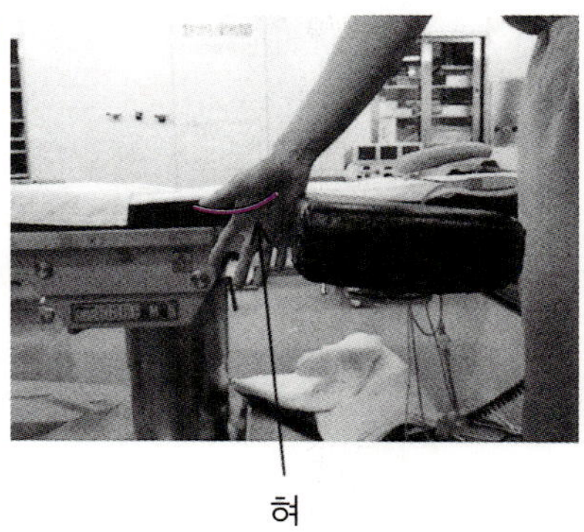

3 보이지 않을 때의 테크닉 1

후두개를 들어 올리는 방법: 후두경을 먼저 후두개의 뿌리까지 넣고서, 힘을 주면서 핸들을 장축 방향으로 수 cm 직전까지 당기면 제대로 보인다. 바로 앞으로 당긴다고는 해도, 만곡에 맞추어서 곡선을 그리듯이 당기는 것은 아니다. 지면에 대한 후두경의 각도는 크게 바꾸지 않고 똑바로 빼낸다. 그리고서 후두경을 후두개곡(vallecula)까지 삽입한다. 넣었다 뺐다를 몇 번 반복하면 더욱 잘 보이기도 한다. 같은 위치에서 들어 올려도, 단순히 넣고서 들어 올리는 것과는 다르다! **설근부의 두께가 줄어드는 것**이다 D34. **혀는 근이완이 발생해 중력의 영향을 받아서 안쪽으로 들어가고, 후두경 삽입에 의해서도 안쪽으로 밀린다.** 성문이 보여서 후두경을 더욱 진전시켰는데도, 후두개가 들리기는커녕 반대로 하강해버리는 경우도 있다. **후두개 복측면이 바로 앞으로 당겨지는 것**도 후두개가 들리는 이유이다 D34 a.

4 보이지 않을 때의 테크닉 2

베개를 일단 빼고 후두 전개한 상태에서 오른손으로 머리를 지탱하고 들었다 숙이기를 해본다 D35. 그러면 성문이 다르게 보인다. 성문이 보이지 않는다면 후두개 부근을 잘 보고, 인두 후벽이 어떻게 달리 보이는지를 관찰하면서 가장 안쪽까지 보이는 높이를 확인한다. 즉, 머리를 들었다 숙이기를 반복하면서 최적의 베개 높이를 찾는 것이다. 그 높이에 베개를 넣고서 잠깐 환기를 시킨 뒤 다시 전개하면 보다 잘 보일 것이다. 대부분은 베개를 높게 하면 더욱 잘 보인다(후술 7 참조). 무리가 가지 않을 정도에서 확실하게 머리를 후굴하고서 안면이 수평에서 약간 시술자 측으로 기우는 정도의 높이(sniffing position)가 가장 이상적이다.

D32

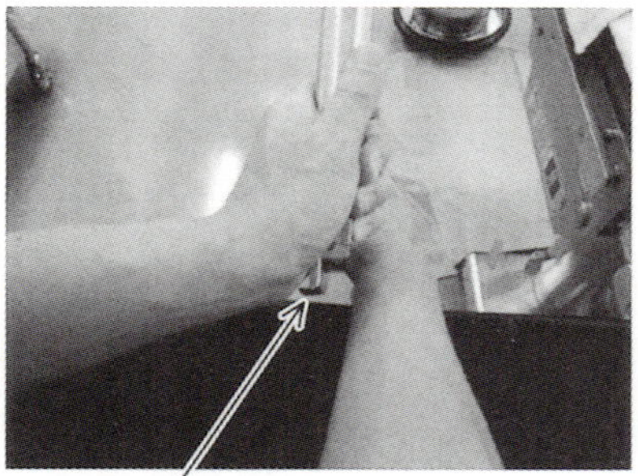

난간 부근과 후두경의 사이는
5mm 정도로 유지한다.

D33

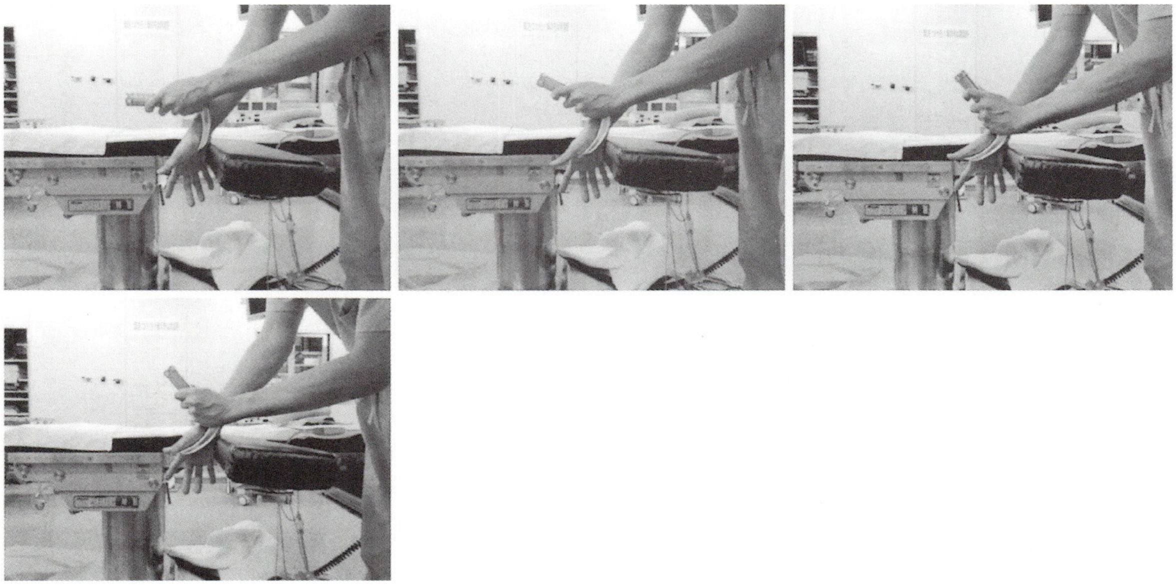

D34

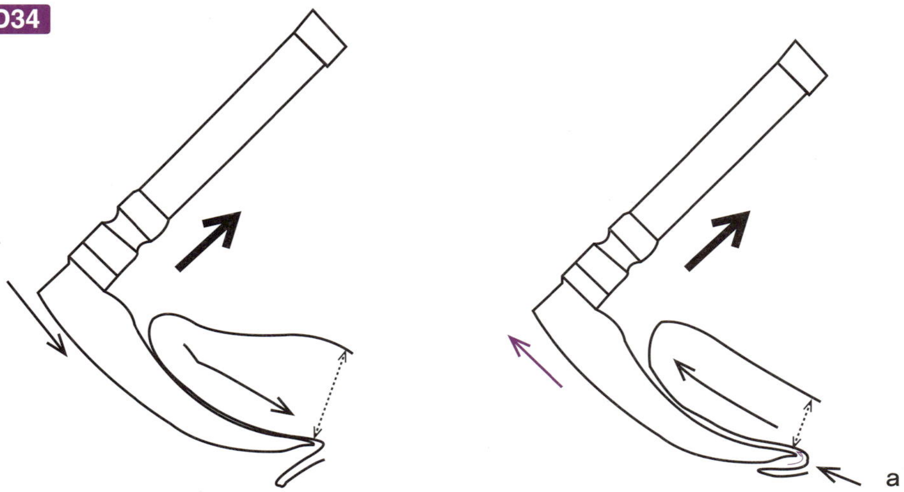

후두경을 삽입하면 동시에 혀도 밀려들어가 설근부의 두께가 늘어난다.

후두경 핸들을 장축 방향으로 당긴 채로 쭉 뻗어서 빼낸다.

5 보이지 않을 때의 테크닉 3

인후를 누르는 것은 언제라도 가능하기 때문에 위에서 설명한 것을 시행한 뒤에 한다. 처음부터 누르면 실력이 빨리 늘지 않는다.

누르는 방향은 배측이 아니라, 비스듬하게 우배측 또는 거의 우측으로 치우치게 하는 경우가 많다. 후두경으로 혀를 좌측으로 젖혀서 후두도 좌측으로 치우치기 때문에, 우측으로 누르는 것이고 결과적으로 누르는 방향은 두측으로 향하게 된다. 우선 자신의 오른손으로 어느 방향으로 누르면 잘 보이는지를 확인한다. 그리고 보조자에게 손가락을 인후에 두게 하고서 그 손가락을 움직이게 하고 잘 보이는 지점에서 힘을 주게 한다.

6 보이지 않을 때의 테크닉 4

후두경으로 노출시킨 상태에서 보조자에게 하악 거상을 부탁한다. 삽관곤란 증례에서는 두 사람이 함께 시행한다. 한 사람이 후두경으로 노출시키고, 나머지 한 사람이 하악을 거상한다. 하악을 쥐고 천장 쪽으로 들어 올린다 D36. 후두개가 들리지 않고 인두 후벽에 붙어 있다고 해도 미세한 간극이 생길 수도 있다. 굴곡기관지경을 사용하여 삽관 시에 위치를 찾게 되는 경우가 있다.

7 여러 가지 조작의 영향

(1) 후두경 핸들을 잡는 위치와 처음 베개의 높이

(a) 필자의 방법으로 설명하자면 칼날(blade)에 가까운 부분을 쥔다.

전술한 것처럼 후두경을 후두개곡(vallecula)의 가장 깊은 위치에 삽입한 뒤에 힘을 줄 필요가 있다.

후두경의 칼날(blade)과 가깝게 잡는 편이 환자의 얼굴에 접촉하기도 수월하고, 입에서도 가깝다 D37. 또한 손목의 위치를 놓치지 않고 손목을 굽히는 것을 인식하기에도 좋다.

D35

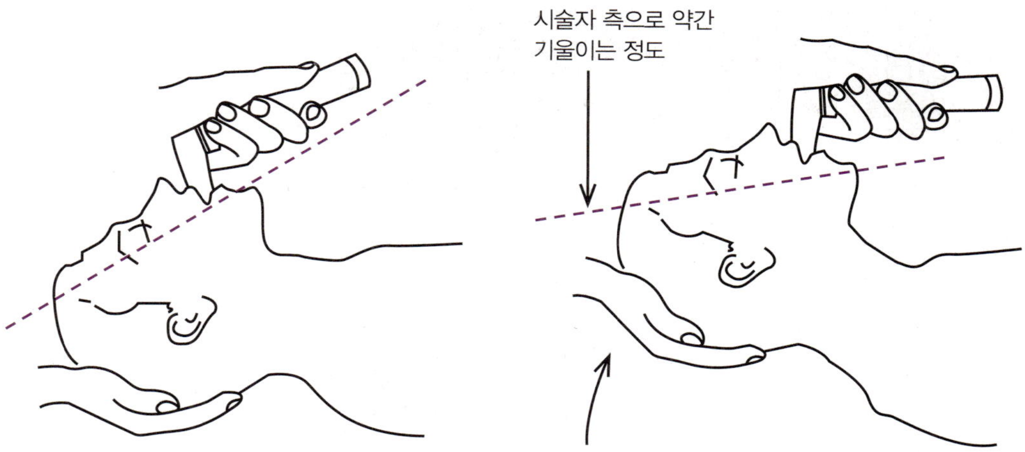

D36

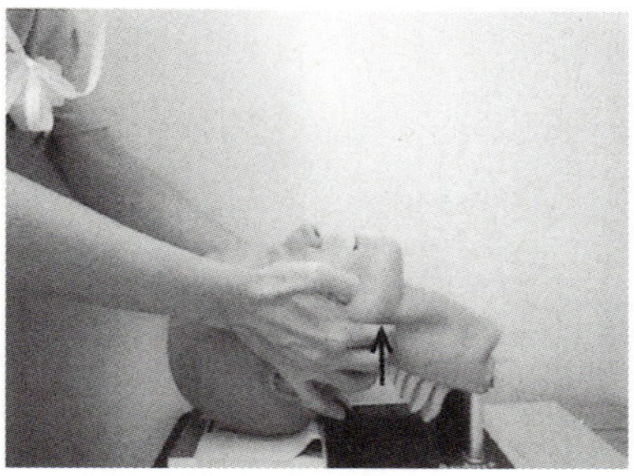

D37

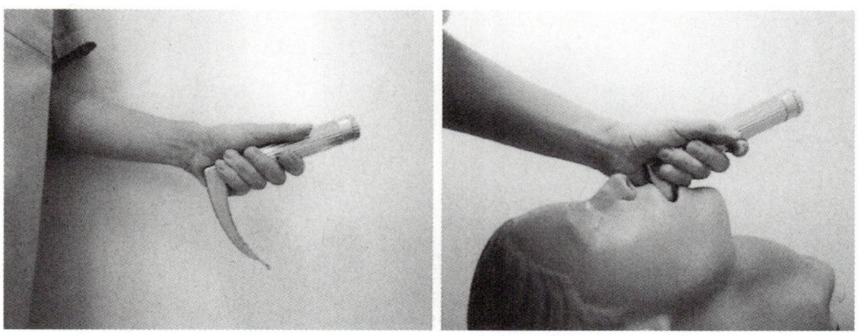

(b) 핸들 가장자리를 잡는 방법

먼저 베개를 낮게 하고(둥근 방석만), 머리를 강하게 후굴한 뒤 후두경으로 설근부를 치켜 올리는 방법이 적당하다.

베개가 낮으면 시선은 수평에 가깝기 때문에 침대의 높이를 상대적으로 높게 하거나, 시술자의 자세를 낮춘다 D38. 후두경의 칼날(blade)은 처음부터 지면에 수평하게 근접시킨다 D39. 삽입 방향도 수평 이동에 가까워진다 D40. 힘을 주는 방향이 천장 쪽이 되면서 후두경으로 더욱 치켜 올리는 이미지가 된다.

후두개의 뿌리부분으로 넣어 치켜 올리면 목의 축은 서게 된다. 후두경의 지면에 대한 각도는 변하지 않아도 설근부에 대한 후두경의 각도는 변한다 D41. 치켜 올릴 경우에는 핸들의 가장자리를 잡는 편이 힘을 주기에 수월하다 D42. 또 머리를 들어 올리는데 큰 힘을 주기 때문에 자연스럽게 장축 방향으로 당기는 힘이 발생해, 상대적으로 손목이 떨어지지 않는다고도 한다 D43. 설근부에 대한 각도가 변하기 때문에, 손목을 사용하지 않는 것이 적절하다.

D38

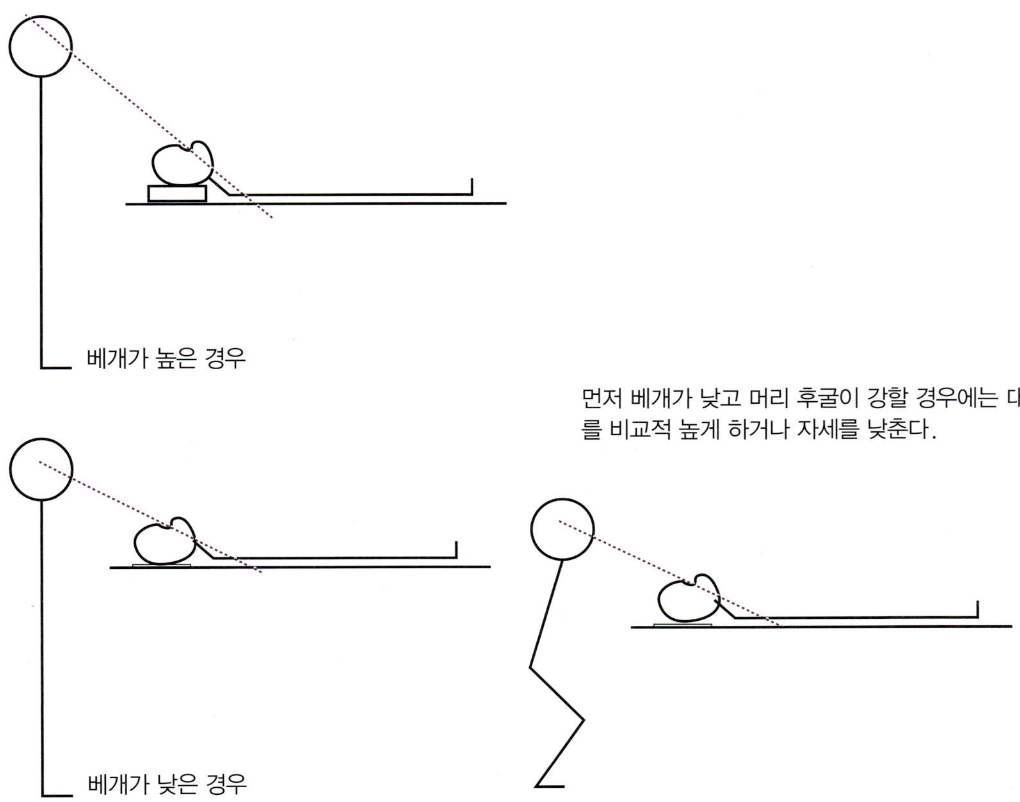

먼저 베개가 낮고 머리 후굴이 강할 경우에는 대부분 침대를 비교적 높게 하거나 자세를 낮춘다.

D39

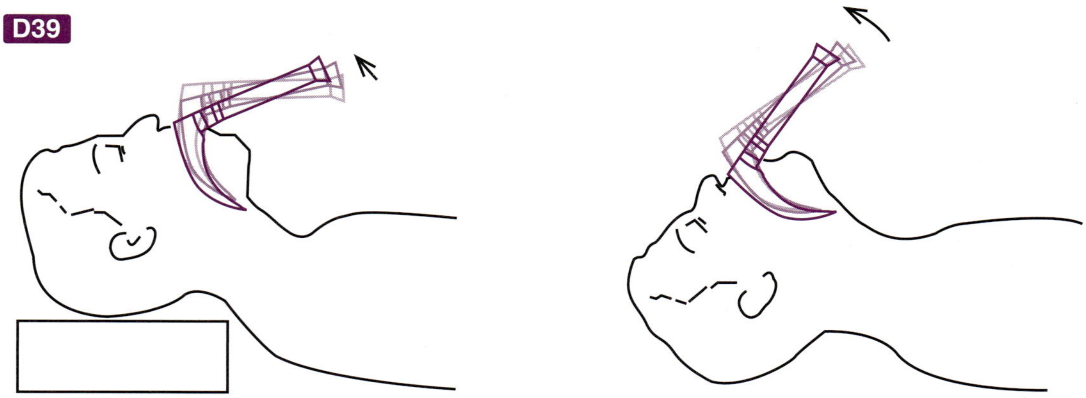

베개가 높은 경우　　　　베개가 낮은 경우

D40

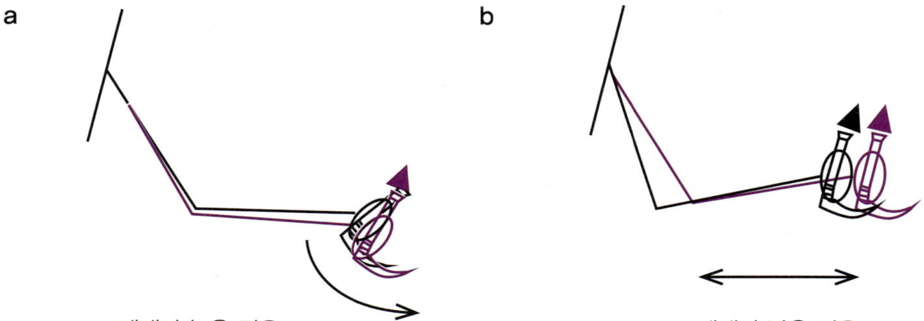

베개가 높은 경우　　　　베개가 낮은 경우

D41

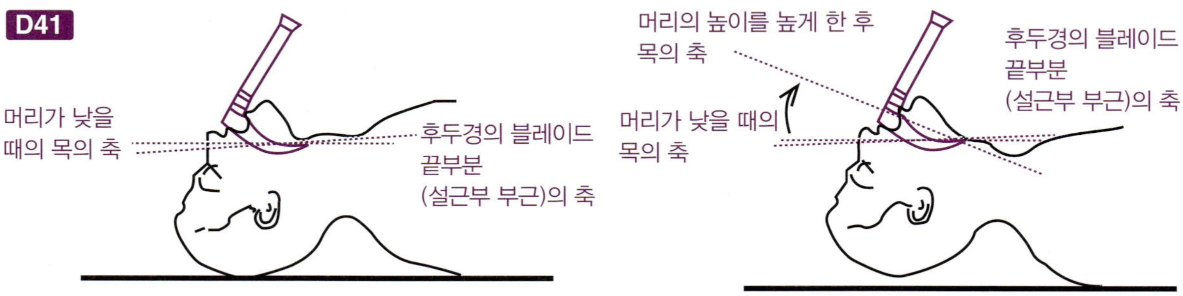

D42

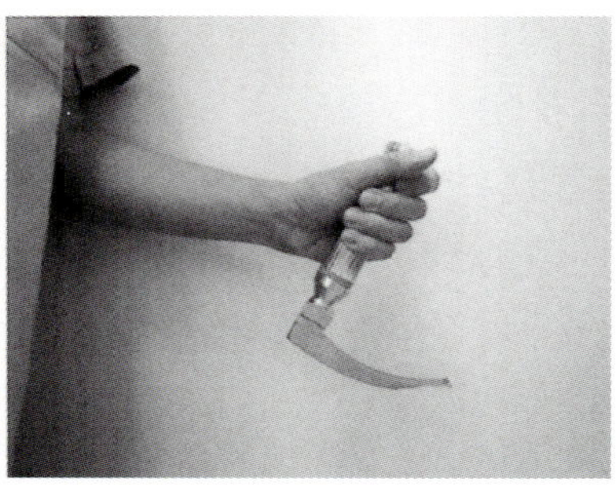

D43

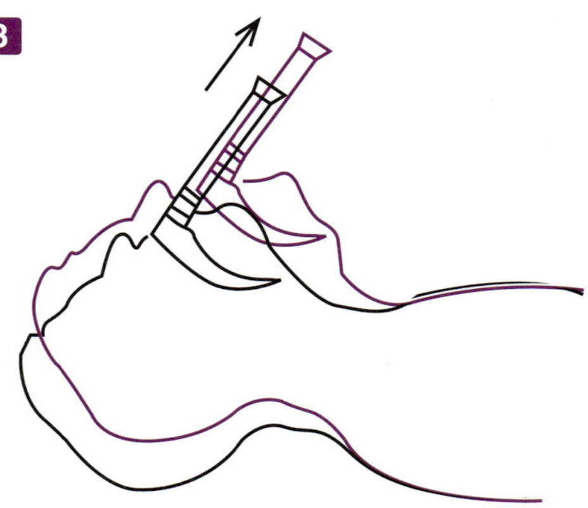

(2) 베개의 높이와 하악, 연부조직

안면이 바닥과 평행한 경우, 베개를 높게 하면 **하악이 앞으로 튀어나온다**. 혀를 포함해 **연부조직이 입에서 성대로 지나는 길목에서 전방으로 이동**하게 되면서 D44 a → b, 성대까지의 시야가 트인다.

(3) 경부 후굴과 하악, 연부조직

베개가 낮을 때 머리를 **후굴시켜도** (2)와 **동일한** 효과가 난다. D45와 D44 b를 그 상태에서 시계 반대 방향으로 회전시킨 것이다.

(4) 베개의 높이, 머리 후굴과 연부조직

먼저 자신의 후두를 만져 보고 가동성을 확인하길 바란다. 그리고서 머리를 후굴한 뒤 다시 가동성을 확인해보자. 가동성이 작아졌다는 것을 알 수 있을 것이다. 이것은 **머리 후굴에 의해 전경부가 신전하고**, 피부, 근육 등의 긴장도가 높아져, 후두경에 의해 **연부조직이 기도가 통하는 길목에서 전방으로 이동하는 것이 어려워질 수 있다**는 것을 의미한다. 목에 대한 머리의 각도가 동일해도 **베개의 위치를 높이면 전경부의 긴장은 완화된다** D46. 머리를 후굴한 채 목을 앞으로 내밀어 보면 알 수 있다. 다시 말해 베개를 높게 한 경우에는 목에 대한 안면의 각도를 동일하게 한다고 해도, 전경부의 신전은 비교적 약하다. 정리하자면 (2)와 (3)은 동일하게 보이지만, **베개가 높은 편이 후두경으로 혀를 전방으로 이동시키기에 수월**하다.

(5) 개구와 연부조직

크게 개구하면(D3 **처럼**) 전경부의 긴장도가 낮아지기 때문에 **연부조직의 가동성이 커지고**, 기도가 통하는 길목에서 **혀를 전방으로 움직이기 쉬워진다**.

(6) 개구와 경부 후굴

경부 후굴이 심할 경우에는 **입을 크게 벌리는 것**에 의해(D3 처럼) 기도가 통하는 길목에서 혀가 전방으로 움직인다 D47. **경부가 그다지 후굴되지 않으면 역으로 혀가 기도의 통하는 길목으로 이동한다** D48. 입을 크게 벌릴 때는 베개의 높낮이와는 상관없이 경부를 확실하게 후굴한다.

D44

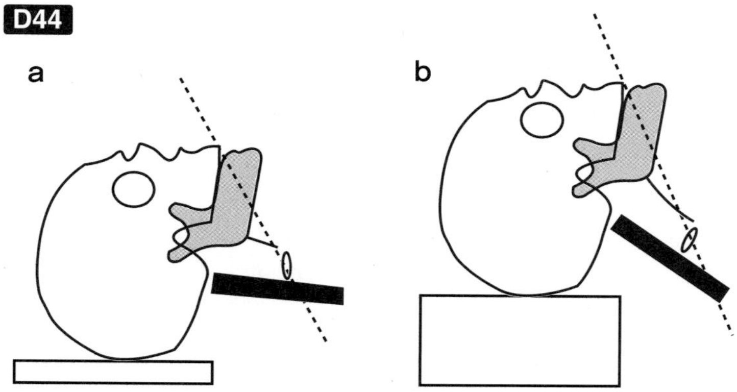

D45

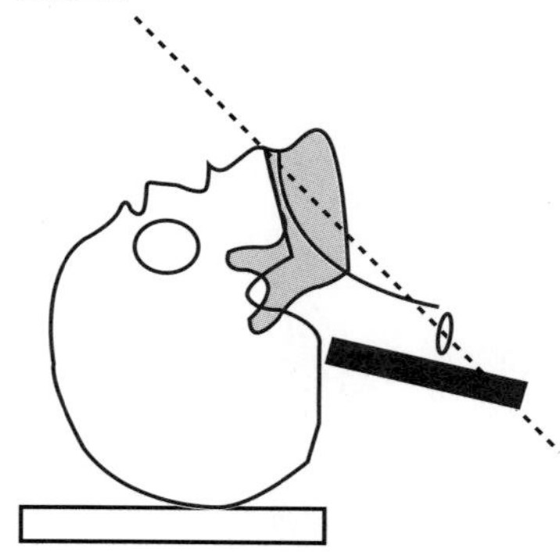

D46

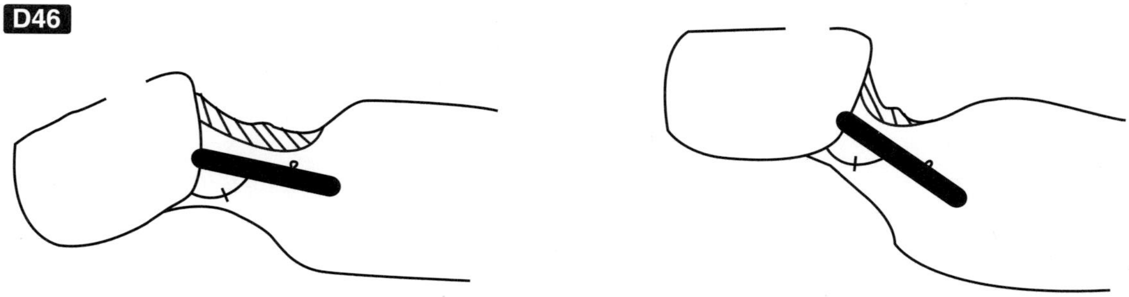

D47

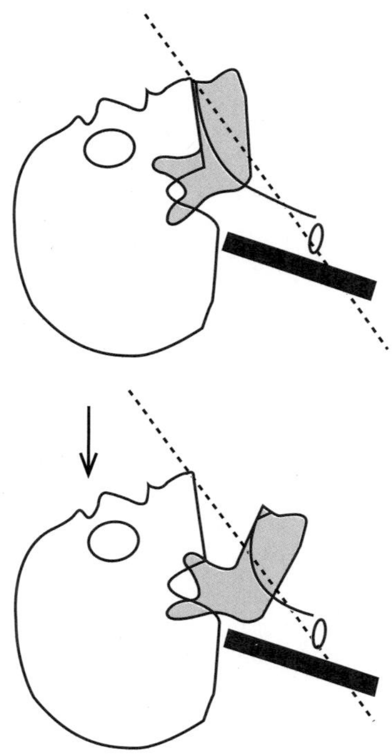

D48

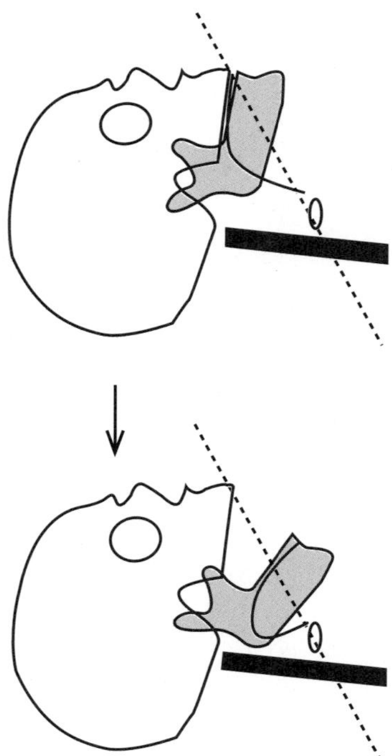

한편 베개를 약간 높게 하면 경부를 제대로 후굴하기가 어려울 수 있다 D49. 결국 **입을 크게 벌리기(D3 처럼) 위해서는 베개를 처음부터 낮게 해야 한다는 이야기가 된다**. 같은 말이긴 하나, 베개의 위치가 낮을 때는 입을 더욱 크게 벌림으로써 보다 확실한 시야를 얻을 수 있다. 역으로 베개가 높으면 도리어 시야가 나빠질 수 있다.

베개가 높아도 확실하게 경부를 후굴하면 입을 크게 벌린다고 해도 기도가 통하는 길목을 막는 일은 거의 없다.

(7) 개구와 하악 절치

입을 크게 벌리면(D3 처럼) 하악 절치로부터 후두경의 칼날(blade)이 떨어지면서, **하악 절치에 가해지는 부담은 줄어든다**. 혀가 설근부에서 설첨부로의 이동이 용이하고, **설근부의 두께가 줄어들어 후두 노출이 수월**해질 수 있다 D50.

실제로는 복합적인 조작이다. 침대의 높이도 매번 다를 것이고 환자 머리의 크기도, 후굴 가능한 각도도 다를 것이다. 시술자도 항상 똑같은 자세만을 취한다면 시야가 좋아질 수는 없으므로, 앞으로 숙이거나 웅크리는 등 더욱 잘 볼 수 있는 높이를 찾아야 한다. 시술자의 신장, 팔의 길이도 고려하고, 힘을 주기 쉬운 자세, 손목의 각도도 사람마다 다르다. 후두경의 조작 방향 역시 수평에 가까울 수도 있고, 혀의 만곡에 따라서 해야 하는 경우도 있다. 다시 말해 각 병원마다 정해진 방법이 따로 존재하는 것이 아니라, 그 상황에 맞는 방법을 선택하는 식으로 시행하고 있을 것이다. **중요한 것은 마지막에 어떻게 미세 조정하는가**이다.

단, 각 방법마다 저마다의 경향이 있어서 만약 경부가 강하게 후굴되었다면, 처음부터 침대가 높다거나 또는 매번 자세를 조금씩 웅크린다는 느낌으로 삽관하게 될 것이다. 그리고 시술방법에 따라 각각의 합리성이 있기 때문에, 이를 다른 방법의 일부분만을 차용하면 역으로 폐해가 생길 수도 있으므로 주의한다. 각 병원이나 지도자에 따라 시행하는 방법이 다르기 때문에, 저마다의 규칙이 실제로는 어떤 식으로 이루어지는지 본 책을 참고로 해서 생각해보길 바란다.

굳이 덧붙일 필요도 없는 것이지만, **해부학적 특징이 다를 수 있으므로 모든 것이 상기와 반드시 일치한다고는 할 수 없다. 다만 위와 같은 방법으로 작용할 가능성이 있다는 것을 알아두면, 시술이 원활하지 않을 경우에 이론적으로 분석하고 따져보면 조작하는 데 도움이 될 것이다**.

D49

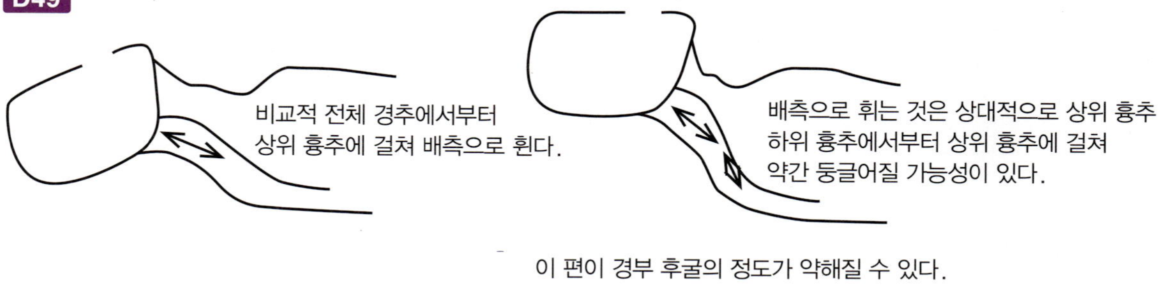
비교적 전체 경추에서부터
상위 흉추에 걸쳐 배측으로 휜다.
배측으로 휘는 것은 상대적으로 상위 흉추
하위 흉추에서부터 상위 흉추에 걸쳐
약간 둥글어질 가능성이 있다.
이 편이 경부 후굴의 정도가 약해질 수 있다.

D50

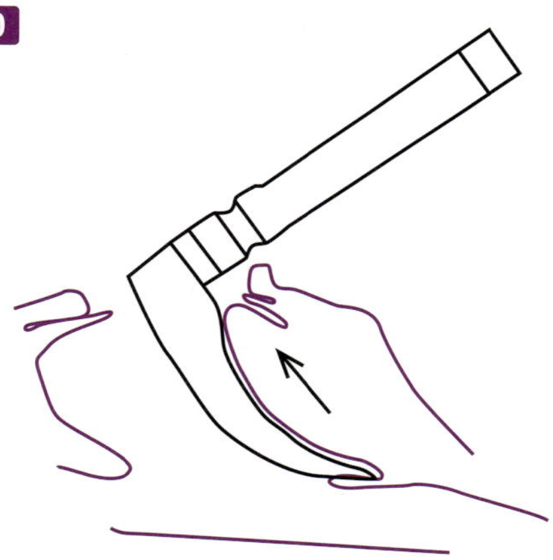

8 탐침(stylet)

탐침은 성대 입구까지 튜브의 끝을 이동시키기 위해서 튜브에 적절한 만곡을 주려고 사용하는 것이다. 삽관튜브의 만곡은 매킨토시 칼날(blade)과 같은 커브에 의해 생긴다 D51. 따라서 대부분의 증례에서는 탐침을 사용하지 않고 삽관할 수 있다. 그러나 성대가 매킨토시 블레이드 끝부분보다 상방이나 깊은 지점에 있는 증례 D52, 입을 벌리기 힘들고, 성문을 향해 튜브를 기울여 삽관할 수 없는 증례 등에서 통상보다 큰 만곡을 요하게 된다.

구체적으로 예를 들어 보자. 성문의 일부가 보일 때는, 튜브가 성문의 아래로 가버렸다면 탐침을 90도 정도로 한다 D53. 만곡을 줄 때는 환자의 얼굴을 옆에서 보고 참고로 하면 좋다 D54 a. 갑상연골 아래쪽을 조금 넘어서는 곳에 튜브 끝을 위치시키고, 하악각 부근에서 튜브에 엄지를 대고 굴곡시키면 적절하다 D54 b. 튜브가 입과 갑상연골 아래쪽을 통과하는 감각을 느낄 수 있다. 후술하겠지만 성문이 보이지 않을 때는 만곡을 크게 주어야 한다. 처음에 튜브를 쥘 때는 구강 내로 넣기 쉽도록 탐침 전체를 쥐는 것이 좋다 D55.

탐침을 끝까지 넣으면 튜브 끝의 가동성이 사라지고 탐침 끝부분에 의하여 후두가 손상될 수 있다 D56. 또 튜브 끝부분을 성대의 입구까지 이동시킨 후 기관 내로 튜브를 진전시킬 때, 기관과 튜브의 **상하 축이 맞지 않으면 전진이 불가능하다** D57. 따라서 가능한 튜브 끝부분의 가동성을 남기면서 확실하게 만곡을 주기 위해서는 탐침을 튜브의 끝부분에서 2cm 정도 뒤쪽에 고정하여야 한다 D58.

D51

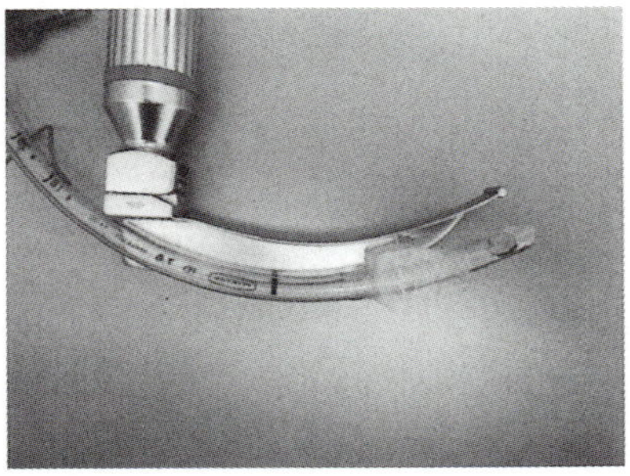

D52

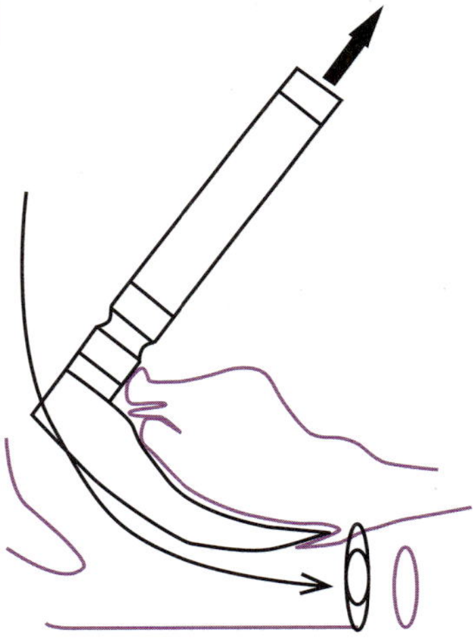

D53

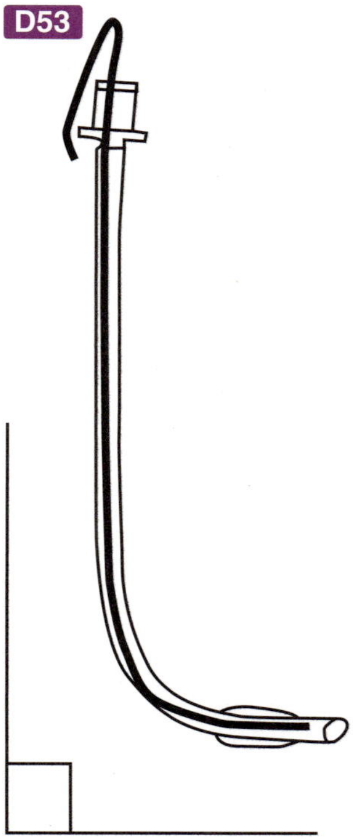

D54

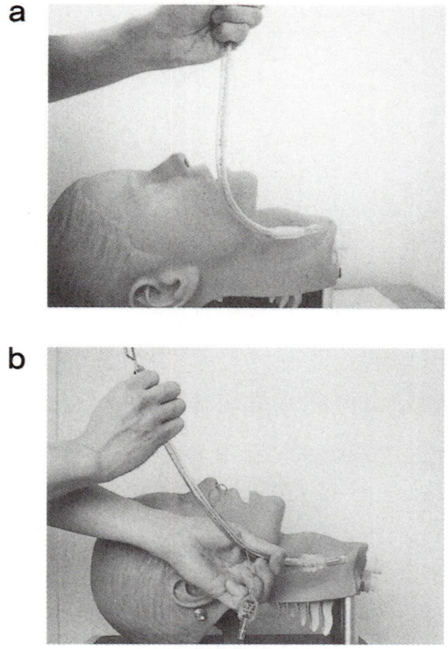

D55

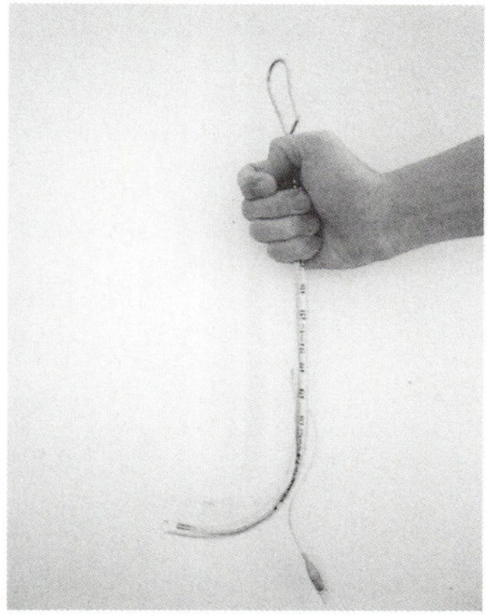

D56

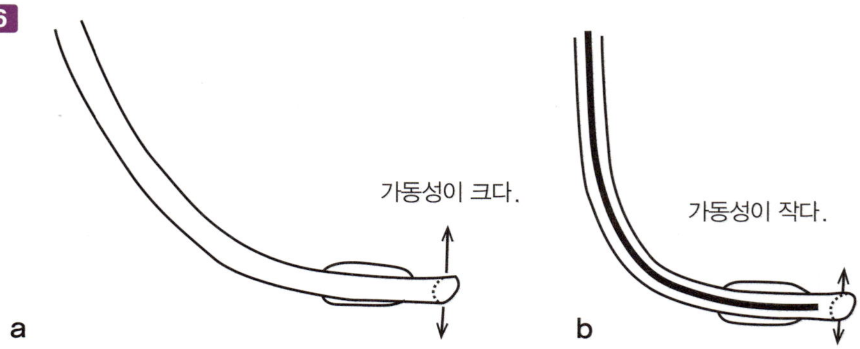

D57

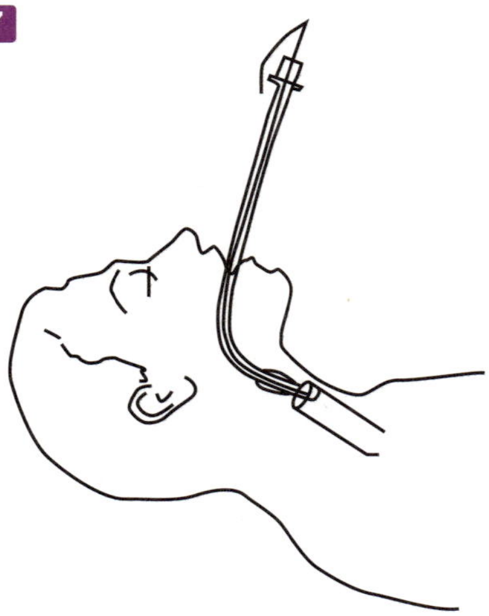

끝이 성문에 들어갔다면 탐침(stylet)을 빼면서 튜브를 전진시키는데, 탐침을 뺄 때 튜브가 성대에서 빠져버리는 경우가 있다. 이를 예방하기 위해서 90도로 굽힐 경우에는 2단계로 나누어서 탐침을 뺀다. 먼저 끝이 들어갔다면 보조자에게 탐침을 쥐게 한다. 자신은 입에서 나온 지점에서 확실하게 쥐고서 D59 미측으로 넘어가도록 탐침을 3cm 정도 빼면서 밀어 넣는다 D60. **넘어감으로써 빠진다고 할 수 있다.** 이 정도만 빠지면 선단이 성문에서 빠지지는 않는다. 그렇게 되면 **오히려 선단에 가동성이 붙기 D61 때문에 축이 맞지 않아도 어느 정도 기관 내로 진입할 수 있게 된다.** 따라서 3cm 빼고서, 튜브를 기관 내로 조금씩 넣는다. 그 후에 탐침을 전부 뺀다. 뺀 방향과 힘을 넣는 정도에 주의한다. **빼는 방향은 천장 쪽으로 빼지 않고, 미측으로 넘어뜨리면서 뺀다 D62.**

삽관연습용 인형이 있을 경우에는 후두를 확실하게 노출해서 삽관하는 연습을 할 수 있다. 그것이 가능하다면 **성문의 하방이 약간 보일 때까지 후두를 노출하고, 탐침을 적절하게 굽혀 삽관하는 연습**을 한다. 성문의 일부밖에 보이지 않는 경우나 아예 안보이는 경우도 얼마든지 있을 수 있다. 이때 삽관튜브를 움직이는 방식에도 어느 정도 익숙해질 필요가 있는데, 이것 역시 연습해두도록 하자.

9 성문의 입구(가성대)를 통과했음에도 막혀 진행이 되지 않는다.

초보자라면 튜브가 성문의 입구(가성대)를 통과했음에도 진행이 되지 않는 상황에 접할 수 있다.

1. 전술한 대로 상하의 축이 맞지 않기 때문이다.
2. 또 다른 이유로는 **좌우 방향이 어긋나서 성대에 닿아버리기 때문**이다.

초보자는 삽관튜브 전체를 성문의 한 가운데로 통과시키려는 경향이 있다 D63. 삽관튜브 삽입 시에 먼저 닿는 것은 튜브의 우측 끝부분인데, 끝이 우측 성대에 막혀버리는 것이다. 그러므로 튜브 전체가 아니라 우측 끝을 성문의 한 가운데로 통과시키는 것이라고 생각하자 D64. 끝만 통과한다면 보통 증례에서는 막히지 않는다. 초보자가 아니라도 후두 노출은 어려운 것이므로, **피열 연골(arytenoid)의 하부밖에 보이지 않는 경우에 전술한 대로 생각하지 않으면 막힐 수도 있음을 염두에 두자 D65.**

이렇게 좌우가 어긋나 막혀버리는 상황을 해결하기 위한 기관내튜브로, Parker 기관튜브가 있다 D66. 끝이 튜브의 중앙에 있다. 굴곡기관지경(bronchofiberscope)이나 폐쇄튜브(obturator)를 가이드로 사용하여 시술 할 때에는 잘 막히지 않는다. 단, Parker 기관튜브밖에 사용한 적이 없는 사람은 Parker tube를 쓰지 않는 병원에서는 앞서 언급한, 좌우가 어긋나는 상황에 주의해야 한다.

D58

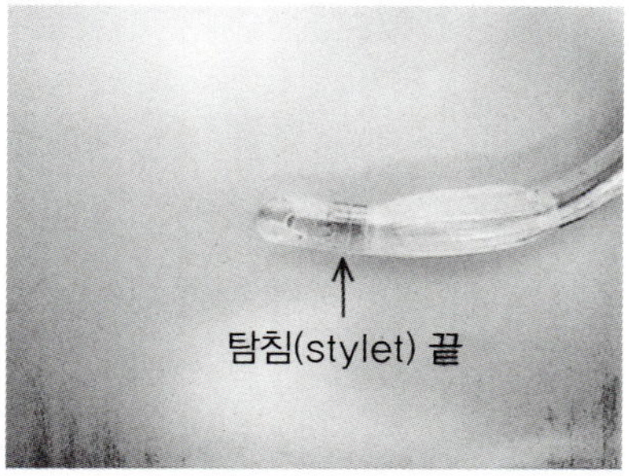

D59

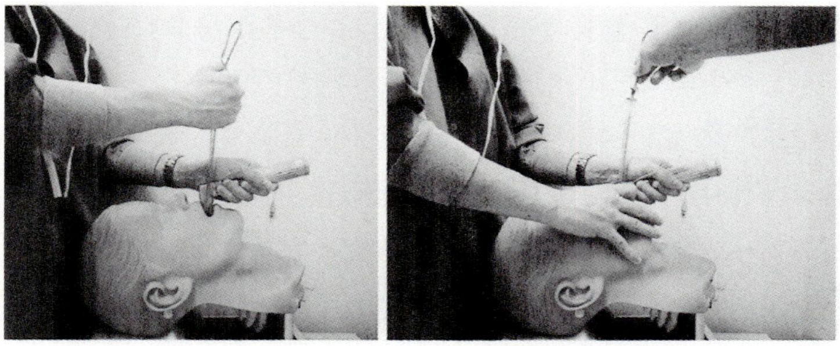

D60

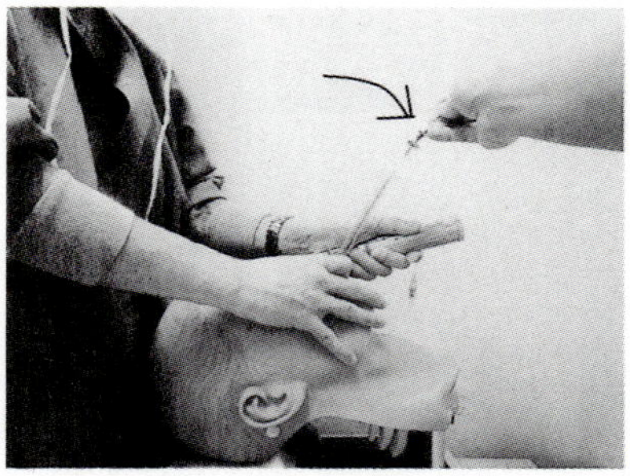

D61

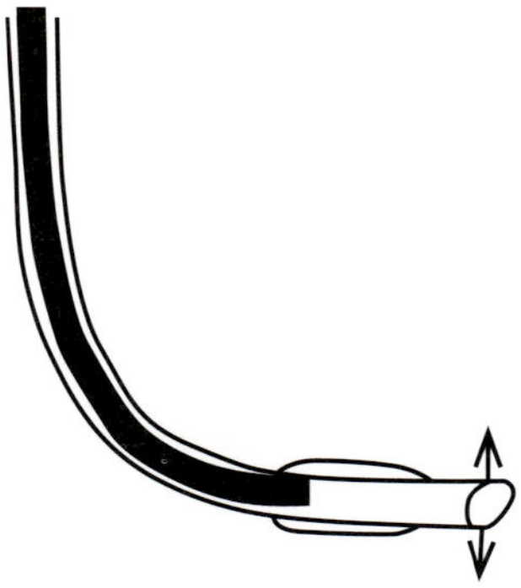

D62

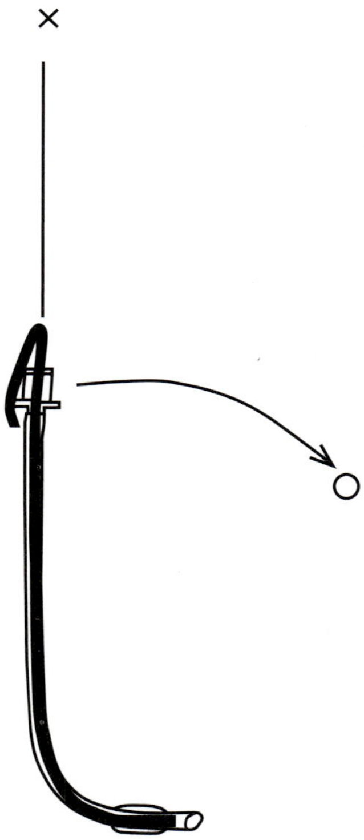

D63

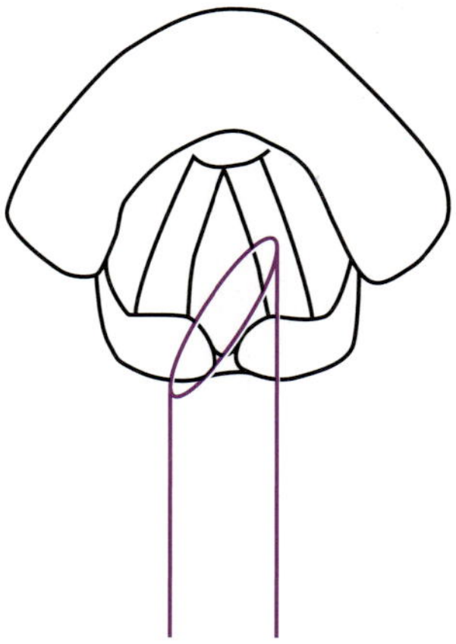

D64

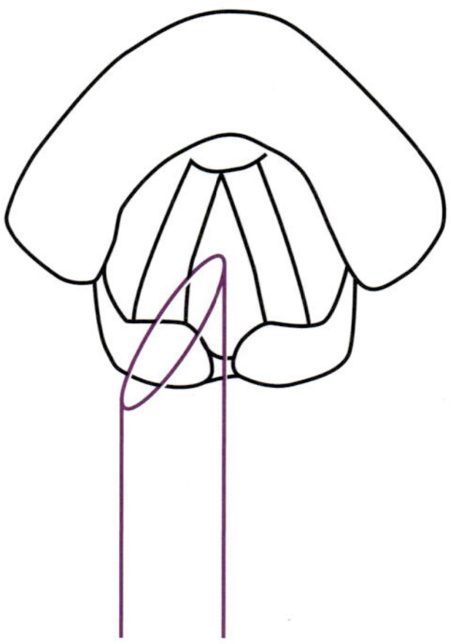

10 성문이 전혀 보이지 않을 때(difficult intubation)

거의 모든 환자에서 후두개는 조금이라도 보이는데, 후두개가 전혀 보이지 않아 곤란한 상황도 있다. 후두개가 보이는데도 들리지 않는 것은 D67과 같은 상황이다. **후두개의 끝보다 천장 측에 성문이 있기 때문에**, 후두개의 아래를 통과시킨 높이에서는 성대의 아래로 튜브가 전진해버린다 D68.

따라서 탐침(stylet)을 이용해 D69처럼 끝을 강하게 굴곡시킨다. 자신의 손을 있는 힘껏 폈을 때 제1지와 제2지로 가능한 각도와 비슷하다. **굴곡시키는 방법은 8과 동일하다. 만곡부에 비해 끝의 길이가 어떠한지가 매우 중요하다**. 성대는 혀를 좌측으로 밀어냄으로써 좌측으로 이동해버린다. 따라서 성문이 보이지 않을 때는 후두경을 좌측 구각으로 넣어 후두를 노출한다. 혀는 좌우 방향으로는 움직이지 않아서 튜브를 삽관하기가 어렵다. 시야가 사라지면, 튜브를 후두경 칼날(blade)의 바로 측면으로 약간 삽관하고서 튜브를 우측으로 평행 이동시키면 시야를 다시 확보할 수 있다. 또는 정중 근처에서 일단 혀는 무시하고 넣으면 튜브 끝만이 시야에 들어온다. 튜브 끝을 후두개의 아래에 넣고서 튜브 끝으로 후두개를 천장 쪽으로 가볍게 들어 올린다 D70. 힘의 가감은 표현하기가 애매한데, 후두개에 대는 것뿐 아니라 설근부가 조금 들리는, 후두 노출보다 훨씬 약한 힘으로 조절한다. 후두개는 기본적으로 D71 a처럼 위로 볼록하기 때문에, 들어 올림으로써 후두개의 정중으로 끝이 온다 D71 b. 끝을 들어 올리면서 전진시킨다 D72. 후두개 배면으로 성대까지 유도시킨다고 할 수 있다. 후두개 배면을 깔끔하게 통과하면 **완만한 느낌을 얻을 수 있다**. 정맥천자 시에 up tension을 주어 전진시키는 것과 비슷하다.

D65

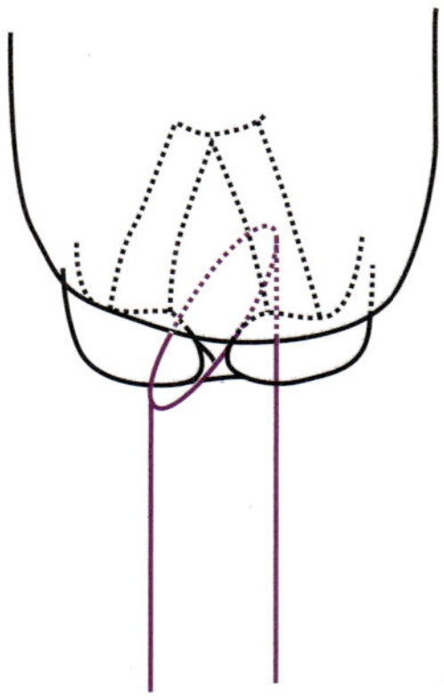

D66

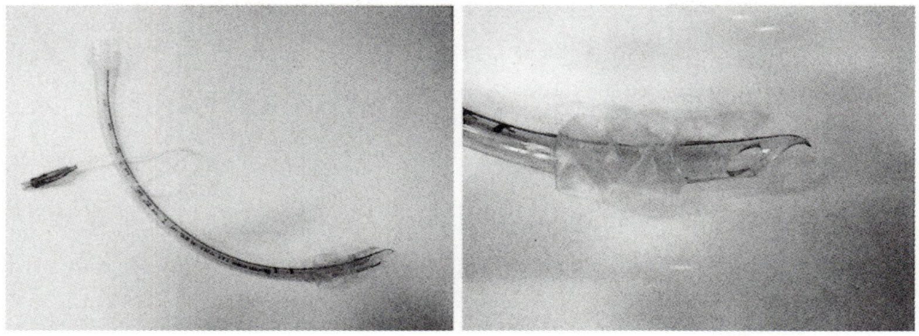

D67

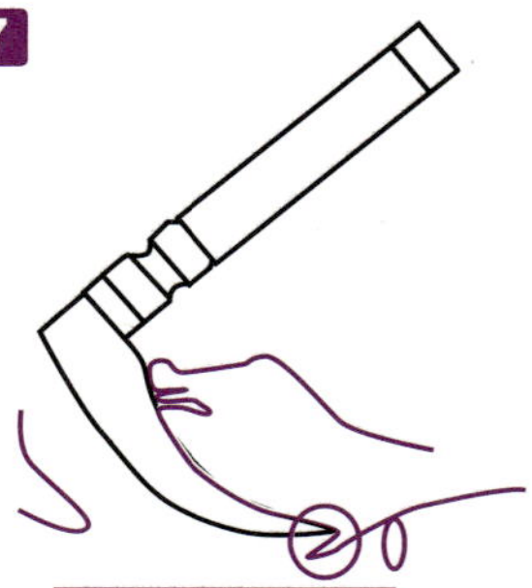

D68

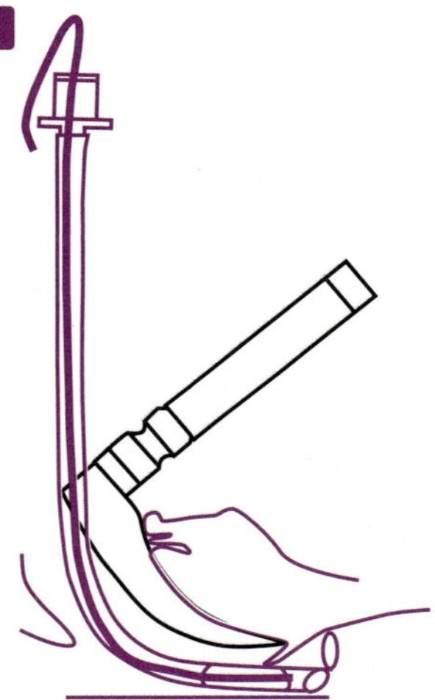

D69

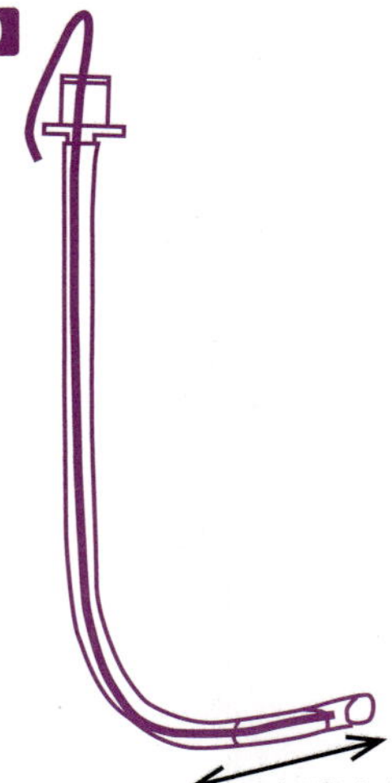

D70

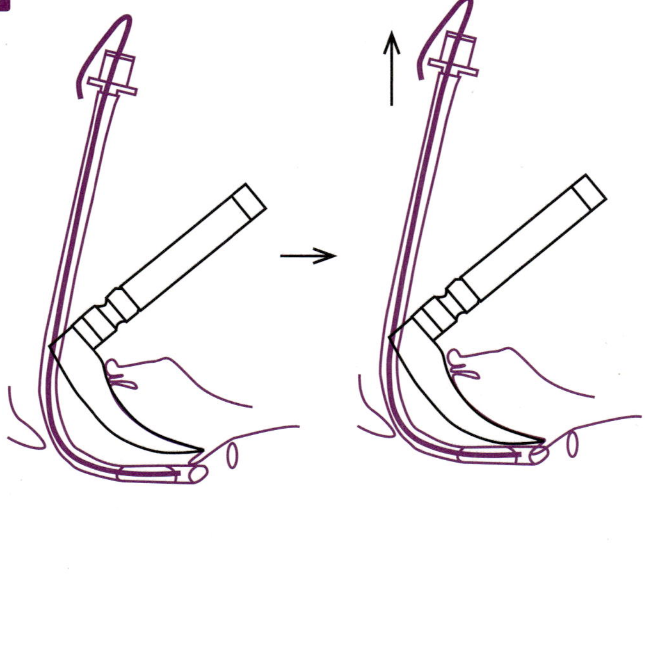

D71

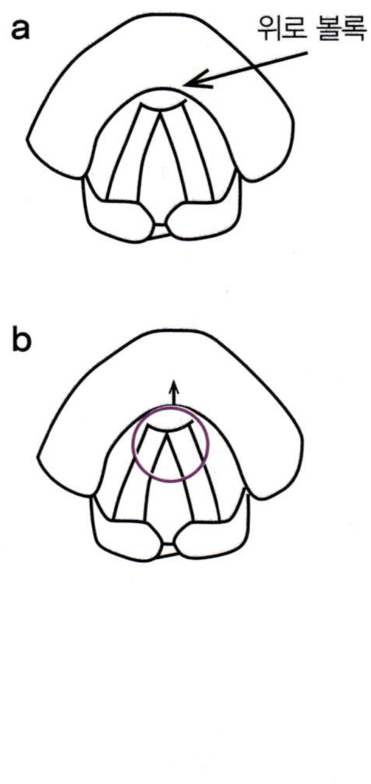

대부분은 튜브 끝의 우측이 막힌다. 막혔을 경우에는 튜브를 천장 쪽으로 가볍게 당긴 상태에서 손목을 유연하게 시계 반대 방향으로 회전(상굴)시킨다 D73. 설근부에 닿아 있는 튜브의 D74의 부근이 지점이 되어, 손은 환자의 우측으로 자연스럽게 조금 이동한다. 튜브의 끝은 지점을 중심으로 해서 좌측 이동한다 D75. 조금씩 방향을 바꿔가며 진행시킨다. 튜브 끝이 성문을 통과한 후에 막힌 것인지, 성문에서 막힌 것인지, 아니면 튜브 만곡부가 하악이나 혀에 닿아 그 이상 전진할 수 없는 것인지를 구분하는 것은 어렵다. 튜브를 기울여도 그 이상 전진되지 않으면 성문은 통과했다고 생각하고 다음 단계로 이동한다. 또는 시점을 목 표면으로 이동시켜 관찰한다. 튜브를 전진시킬 때 후두가 크게 움직이면 성문에서 막혀 있는 것이, 후두의 움직임이 그다지 없다면 들어가 있는 것이라고 볼 수 있다.

성문에 끝이 들어 있어도 탐침에 의한 강한 만곡이 있기 때문에 튜브를 전진시키는 것은 어렵다. **탐침을 빼는 방법이 매우 중요하다**. 우선은 탐침을 미측으로 조심스럽게 밀어넣으면서 수 cm 정도 뺀다. 이때는 탐침을 뺀다기보다는 밀어넣은 만큼 뺀다는 표현이 적절할 수도 있다. 그리고서 튜브를 조금씩 전진시킨다. 탐침의 기울기가 45도를 넘을 때까지 이것을 반복한다 D76. **이 시점에서 탐침은 10~15cm만 뺀 상태**가 되는데, 이 이상 탐침을 빼지 않고 튜브를 충분한 깊이까지 전진시킨다. 이후에 탐침 전체를 빼면 되는데, 만곡이 강하기 때문에 탐침을 유지하는 부분이 가슴에 닿아 버려 빼기 어려워지는 경우가 있다. 그때는 탐침을 시계 방향으로 회전시킨 뒤 2시 방향에서 빼거나, 입에서 나온 부근에서 양손을 이용해 탐침을 꼼꼼하게 신전시킨 뒤 빼면 된다. 보조자가 익숙하지 않으면 후두경만 빼게 하고, 시술자가 직접 탐침을 뺀다.

D72

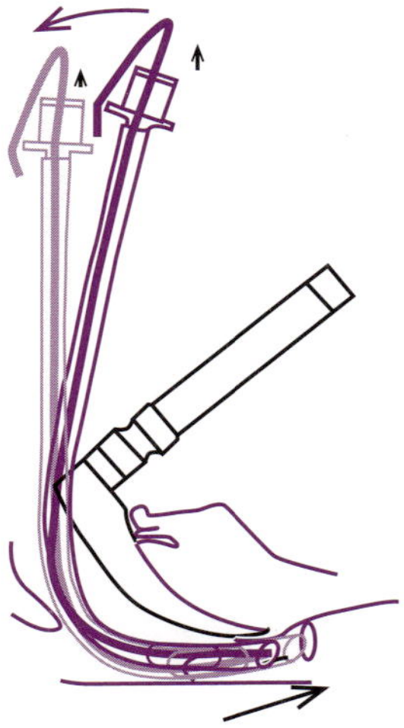

D73

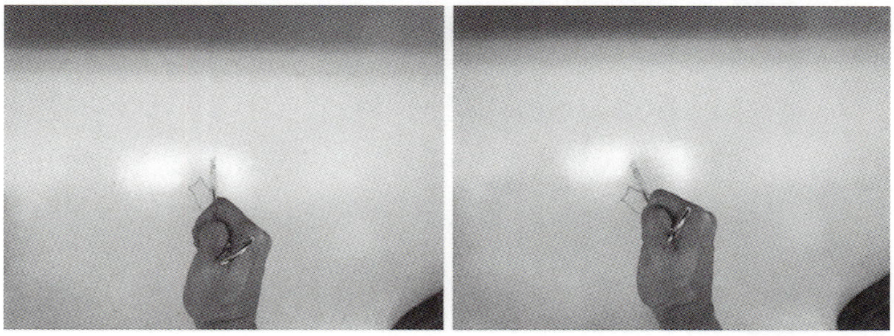

D74

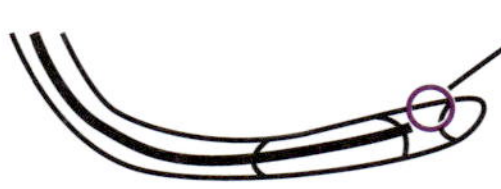

D75

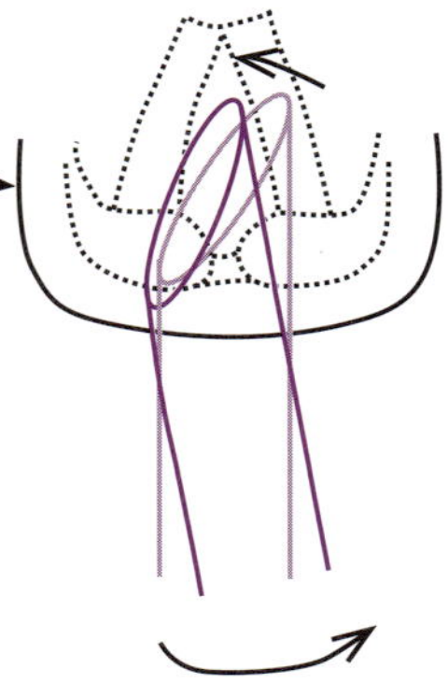

D76

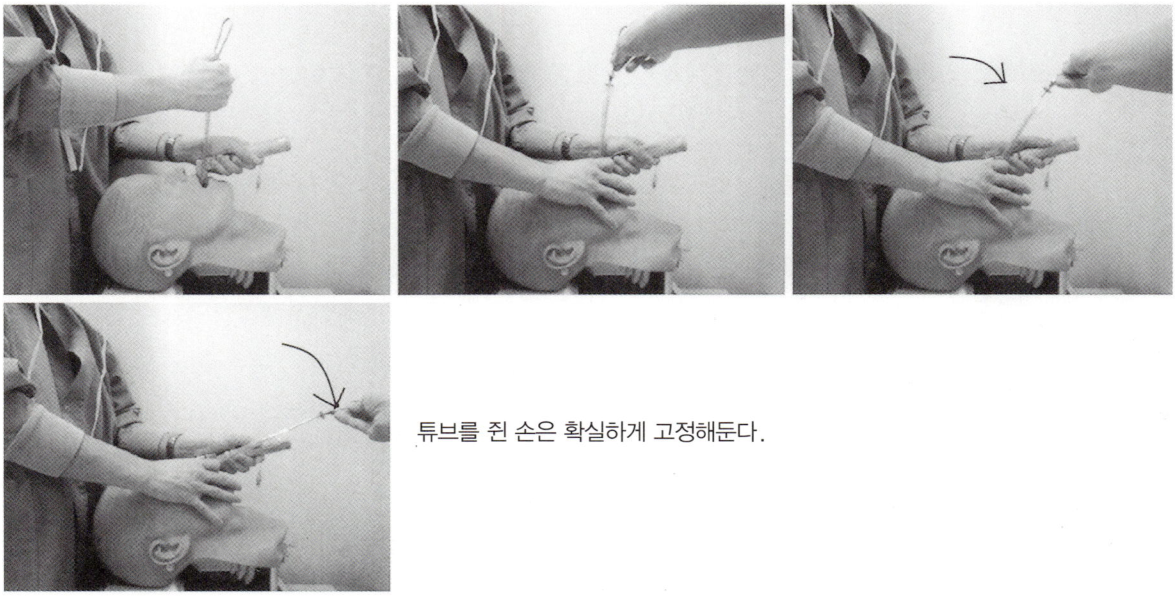

튜브를 쥔 손은 확실하게 고정해둔다.

11 경비삽관

삽관튜브의 만곡이 기관의 장축과 맞지 않아서 먼저 닿는 바람에 전진할 수 없는 경우가 있다 D77. 그림처럼 상벽에 닿아버린 경우에는 머리를 전굴(앞굽힘)시켜서 축을 맞출 수도 있다. 또 상황에 따라서는 후두를 눌러 보거나, 역으로 배굴(뒤굽힘)시키는 것도 방법이다.

12 탄력부지(elastic bougie), 폐쇄튜브(obturator) 등 가이드 하에 삽입하는 경우

이것을 사용하는 증례는 삽관이 어려운 경우로, 부지(bougie) 등의 만곡은 심해진다. 다시 말해 성문의 아래쪽을 부지가 먼저 통과하게 하는 것이다. 이 가이드를 통해 삽관튜브를 전진시킬 때 막혀서 더 이상 전진되지 않는 경우가 있다. 주로 튜브의 우측 끝이 막힌다 D78. 이때는 튜브를 시계 반대 방향으로 돌려 90도 회전시키는 것이 도움이 된다. 그렇게 하면 오른쪽에 있는 끝 부분이 탄력부지(elastic bougie) 상방의 비어 있는 공간의 중앙에 위치하게 된다 D79. **시계 방향으로 회전한 뒤 90도 회전시키면, 튜브의 우측에 있는 끝은 성문의 하단에 위치하는 탄력부지에 의해 아래에 위치하게 되어 막히는 경우가 많다** D80.

또 베개를 빼고, 머리를 후굴하면 부지의 만곡이 약해져 전진시키기에 수월할 수도 있다 D81. 후두경을 빼고서 바이트블록을 물게 하고, 하악을 거상시키면서 머리를 후굴하는 것도 좋은 방법이다.

13 비디오 후두경(airway scope)

(1) 기본

성대를 비디오로 보면서 기관내삽관을 하는 여러 장치가 있으나 여기에서는 Pentax AWS(펜탁스 비디오후두경)과 Airtrag에 대하여 설명한다. 여러 비디오후두경은 구조가 비슷하므로 이 모델로 설명하면 무리가 없을 것이다.

판매처의 해설용 DVD가 있으므로 반드시 시청하길 바란다.

우선 튜브 끝이 intlock 끝과 scope 개구부 사이에 오도록 세팅한다 D82.

D77

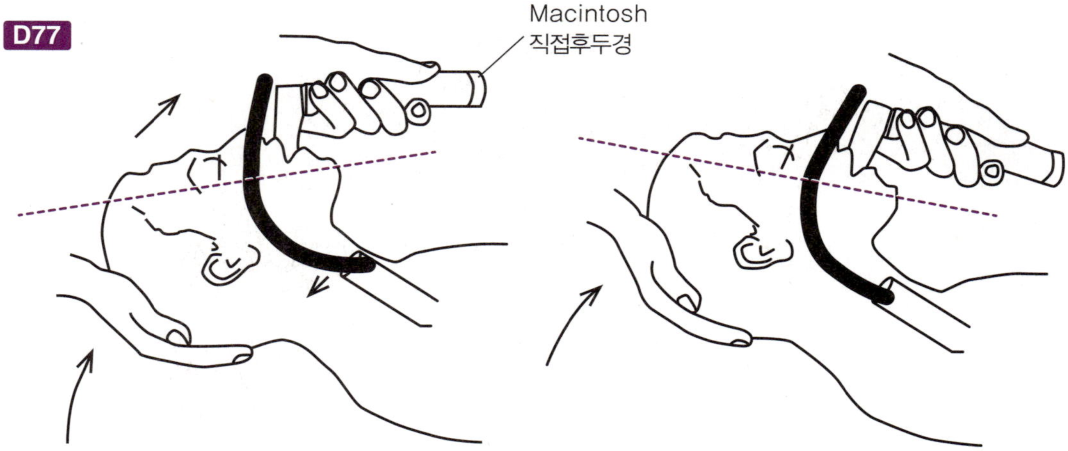

D78

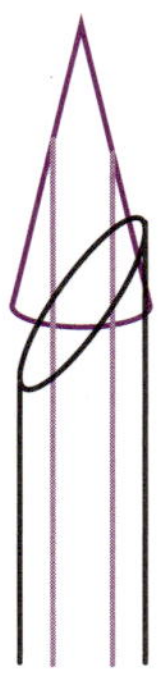

D79

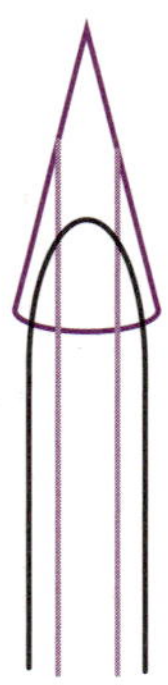

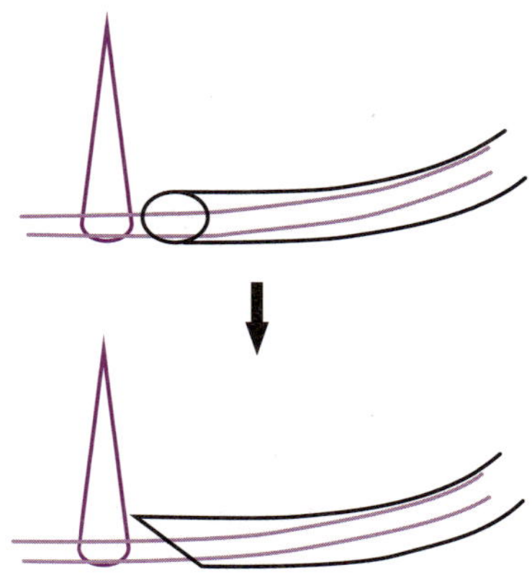

D80

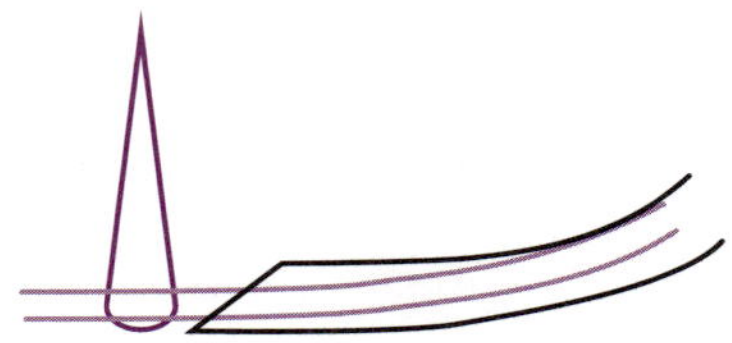

D81

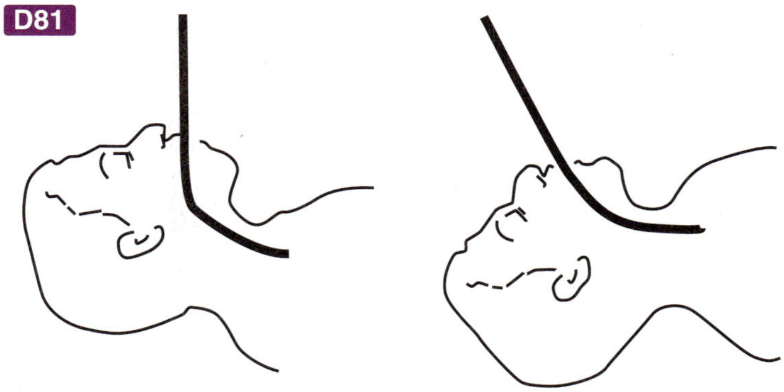

D82

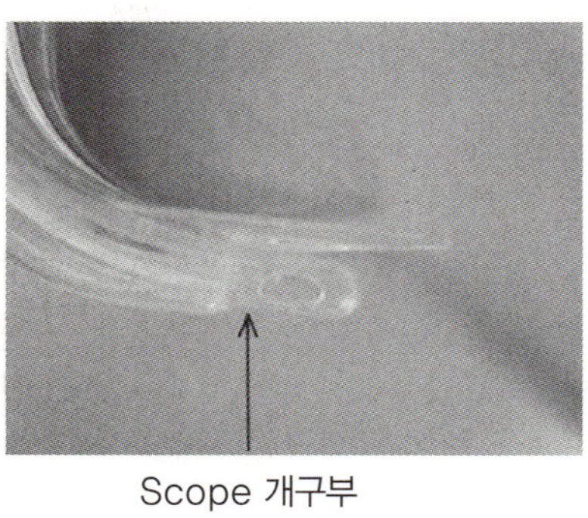

만곡을 고려해 힘을 주지 않고 원을 그리듯이 하여 일단 구강 내로 넣는다 D83. intlock 끝이 인두 후벽과 수평이 된다. 끝이 인두 후벽 위에 얹혀 있다고도 할 수 있다. 그리고서 천장 방향으로 가볍게 잡아당긴다. 본체 장축 방향으로 잡아당긴다 D84. 가끔 좋은 지점에 위치해 있다면 **후두개가 통째로 들린다** D85. 위치가 잡히지 않으면 손앞으로 당겨본다. intlock 끝이 닿지 않아 위치가 잡히지 않는 것이 확실하다면, 인두 후벽에 끝을 맞추면서 안쪽(식도)으로 집어넣는다 D86. 그리고 장축 방향으로 가볍게 당기면서 되돌리면 성대가 나타난다. 영상 상의 십자에 성대를 맞춘 삽관튜브를 전진시킨다.

(2) 다양한 방법

1. 입을 벌리기가 쉽지 않아 삽입하기 어려운 경우는 하악을 천장 측으로 한 번 당기면 개구가 용이하다〈chapter 4 1 (3) 참조〉.
2. 본체가 길기 때문에, 삽입 시 가슴에 막혔을 때는 바늘을 빼고 머리를 후굴한다.
3. 목을 후굴해서는 안 되는 증례에서는 본체를 빼고 튜브를 장착한 intlock만을 구강 내에 삽입한 뒤 본체를 장착한다 D87. 완전히 다 삽입하면 intlock을 쥐기가 어려워 본체를 제대로 맞출 수 없기 때문에, **intlock을 쥘 수 있을 정도로만 삽입**한다.
4. 삽입하고 나서 손앞으로 당기는 것은, 밀어 넣어버린 혀를 앞으로 꺼냄으로써 시야를 넓힌다는 의미도 된다. 그럼에도 위치(orientation)가 잡히지 않아 후두개를 통째로 들어 올릴 수 없을 때는 삽입 시에 왼손 엄지를 구강 내에 넣어 하악을 끌어 올리거나, 삽입 후에 하악각을 들어 올리는 방법도 좋다. 하악 거상은 유효하다.
5. 삽관튜브를 전진시키다 성문의 입구에서 막히면, 칼날(blade)을 좌우로 회전하거나 손앞으로 조금씩 넘어뜨리거나(이빨에 주의) 후두를 피부 위에서 움직여 본다. 머리를 좌우로 회전하거나 베개의 높이를 바꾸는 것으로도 시야는 변한다. 머리 후굴, 전굴에 의해서도 시야가 좋아진다.
6. 삽관튜브 자체를 회전시키는 것도 끝의 위치를 미묘하게 조절하는 데 효과적이다.
7. 끝이 닿지 않은 상태에서 후두개의 직전에 와버렸을 경우에는 후두개곡(vallecula)으로 들어갈 때까지 경부를 전굴시킨다. 그렇게 함으로써 **하악 절치와 후두의 거리가 짧아지기 때문에** D88, **안쪽까지 밀어 넣을 수 있다**. 또는 경부를 움직이고 싶지 않을 때는 하악을 잡아당긴 후에 있는 힘껏 내리 누른다. 그러면 마찬가지로 하악 절치와 후두의 거리가 줄어든다 D89.
8. 성문이 보인다면 일단 구강에서 꺼내 intlock에서 튜브를 뗀 뒤, 튜브에 탐침을

D83

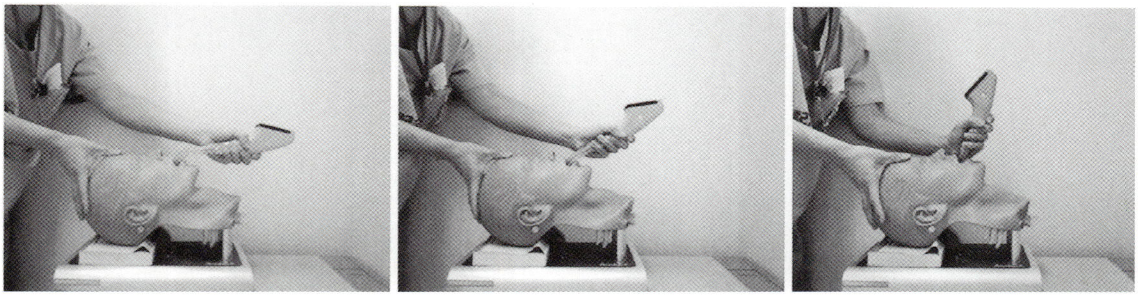

D84

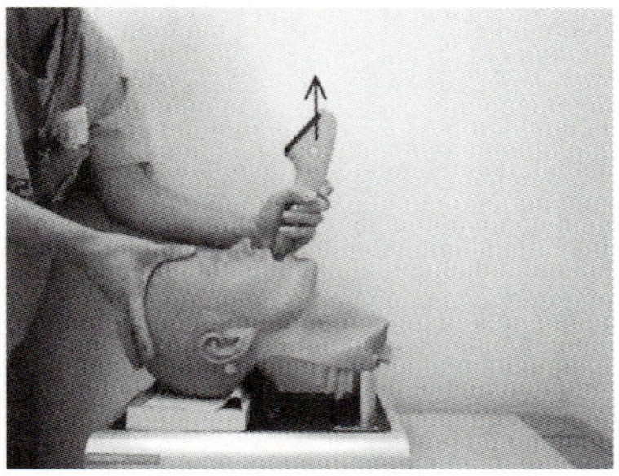

D85

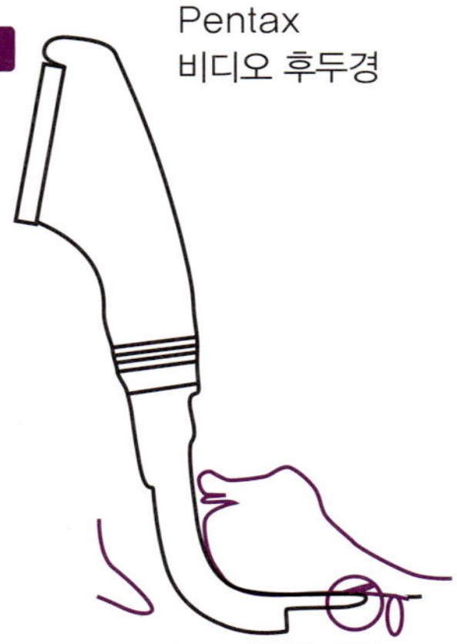

D86

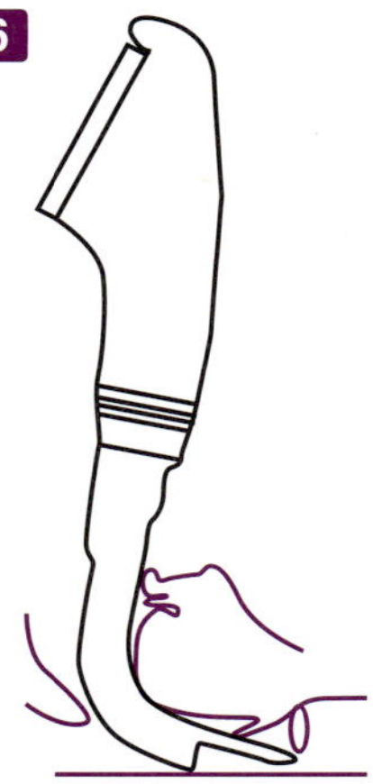

D87

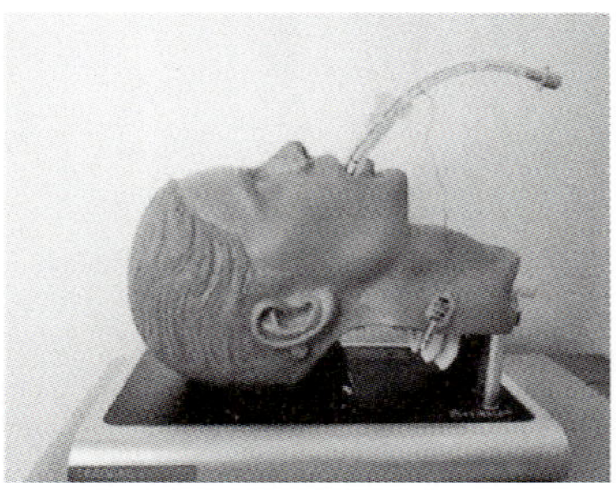

장착한다. 그리고서 일반적인 삽관처럼 air scope로 노출시켜 넣는다.

9 탄력고무부지(gum elastic bougie)를 먼저 성문에 넣고, 그것을 가이드로 넣는 것도 좋다.

10 후두개가 들리지 않고 떨어지는 경우는 혀가 크다거나 하는 이유로 끝의 각도가 생기지 않기 때문이다 D90. 이때는 후두경을 사용할 때처럼 오른손으로 머리를 들어본다. 그러면 머리가 낮을 때보다도 **intlock에 대해 각도가 생기기 때문에** 들어올려진다 D91.

11 경비삽관에서도 유용하다.

(3) 에어트랙(airtrag optical laryngoscope)

Airtrag는 AWS C-MAC®과 같이 비디오로 추두를 볼 수 있도록 하는 기관내삽관 장치로서 이 비디오후두경(airway scope)을 사용함으로서 시야는 좁아지나 사이즈가 다양하고 double lumen용 등 여러가지 타입이 있으므로 유용하게 사용할 수 있다. 또한 블레이드와 카메라가 분리형으로 블레이드를 일회용으로 사용할 수도 있다.

이 비디오후두경을 사용할 때 기본적으로 사용하는 매킨토시 직접후두경과 동일하게 후두개곡에 걸친다.

일반 후두경은 후두개를 통째로 들어 올리지 않으면 튜브 삽입 시에 후두개가 방해가 되는 반면, Airtrag은 튜브가 튀어나오는 각도가 아래쪽이기 때문에 D92 후두개의 아래쪽으로 통과할 수 있다. 단, 튜브가 얇으면 성대의 아래쪽을 지나버릴 수가 있으므로 후두개 통째로 걸치는 것이 좋다.

가장 좋은 것은 후두경과 함께 사용하는 것이나, 성대의 아래쪽으로 가버리는 경우에는 튜브를 시계 반대 방향으로 90도 회전시켜 끝부분을 위쪽으로 올리는 것으로 교정이 가능하다.

D88

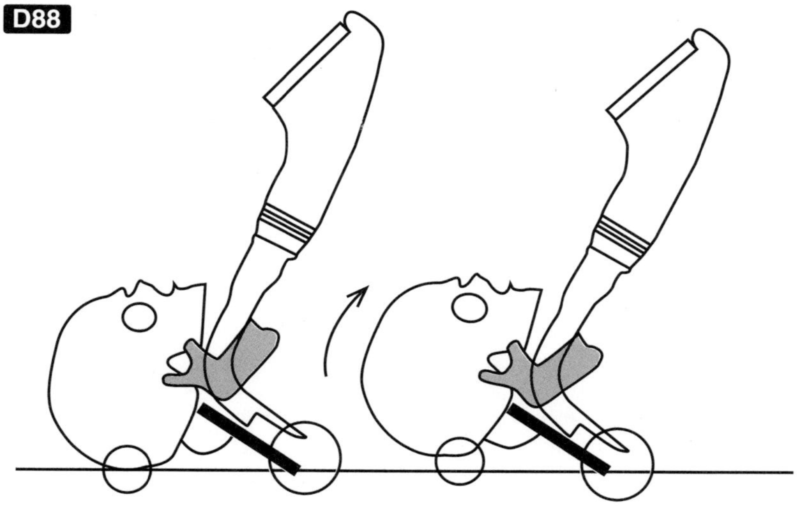

D89

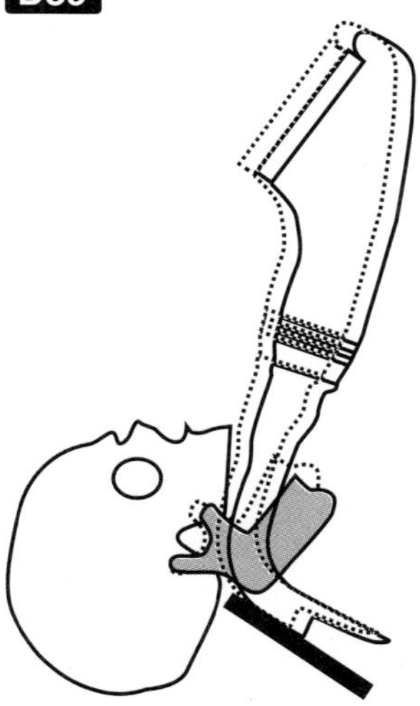

D90

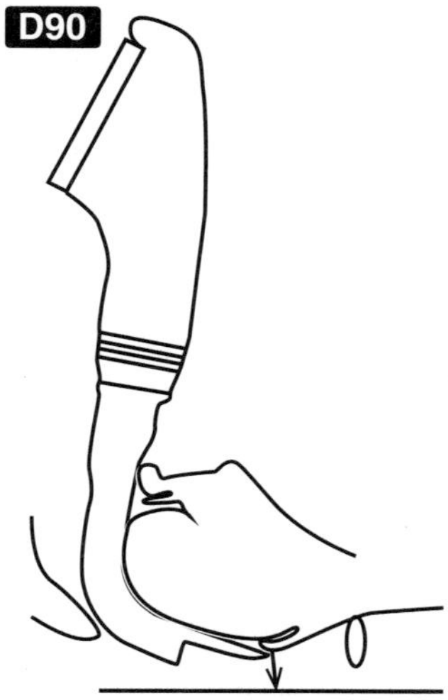

D91

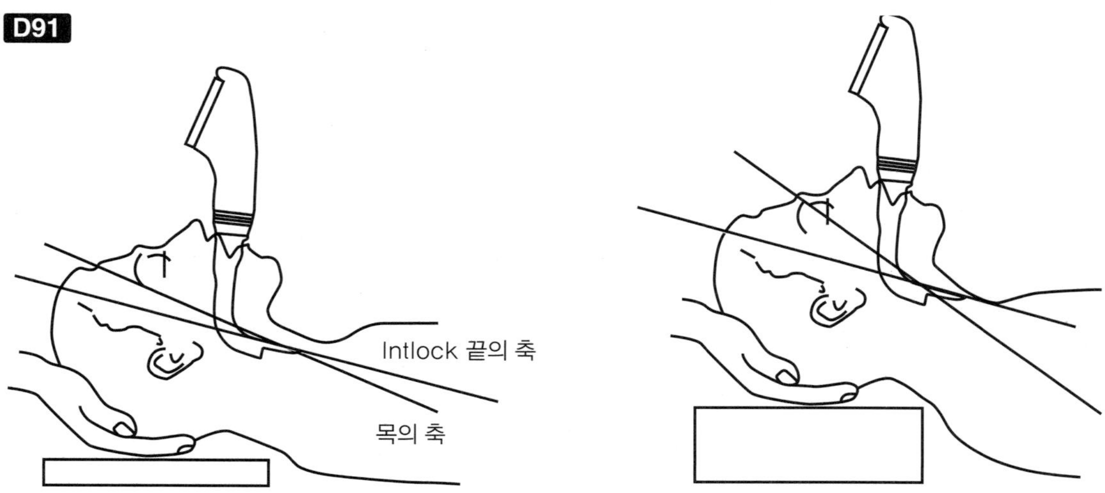

14 바이트블록(bite block)과 삽관튜브의 고정

바이트블록 사용의 목적은 삽관 시에 기관 내 튜브를 물지 않도록 하는 것, 기관 내, 구강 내를 막힘없이 흡인할 수 있도록 하는 것이다.

D93처럼 구각에서부터 구각으로 고정하는 것이 바이트블록을 뱉어 내는 일 없이, 좌우 평형하게 힘이 주어지고 고정성도 가장 좋다고 할 수 있다.

15 기타

중앙부의 치아가 흔들릴 때는 좌측 구각에서부터 후두경을 넣어 후두를 노출하는 것도 좋다. 단, 혀가 밀리지 않아 삽관튜브를 넣기가 어려운 경우가 많다(10 참조). 또는 후두경을 우측 구각에서부터 넣어 후두를 노출하는 방법도 있다. 튜브를 넣을 때에는 구각을 우측으로 당긴다. 7 (7)을 이용한다.

D92

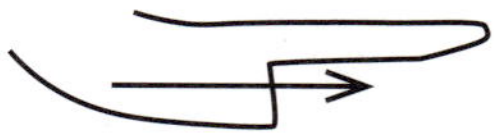
후두경(airway scope)

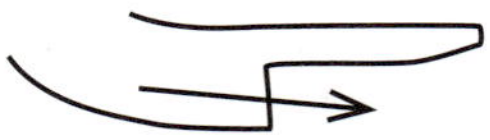
에어트랙(Airtrag)

D93 바이트블록(bite block) 고정 방법

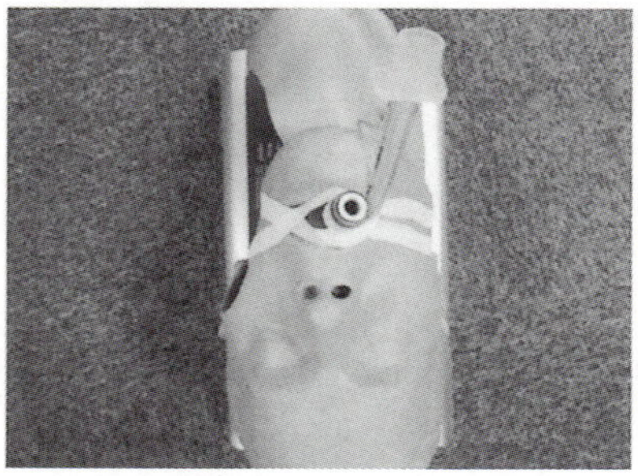

CHAPTER 5

분리폐환기, Double Lumen 기관지내튜브(One Lung Ventilation)

이중관 기관지내튜브(double lumen endobronchial tube)는 흉강내 수술 시 폐를 분리시켜 한쪽 폐만 환기시킬 수 있도록 1949년부터 시도되어 현재는 Carlens tube와 Robertshaw tube를 사용하고 있다.

1 좌측 기관지용 튜브를 넣을 경우

튜브의 우측 개구부까지 성문을 통과했다면, 시계 반대 방향으로 90도 회전시켜(푸른 쪽이 좌측을 향하게) 전진시킨다.

(1) 삽입 도중 막혀 전진되지 않는 경우

double lumen 기관지내튜브는 단단하고 어긋난 형태를 하고 있다. 삽입 도중에 막혀 전진되지 않는 이유는 좌측 기관지용 튜브는 **기관용 lumen의 개구부가 삽입 시에 성대에서 걸리기 때문**이다 E1. 기관과 튜브의 진행 방향이 평행하지 않으면 **좌우 어느 쪽 개구부가 기관 내에서 걸리기 때문이기도 하다** E2. 또한 좌측 개구부가 기관지의 편위 등에 의해 걸리는 경우도 있다 E3. 이때는 아무리 해도 막힌다면 비강용기도유지기와 동일하게 회전 조작을 한다.

한편 삽관이 어려워 탐침(stylet)을 이용해 튜브에 만곡을 주어야만 하는 경우에는 끝은 기관 내로 들어가도 튜브 자체가 구강 내에서 만곡하고 있기 때문에, 힘이 더해지는 방향과 튜브가 진전하는 방향이 달라서 진행하기 어려울 수도 있다 E4. 이 경우는 튜브가 가능한 똑바른 상태가 되도록, 베개를 빼서 머리의 위치를 낮게 하는 것도 효과적이다 E5.

윤활제를 충분하게 바르지 않으면 전진될 것도 되지 않는다. 양방의 개구부에 윤활제를 충분히 바르도록 할 것!

(2) 우측 기관지에 좌측 기관지용 튜브를 삽입한 경우

기관이 대동맥궁에 의해 **우측으로 편위 또는 만곡되거나** E6 좌측 기관지의 각도가 통상보다 큰 경우 등 다양한 원인에 의해 좌측으로 튜브가 들어가기 어려운 case가 의외로 많다 E7. 사진으로 확인한 결과 우측으로 들어갈 것처럼 보인다면 아래와 같이 조작한다. 편위의 정도가 가볍다면 얼굴을 우측으로 돌리고, 가능한 우측 구각으로 치우치게 해서 전진시키면 좌측 주기관지로 전진할 확률이 높아

E1

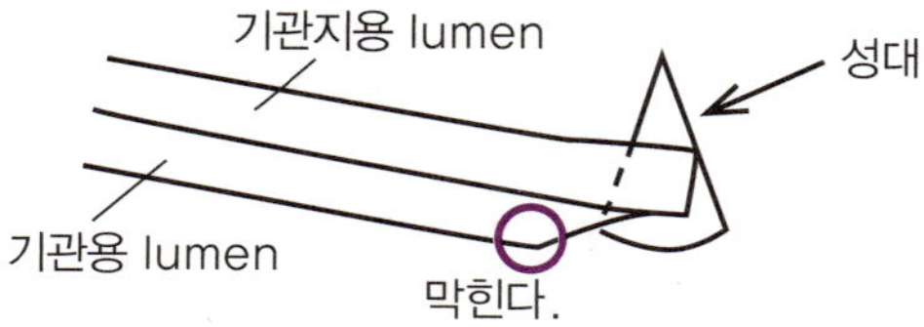

E2

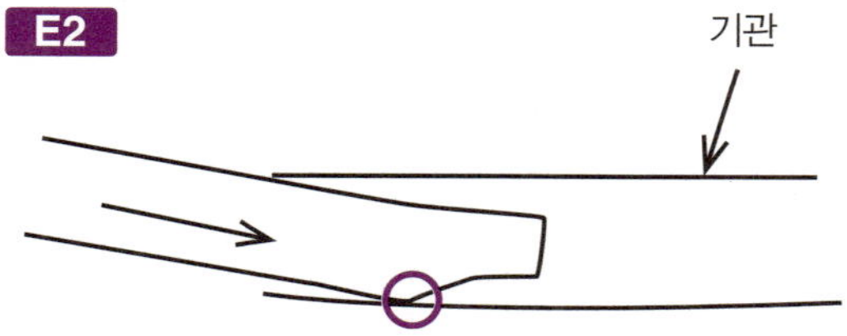

E3

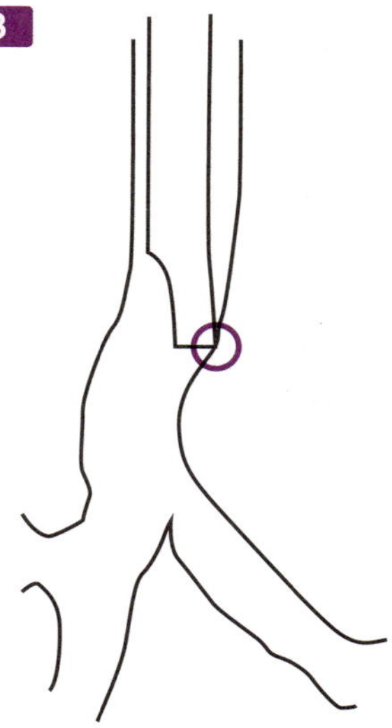

E4

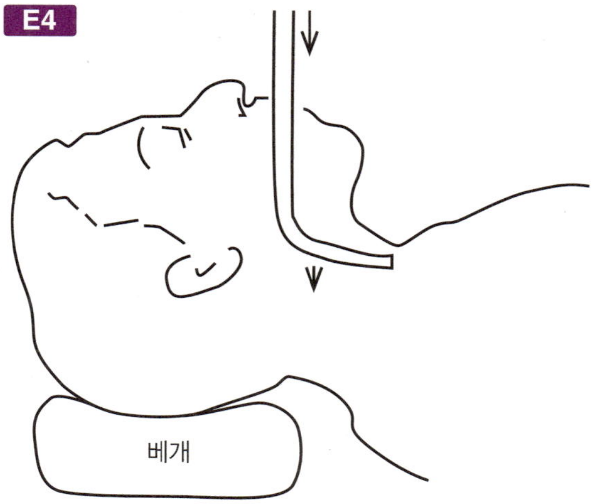

E5

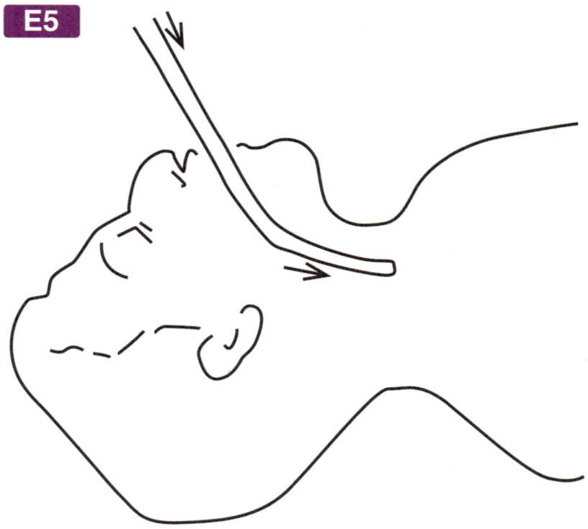

E6

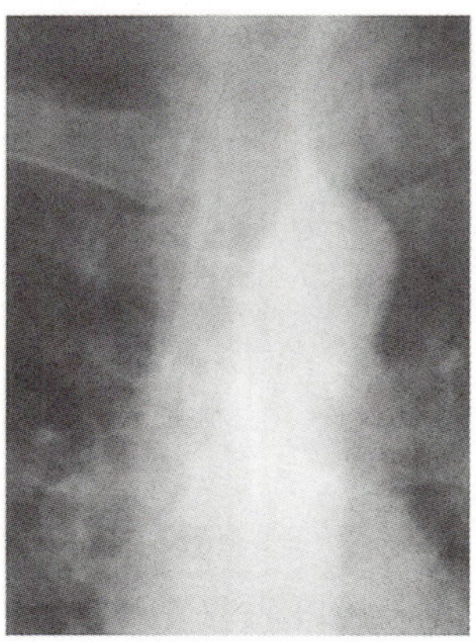

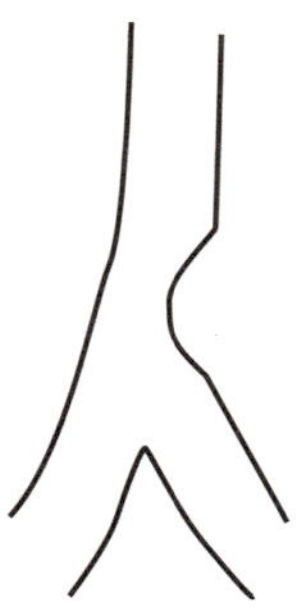

튜브는 우측 기관지로
전진하기 쉽다.

진다 **E8**. 튜브가 들어간 상태에서 얼굴을 우측으로 돌리면 튜브의 끝은 천장 측을 향하기 때문에, 튜브 끝이 좌측으로 치우치게 된다. 튜브 끝이 기관벽의 좌측을 따라가는 것이 된다. 가장 확실한 방법은 굴곡기관지경(bronchofiberscope)에 의한 유도인데, 여기에 상기의 방법을 더하면 보다 원활하게 시행할 수 있다. 편위가 너무 심해 아무리 해도 좌측으로 들어가지 않는 경우에는 우측 기관지용 튜브나 univent tube, bronchial blocker 등을 사용한다. 흉부 X선 사진을 보면서 시행하면 판단하는 데 도움이 된다.

튜브의 두께는 환자의 체격과 기관의 두께는 물론 좌측 주기관지의 두께도 고려를 하면서 선택한다.

(3) 삽관 중에는 어느 정도까지 진전시키면 좋은가?

일정 깊이까지 넣었다면 천천히 전진시키면서 저항의 변화를 느껴본다. 기관에서 좁은 좌측 기관지 내로 들어가면 튜브 끝이 닿기 때문에, 전진시키는 저항이 미세하게 강해진다. 이 저항을 느낀 지점에서 1cm 정도 더 전진하는 것이 딱 좋다. 튜브와 기관지의 상대적 두께에 의해 발생하기 때문에 감각은 절대적인 것이라고 할 수 없지만, 저항의 변화는 하나의 정보가 되는 것은 확실하다. 사진으로 미리 좌측 주기관지와 튜브 끝의 두께의 관계를 파악하면 보다 정확한 결과를 얻을 수 있다.

(4) 올바르게 삽입되었는가를 확인

굴곡기관지경으로 확인하기 전에 반드시 해야 하는 것이 호흡음에 의한 확인이다. 기관지경으로 어차피 확인한다고 생각해 소홀히 해서는 안 된다. **시간낭비하지 않고 빠르게 진행하는 방법**은 아래와 같다.

1 백색 cuff, 청색 cuff에 공기를 넣는다.

2 double lumen 튜브가 기관지 내로 들어갔는지를 확인하기 위해 양쪽 폐를 청진한다.

3 ①**2**에서 양쪽 폐가 들린다면, 환기하면서 우측 폐의 호흡음으로 듣고 우측을 클램프(clamp)를 부착한다. 호흡음이 들리지 않아야 한다. 클램프를 떼고 다시 호흡음이 들리는가를 확인한다. 좌측 폐에서 동일하게 시행한다.

E7

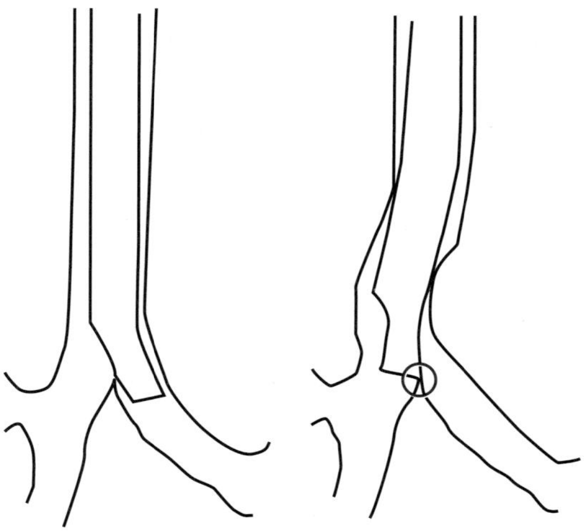

a 정상　　　　b 기관에 편위가 있는 경우

E8

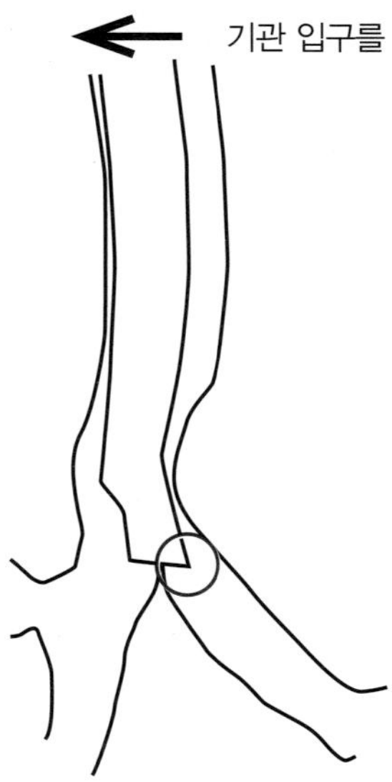

튜브는 왼쪽으로 치우치기 때문에
좌측 기관지로 진입하기 쉬워진다.

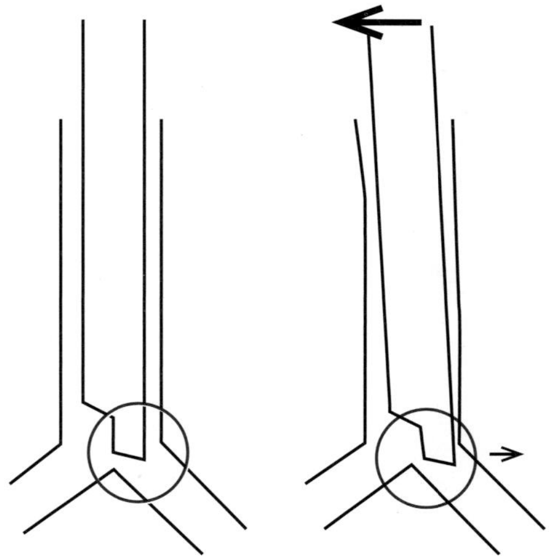

일반적인 그림

3 ②**2**에서 좌우 중 한쪽 폐의 호흡음만으로 양쪽 폐가 확실하게 들리지 않는다면, 적어도 기관 내에는 들어 있으나 좋은 위치가 아니라는 것을 의미한다. 우측의 기관용 lumen에서 굴곡기관지경(bronchofiberscope)으로 관찰하고, 위치가 잡히지 않는다면 튜브를 20cm 정도까지 빼내고 좌측의 기관지용 lumen을 통해 굴곡기관지경로 관찰한다. 그리고 **기관지경를 먼저 좌측 주기관지로 전진시키고, 그것을 가이드로 전진시키는 것이 주로 시행된다** **E9**. 그러나 기관지경을 가이드로 하면 **기관지경의 손상**을 유발할 수 있다 **E10**. 기관지경이 가늘다면 그 가능성은 더욱 높아진다. 그러나 이는 아래의 방법으로 대처할 수도 있기 때문에 일단 해보기를 바란다. 기관지경은 우측 기관지용 lumen을 통하여 튀어나오지 않게 한다 **E11**. **출구 끝부분과 기관 분기부가 보이는 상태**이다. 그리고 전술한 (2)얼굴을 오른쪽으로 젖히는 등의 조작을 시행하고, 기관지경으로 관찰하면서, 기관지경과 튜브를 함께 전진시켜 간다. 섬유로 관찰하기 전에 전술한 (2)(3)을 시행하고 있지 않다면, 일단 20cm까지 빼내고서 다시 넣어볼 수도 있다. 튜브가 어느 곳에 위치해 있을 때 좌우의 호흡음이 어떤 식으로 들리는가를 각자 그림으로 그려보는 것도 좋다. 그러나 임상 현장에서는 뭔가 이상하다 싶으면 보통 그 즉시 기관지경으로 확인한다. 이때는 튜브를 고정한 후 전술한 **3**①의 호흡음을 반드시 확인한다.

4 좌측 기관지용 lumen으로 관찰하고, 개구부가 기관지벽의 편위 등에 의해 막히지는 않았는지도 확인한다.

(5) 초보자가 기관지경을 보고 가장 범하기 쉬운 실수

기관용 lumen으로 관찰하고 분기로, 청색 cuff가 약간 보이는 것을 확인하는 것까지는 누구라도 할 것이다 **E12**. 덧붙여 우측의 상엽지까지 확인해야 한다. 우측의 상엽지는 **분지 후 얕은 지점에 세 개의 작은 구멍**으로 나눠는 경우가 많은데, 개인차에 의해 다소 다른 경우도 있으므로 주의한다. 통상 그런 것처럼 좌측 주기관지 튜브가 들어가 있다면, **깊은 두 개의 구멍(중하엽지)**과 오른손으로 나뉘어가는 **얕은 3개의 구멍(상엽지)**이 보인다 **E13**. 초보자는 우측의 중하엽지에 튜브가 들어 있어도 기관지경으로 분간해낼 수가 없다. 만약 **우측의 중하엽지에 튜브가 들어 있다면, 기관용 lumen에서 기관지경으로 관찰하면 갑자기 얕아지는 지점에 세 개의 구멍이 보일 것**이다 **E14**. 평상시에 확인해두면, 예를 들어 우측 하엽 분지 후의 우측 상엽 분지 등 위치를 정하기 어려운 경우에도 유용하다. 후술하겠지만 **우측 기관지용 튜브를 넣을 때에도 도움이 된다**. 또 기관지경으로 보고 기관용 lumen 개구부의 앞이 벽이 되어 있어, 위치를 잡을 수 없는 경우를 표시해둔다 **E15**.

E9

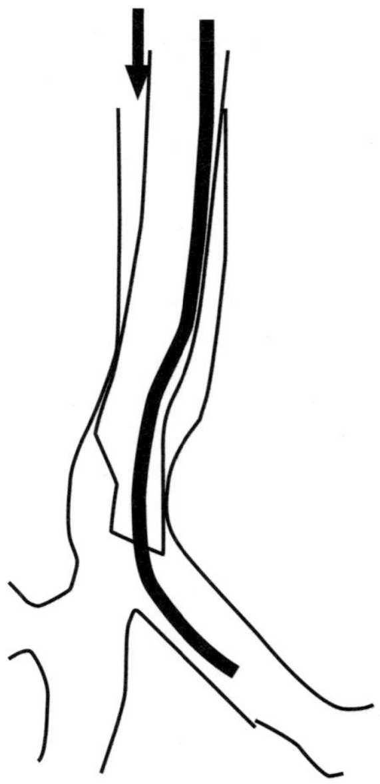

E10

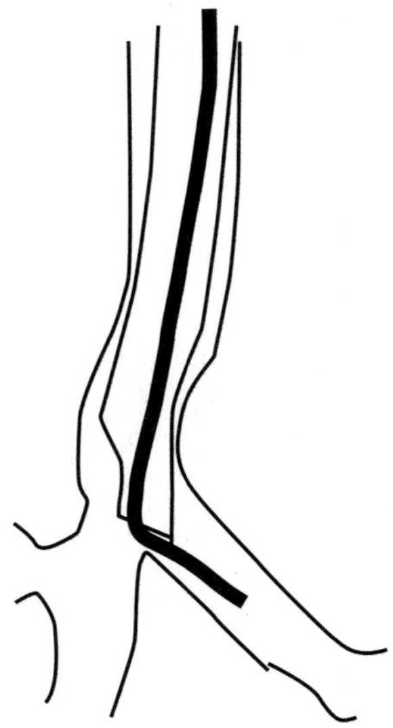

E11

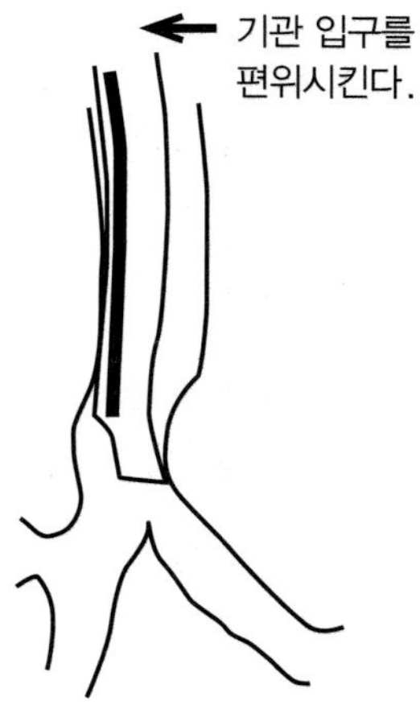

E12

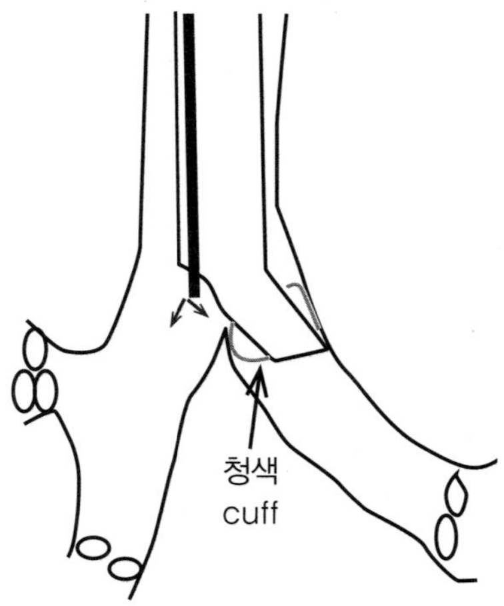

여기까지 관찰하는 것은 누구라도 가능하다.

E13

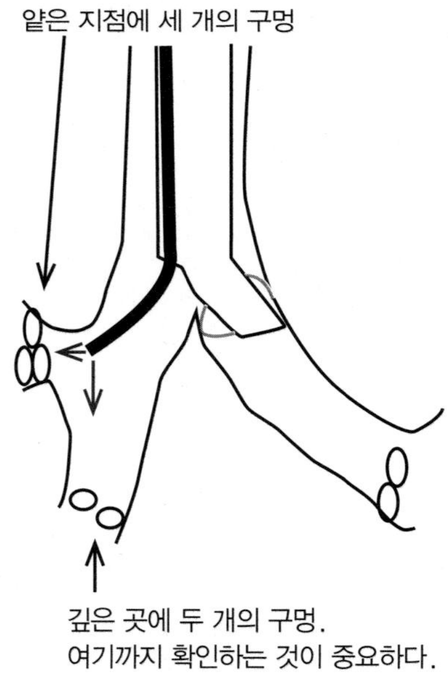

(6) 측와위로 해서 튜브의 위치가 밀리는 이유

기관내삽관 시와 시술 후에 머리 부분의 위치가 다르기 때문이다. 측와위로 한 후에 일부러 튜브를 넣었다 빼거나 고정을 다시 하지 않아도, 머리를 약간 배굴시키는 등 머리의 위치를 조절하는 것만으로도 좋은 위치를 잡을 수 있다. 그 전에 **머리와 배중의 축이 곧게 되도록 베개의 높이를 조절하는 것**은 당연한 일이다.

2 우측 기관지용 튜브

먼저 **기관용 lumen(좌측)**에서 굴곡기관지경(bronchofiberscope)으로 관찰해서 **기관 분기부, 좌방으로 깊은 지점에 두 개의 구멍**이 있다는 것을 확인하고 E16 ① 이어서 기관지용 lumen(우측)을 관찰하고, **튜브 끝공의 안쪽에 두 개의 구멍** E16 ②, **측공에서 우측 상엽지의 얕은 세 개의 구멍** ③을 확인한다. 좌측에 비교해 약간 옆으로 밀려 있어, 우측 상엽이 청색 cuff에 의해 막혀 환기불능이 되기 때문에 미세 조정이 필요하다. 기관지경으로 상엽지를 확인하는 것도 어느 정도 익숙함을 요하는 작업이다.

전술한 것처럼 평상시부터 **우측의 상엽지가 어디에 어떤 식으로 있는가를 확인해두면 기관지경으로 찾기 쉽다. 튜브의 미세 조정도 전술한 1 (6)을 알고 있다면 간단하게 시행**할 수 있다.

3 기타

수술이 끝났을 경우 흉강 drain bag이 연결되어 있지 않으면 자발호흡을 하지 않을 수 있으므로 주의한다. 폐가 부풀지 않을 수 있다.

E14

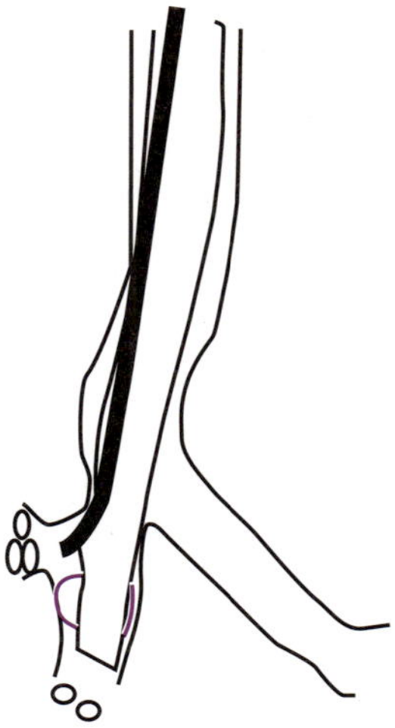

E15

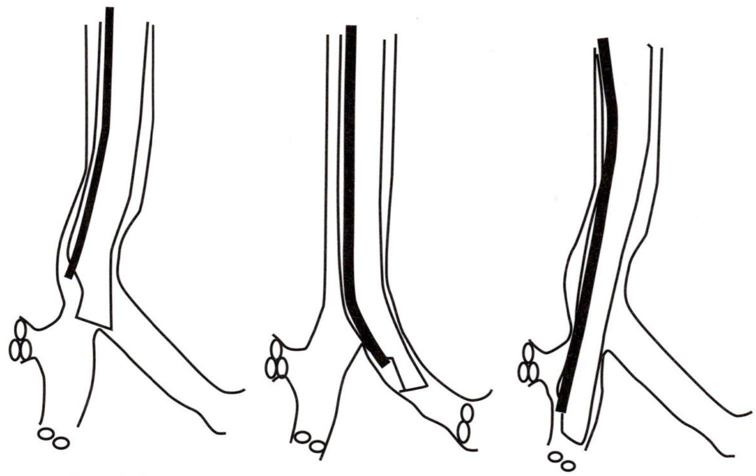

너무 얕다. 너무 깊다. 오른쪽으로 깊이 들어가 있다.

E16

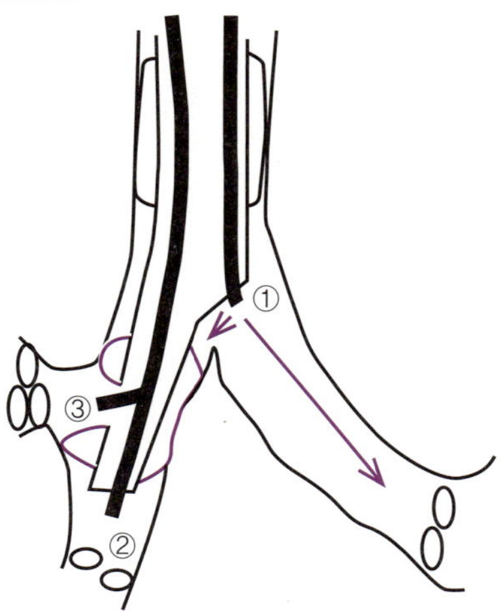

CHAPTER 6

후두 마스크 (Laryngeal Mask Airway, LMA)

1 고전타입(classic type) 삽입

어떻게 하든 들어가기는 쉽지만, 깔끔하고 부드럽게 넣는 것을 목표로 한다.

(1) 개발자의 방법

LMA는 1987년 영국의사 Brain에 의하여 개발되었다.

LMA의 삽입은 다양한 방법이 있는데, 우선 후두 마스크 개발자가 추천하는 방법을 설명하겠다. **이 방법은 환자의 체격이 좋을 때에 하기 쉽다. 일본에서는 마른 사람이 많고**, 특히 고령자나 마른 여성 등 연구개가 두텁지 않은 사람에게는 **이 방법을 시행하기 어렵다**. 그에 대처하는 방법은 추후에 다시 설명하겠다. 환자에 따라 방법을 나눠 사용하면 편하다.

오른손으로 후두 마스크를 삽입하는 것을 전제로 한다.

1 cuff 부분으로 손가락으로 평평하게 한다 F1. 후두 마스크를 평평하게 하면 후두개의 하방으로 밀어 넣기가 수월하다. 아무 것도 하지 않고 공기를 빼면 끝부분으로 두께가 나오기 때문에 후두개, 혀 전체로 밀어 넣어 장착(fitting)이 어려워질 수 있다 F2. 후술하겠지만 인두 후벽에 닿으면 주로 막힌다. cuff를 조금 부풀린 채로 삽입해도 미끄럼 상태가 좋지 않을 때는 역시 혀 전체를 밀어 넣을 가능성이 높아진다.

2 윤활제를 종이 위에 떨어뜨리고 후두 마스크의 끝부분을 종이 위에서 골고루 묻힌다 F3. 사용 직전에 다시 종이의 위에서 해본다.

여기서 주의할 점은 후두 마스크에 윤활제를 직접 떨어뜨리면 젤리는 바로 흘러가, 삽입 시에 끝부분에 충분히 묻어 있지 않을 수 있다. 후두 마스크가 들어가지 않는 원인의 대부분은 끝부분의 리도카인 젤리의 부족 때문이다.

F1

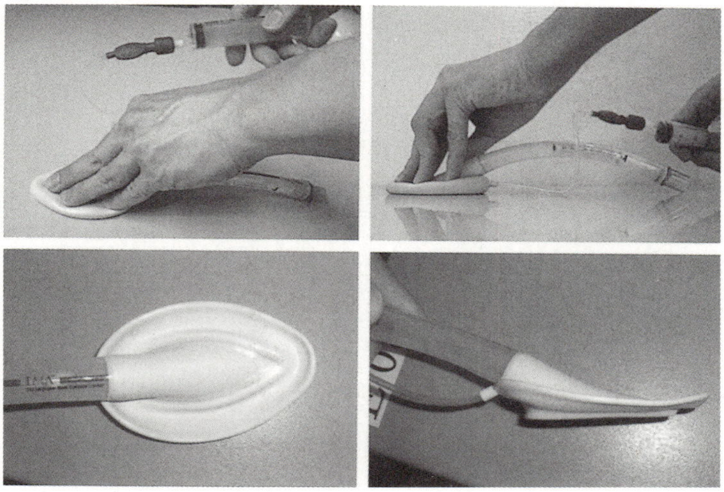

F2

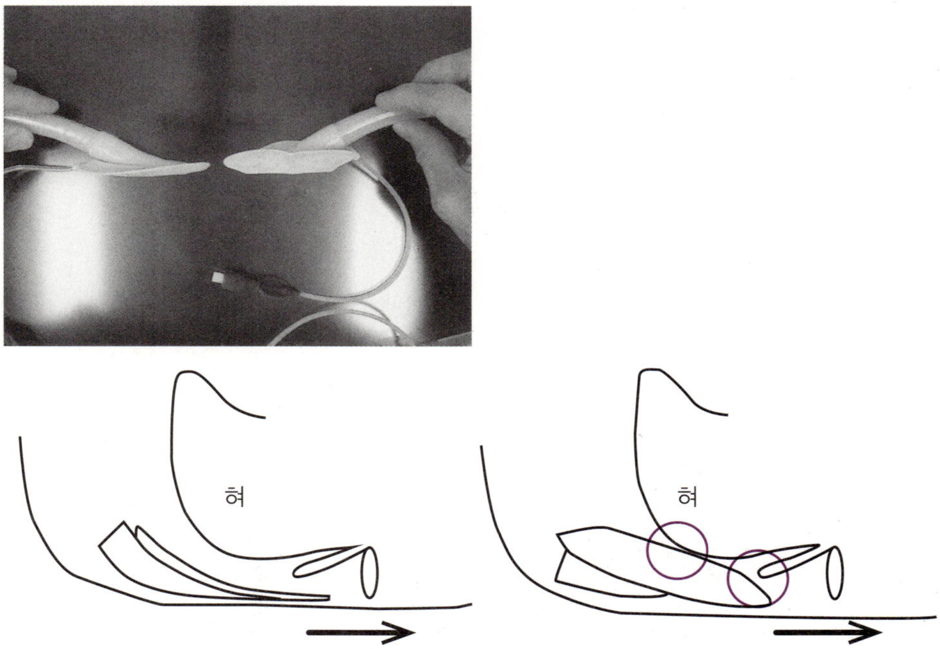

끝부분이 얇으면 미끄러뜨리기 쉽다.

끝부분이 두꺼우면 혀, 후두개 통째로 밀어 넣을 가능성이 높아진다.

F3

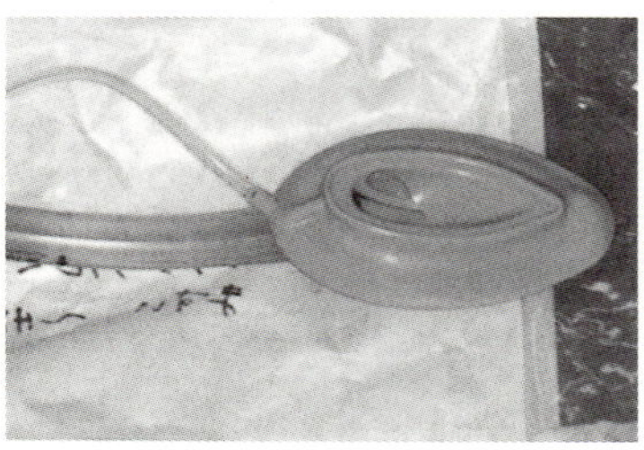

3 sniffing position(고개는 젖히고 턱은 들어주는 자세)을 취하고 입을 충분히 벌린다.

4 왼손으로 sniffing position을 유지한 채, 오른손으로 F4처럼 쥐고 끝부분을 상악 전치의 뒤에 붙여, 연구개 입구 접선 방향 F5 a①을 향해 전진시킨다. 그러면 끝부분은 경구개, 연구개, 인두 후벽의 만곡을 따라 자연스럽게 원을 그리면서 전진한다 F5 b, c, d. 손가락의 방향은 천천히 자연스럽게 바뀐다. 혀에 의해 막히는 일 없이 구강 내의 가장 넓은 부분을 통과해간다. **처음부터 끝부분을 성대 방향으로 전진시키려고 해서는 안 된다.**

경구개에 가볍게 붙이면서 F5 b, c, d②로 전진시키는데, 이때의 오른쪽 검지의 이미지를 만들기 위해 아래와 같이 시행한다. 동전을 벽에 붙이고 위에서부터 누른 채로 미끄러뜨린다 F6. 이어서 매직이나 볼펜을 똑같이. 다음으로는 후두 마스크를. 한 번 해보면 잊어버리지 않을 것이다. 이처럼 눌러가면서 전진시키는 것은 끝부분이 손앞으로 구부러지지 않도록 하기 위함이다. 연구개에서 인두 후벽으로 이행할 때 끝부분이 손앞으로 구부러지면 전진하기 어려워지기 때문이다. 시범 삼아 책상 위에서 끝부분을 구부려 휘어지게 해보면 잘 알 수 있다 F7.

5 오른손 제1지가 막혀 들어가지 않는다면, 손가락으로 후두 마스크의 자루를 경구개에 물린 상태로 해서 왼손으로 자루의 끝을 쥐고, 역시 경구개 입구의 접선 방향 F5 a①으로 밀어 넣는다. 그러면 경구개, 연구개, 인두 후벽과 연결되어 만곡을 따라서 자루가 휘어진다. 이어서 끝부분은 식도를 향해 전진한다 F8. 삽관할 때처럼 **자루를 성대 측으로 누르고 싶겠지만 그렇게 해서는 안 된다**. 누르는 방향은 어디까지나 **경구개 입구의 접선 방향이다**. 이것도 역시 책상 위에서 예행연습을 하고 이미지를 파악해두면 좋다. 후두 마스크는 봉지에 들어있는 것이 좋다. 끝부분을 책상에 붙이고, 자루를 쥐고 거의 수직으로 책상을 향해 힘을 주어 휘게 하면, 끝부분이 책상과 평행이 되는 지점 F9에서 책상 위로부터 급격하게 미끄러져 나오는 것을 알 수 있다. 책상은 인두 후벽이라고 생각하면 좋다. 이 역시 1, 2회 정도 해보면 잊어버리지 않을 것이다. 오른손의 검지는, 왼손으로 자루를 휘게 하고 집어넣을 때까지 힘을 빼서는 안 된다. 연구개 인두 후벽에서 cuff

F4

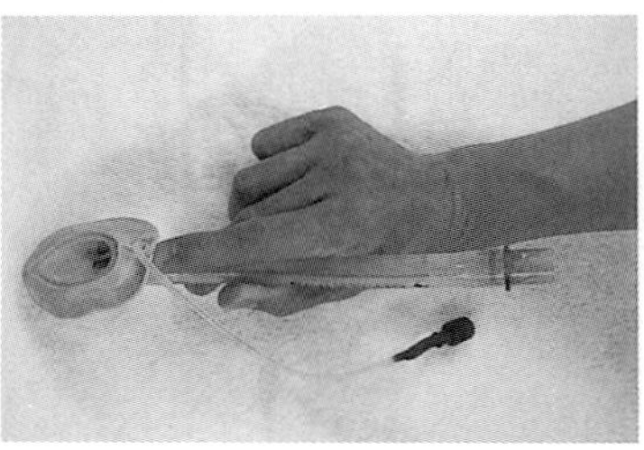

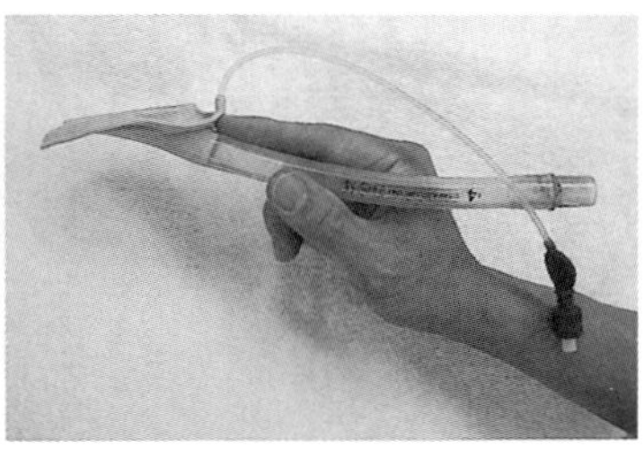

F5

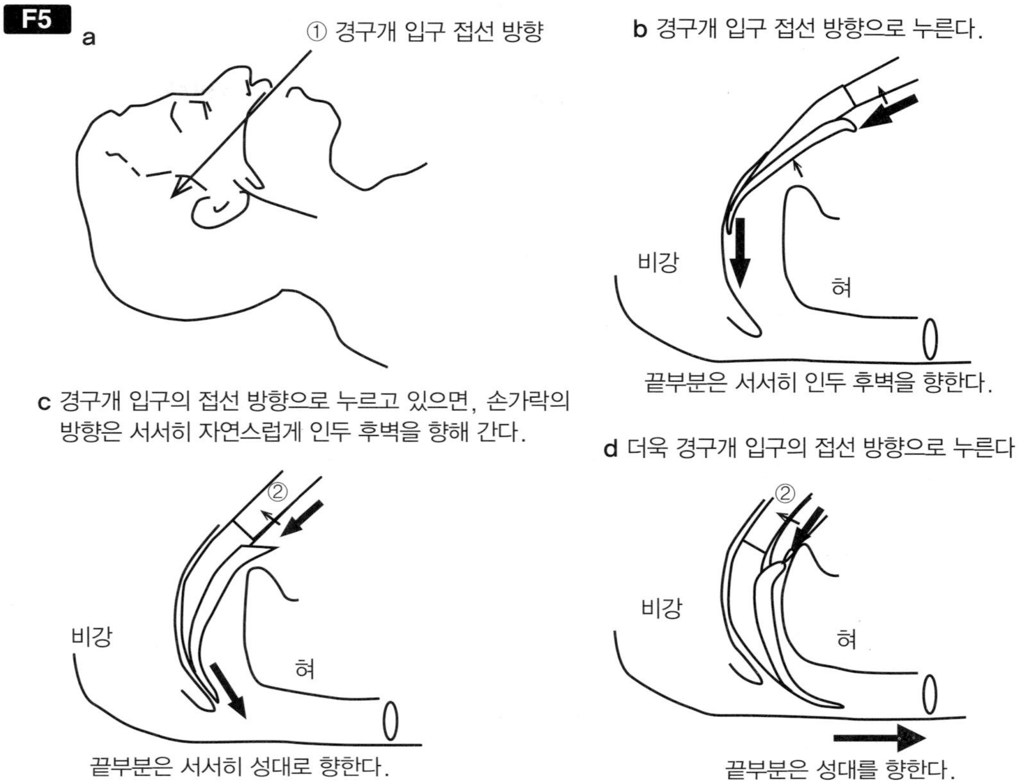

F6

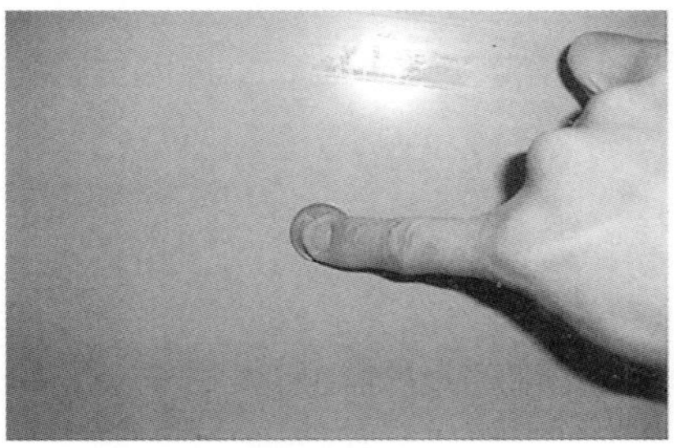

F7

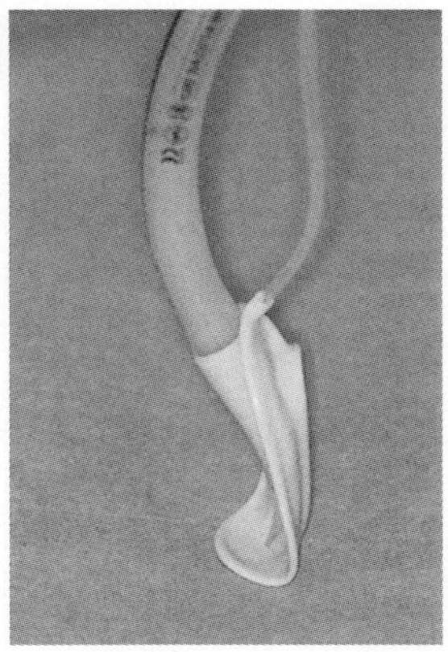

F8

휘게 한 경구개 입구의 접선 방향으로 누른다.

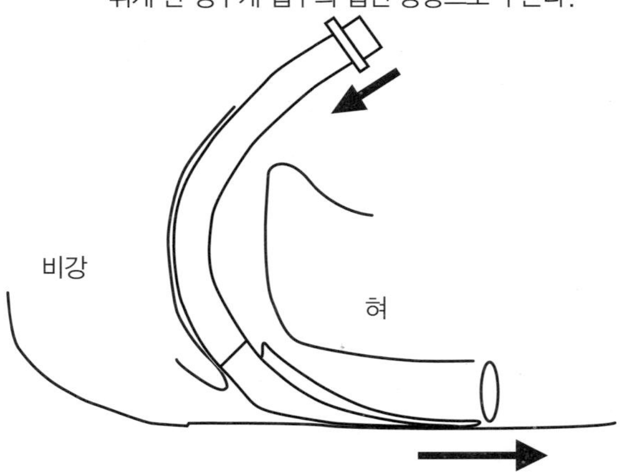

끝부분은 성대를 향한다.

F9

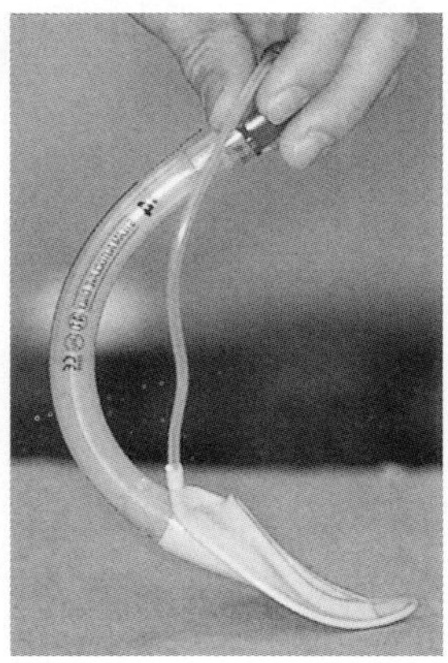

부분이나 자루가 뜨면 제대로 휘게 할 수 없어, 원을 그리며 진행 방향으로 전진해야 할 힘이 빠져버린다. **입을 벌리지 않은 경우는 우선 후두 마스크를 끝부분이 젖혀지지 않도록 주의하면서 넣는다. 그 후에 겨드랑이부터 손가락을 넣어 누른다** **F10**. 입을 벌리기 어렵고, 왼손 검지가 들어가지 않더라도 왼손으로 자루를 쥐고 경구개의 접선 방향을 향해 누르면 들어간다.

6 cuff는 **손을 뗀 상태**에서 #3이라면 15ml, #4라면 20ml, #5라면 30ml 정도 넣는다.

7 후두 마스크의 고정은 윗입술이 아니라 구각에서 구각으로 고정한다 **F11**.

삽입 중에 막힐 경우

경구개에서 연구개, 인두 후벽에 걸쳐 전진시키는 것인데, 전술한 것처럼 고령자나 여성 등 연구개가 두툼하지 않은 사람은 연구개에서 인두 후벽으로의 진입 각도가 **직각에 가까울 수 있다** **F12**).

이 경우 **F5**의 c에서 d로의 이행이 불가능하다. **자연스럽게 끝부분이 성문 측으로 향하지 않게 된다** **F7**. 이때의 대책은 다음 중 하나이다. 그러나 실제로 환자를 보기 시작하면서 부터는 후술하는 reverse법을 시행하는 것이 더욱 효과적이다.

F10

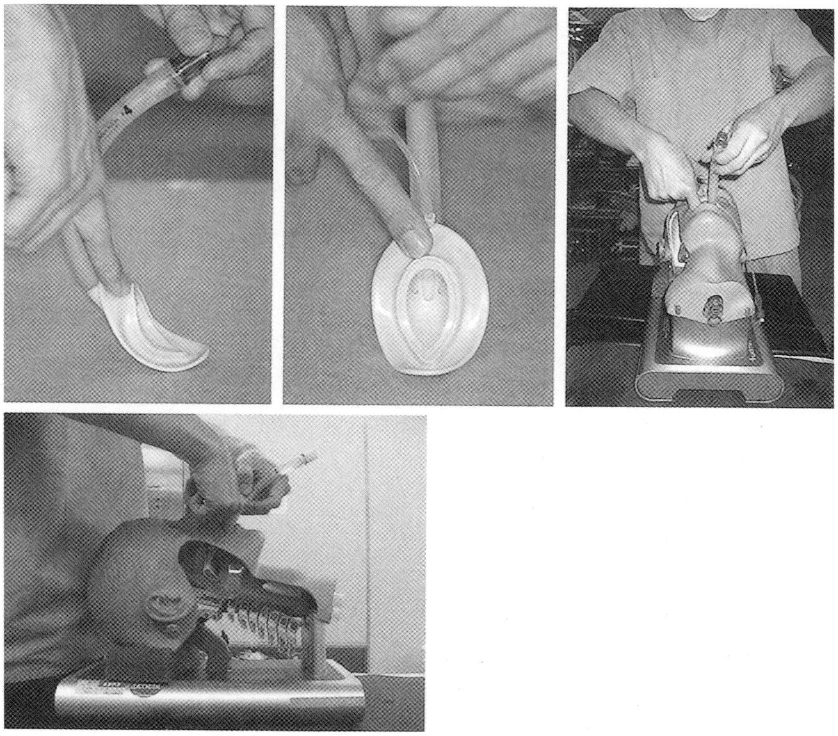

F11

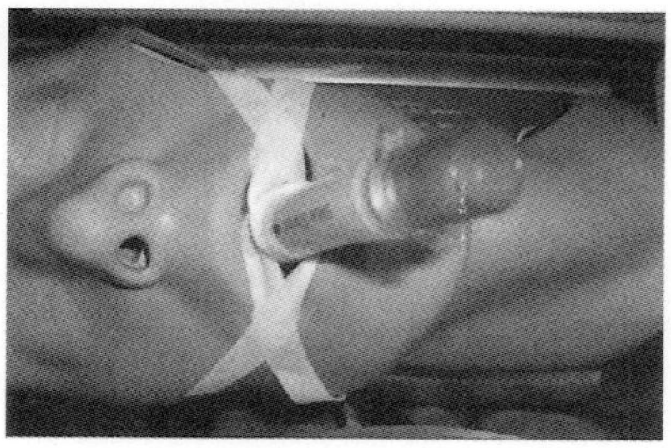

F12

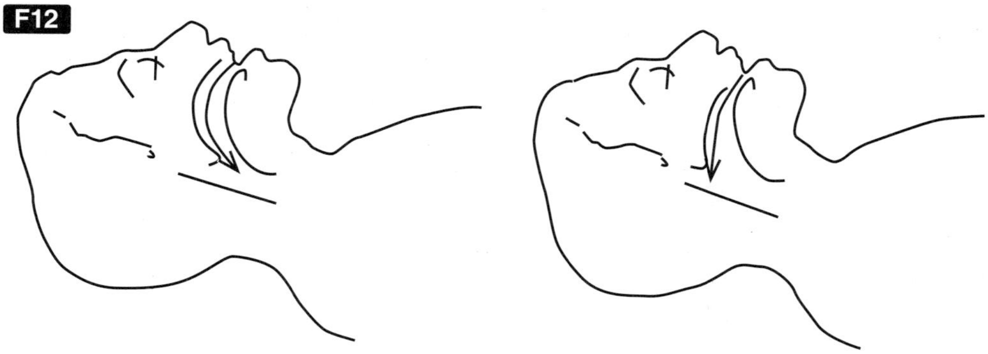

F13

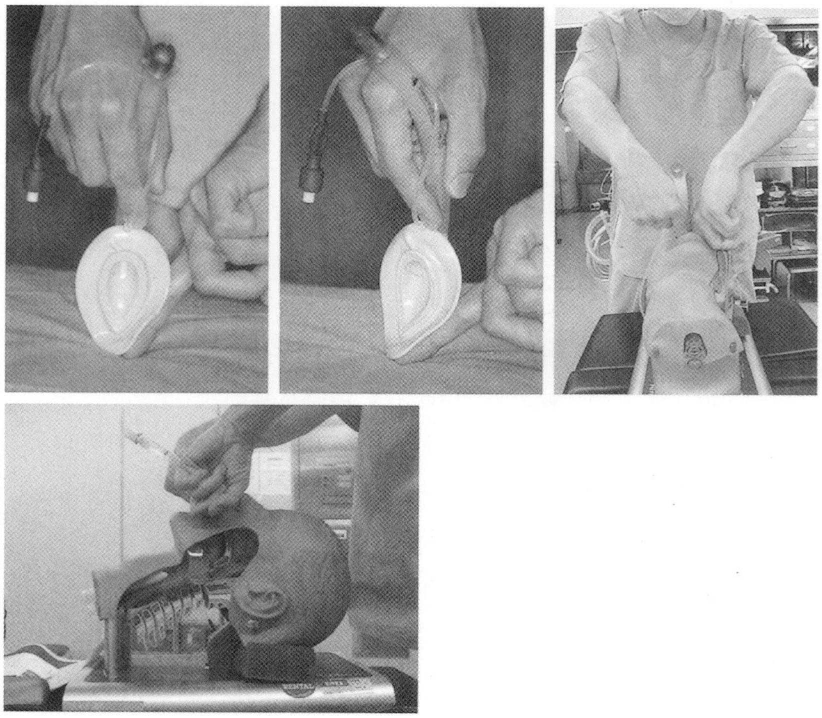

1 인두 후벽으로의 이행에서 막혔다면 **왼손 검지로 후두 마스크의 끝부분을 성문 쪽으로 굽힌다** **F13**.

2 구강 내부가 넓다면 후두 마스크의 진입 각도를 처음부터 성문 방향을 향해 전진시키고, 누른 이후에는 평상시대로 한다.

3 **혀가 안으로 밀려들어가 버렸을 경우**는 왼손 검지를 이용하여, 후두경으로 노출할 생각으로 **설근부를 들어 올리거나 하악을 거상하는 것**이 좋다 **F14**. 그리고서 **1**의 방법을 시행한다.

위의 **1**, **2**, **3**에서 자루를 쥐고 밀어 넣는 방향에는 변함이 없다.

고령자가 아니더라도 치아가 없고, 하악이 들어가 있으며, 혀도 들어간 상태라 환기부가 방해를 받는 경우가 있다. 이때는 삽입 중이거나 삽입 후에 하악을 충분히 거상하면 **혀가 입구 쪽으로 이동**하여 환기도 제대로 되어 고정성도 좋아진다.

또한 후두 마스크의 끝부분이 인두 후벽에서 반대쪽으로 젖혀져 막히는 일도 종종 발생한다. 보통은 손가락으로 인두 측을 향하는데, 마취가 약해 손가락이 물리는 위험한 경우가 있다. 또는 치아가 날카롭거나 입을 벌리기가 어려워도 역시 손가락을 넣기가 어렵다. 손가락이 닿지 않는 경우도 그러하다. 이때는 **손가락 대신에 후두경을 후두 마스크 윗부분에서 혀를 들어 올리고 후두마스크를 부드럽게 밀**어 넣는다.

(2) Reverse법

사실 **일본에서 수술이 되는 증례(고령자의 골절 등)는 대부분 이 방법이 더욱 수월하게 적용된다.** 비만자, 체격이 좋은 남성을 제외하고는 reverse법을 제1선택으로 하는 것이 좋다. 이 방법은 비만자로 **구강내부가 좁은 사람 등에게는 적절하지 않다.** 또 **선택하는 사이즈는 비교적 작은 것**이어야 하는데, 마른 고령자 등에서 특히 시행하기 쉽다. **이 방법은 장갑을 사용할 필요가 없고, 막힌 입의 중앙에 손을 넣을 필요도 없다. 고령자의 혀, 하악이 패인 정도에 대해서도, reverse법으로는 cuff 부분을 반전시킴으로써 혀, 하악이 자동적으로 어느 정도 거상**되기 때문에 보다 원활하게 진행할 수 있다.

1 미리 3번에서는 10ml, 4번에서는 15ml **공기를 넣어 둔다.** 이 방법에서는 180도 회전시킬 때에 후두개가 들려 혀도 입구 쪽으로 눌리므로 평평하게 누르지 않아도 좋다. **윤활제는** cuff **양면**에 잘 발라 둔다.

2 Sniffing position을 취하고, 입을 벌린다. 후두 마스크를 평상시와 전후가 180도 바뀐 역 방향으로 하고, 오른손으로 자루의 끝을 쥐고 자루가 반대로 휘도록 힘을 준 뒤, cuff 부분을 경구개, 연구개, 후인두로 누르면서 경구개 입구 접선 방향으로 전진시킨다 **F15**. 전진시키기 어려울 때는 힘을 주면서 좌우로 자꾸 비틀어가면서 넣는다. 조금씩 비틀어가면서 넣는 것에 의해 저항이 보다 작은 방향으로 전진해가는 것이다.

F14

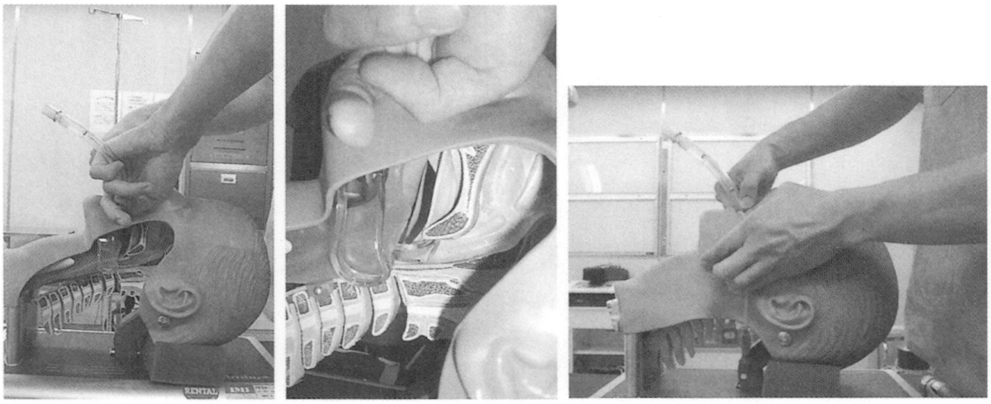

후두 마스크를 넣으면 설근 거상

후두 마스크를 넣으면 하악 거상

F15

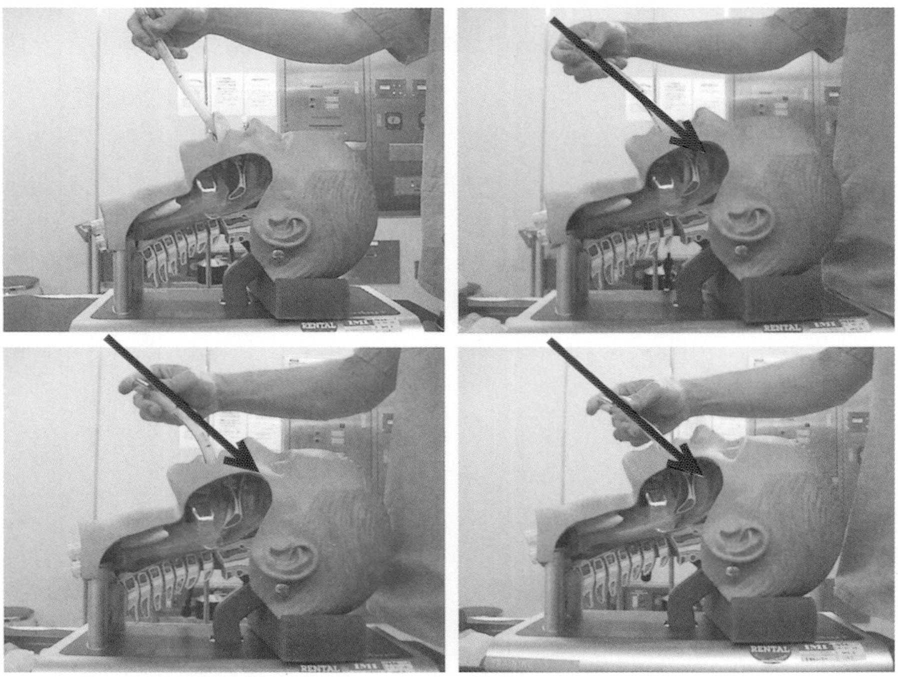

언뜻 보통으로 넣는 듯 보이나, 앞뒤가 반대이고, 자루는 반대로 휘어 있다. 누르는 방향은 경구개 입구 접선 방향이다.

3 성대에 닿아 막히는 지점까지 넣었으면 180도 반전한다. 어느 순간 회전하는 것을 알 수 있다.

4 손을 뗀 상태에서 공기를 5ml 추가한다.

또한 이 방법은 후두경으로 가볍게 보조하면 매우 수월해진다.

2 LMA-proseal™의 삽입

LMA-proseal™은 구조상 **끝부분이 두껍기 때문에 전진시킬 때에 걸리기 쉽다.** 또는 **후두개, 혀 전체를 밀어 넣기 쉬워진다** F16. 또 cuff 부분에 탄력이 없기 때문에 **등쪽 위쪽으로도, 복부쪽 아래쪽으로도 굴곡하기가 수월하다** F17. 굴곡된 채로 별다른 저항도 없이 전진되기 때문에, **언뜻 제대로 들어간 듯이 보이는 경우**가 있다. **cuff에 공기를 넣으면 꺾인 채로 부푼다.** 휜 채로 **인두부의 공간으로 들어가, 끝부분이 튀어나오기 때문에 성대가 방해를 받는 경우가 있다** F18.

1 Classic type 후두 마스크와 동일하게 평평하게 누른다. 윤활제를 양면에 바른다.

2 오른손 검지로 후두 마스크를 classic type과 동일하게 삽입한다.

3 **후두 마스크가 등쪽 위쪽으로 젖혀지지 않도록 하기 위해서.**

인두 후벽에 닿았거나 닿기 전에 왼쪽 손가락을 구강 내에 넣어 끝부분을 성대 쪽으로 향하게 하고, 오른손으로 조금씩 전진시킨다 F19.

4 **후두 마스크의 안쪽이 걸려 복부쪽 아래쪽으로 굽혀지지 않도록 하기 위해서.** 또는 **후두개, 혀 전체를 밀어버리지 않도록 하기 위해서.**

오른손 손가락은 그대로 하고, 왼손을 구강 내에서 꺼내 왼손으로 하악을 거상한다 F20. 그러면 **인두 후벽과 설근부(후두개) 사이의 공간이 커진다.** 오른손 손가락으로 후두 마스크를 또 조금씩 전진시킨다. 이어서 왼손 손가락을 다시 구강 내로 넣어 설근을 들어올린다. 손가락이 잘 닿지 않을 때는 좌측 구각을 넓히면 된다.

F16

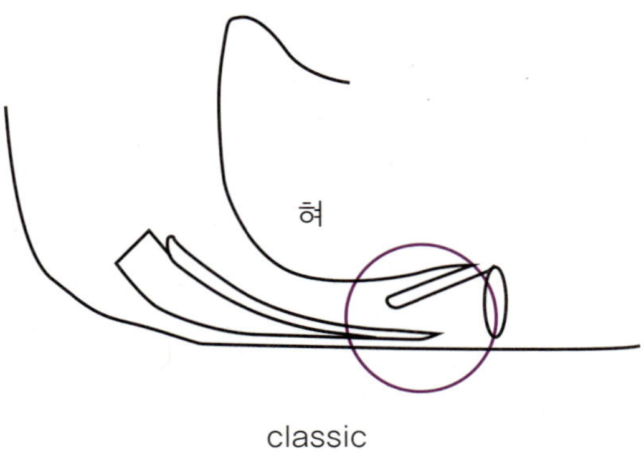

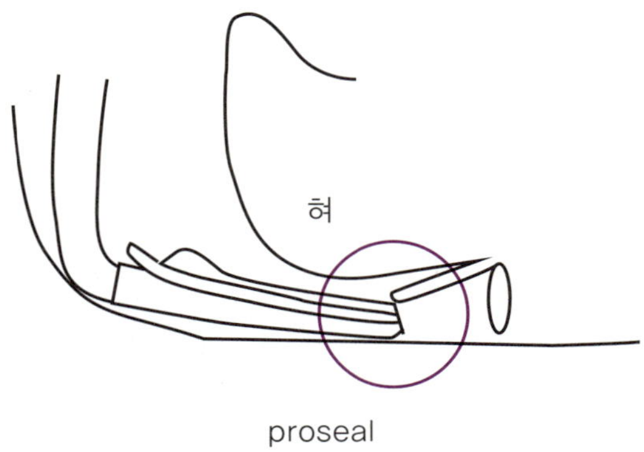

F17

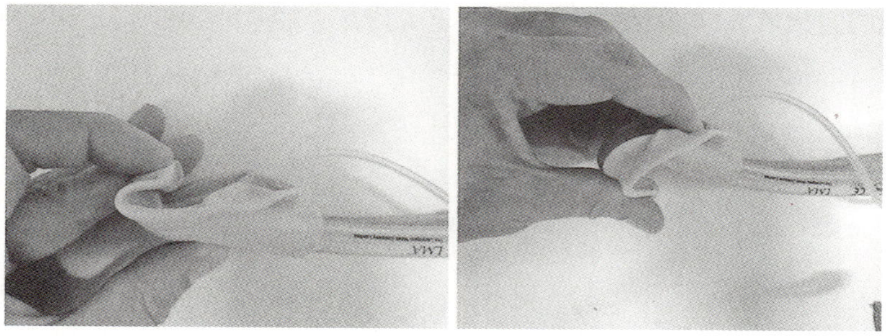

F18

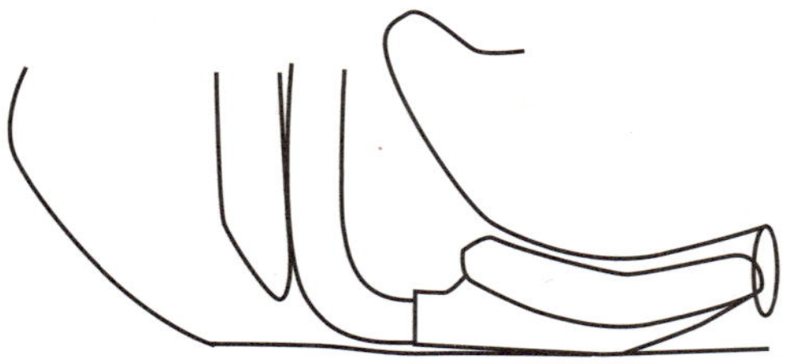

F19

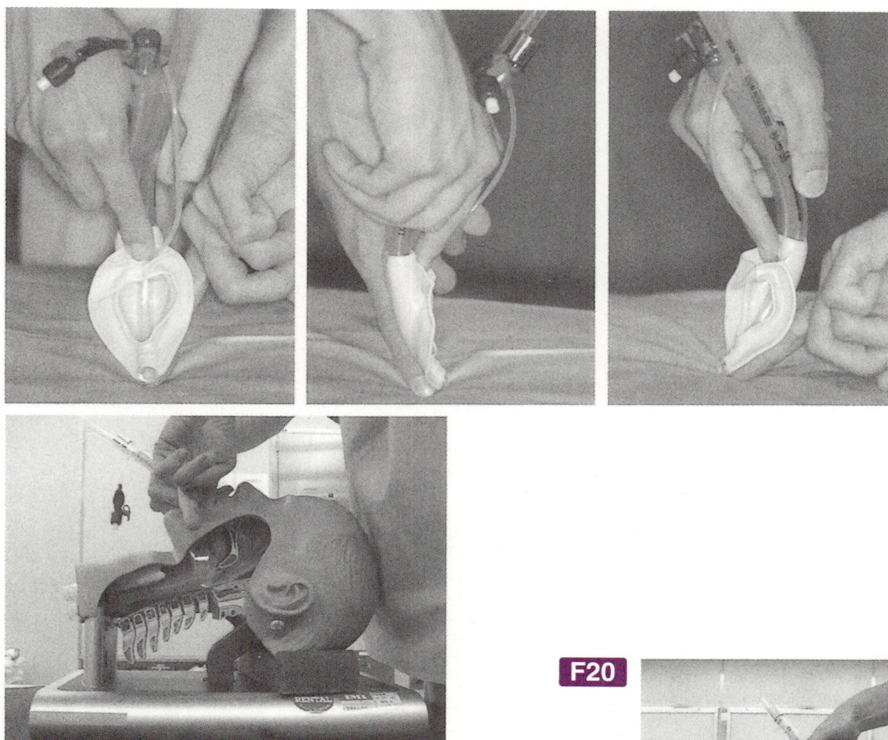

F20

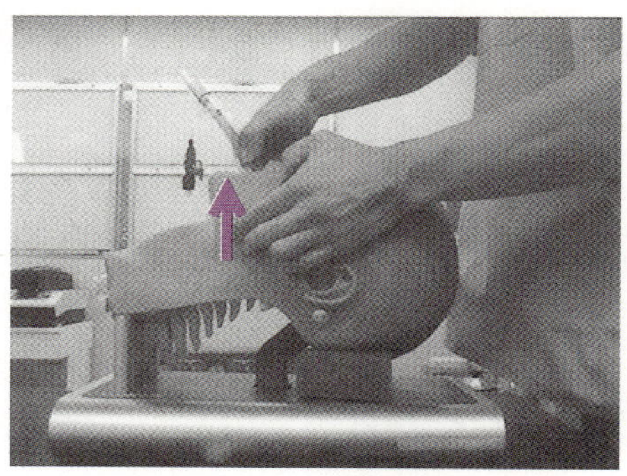

복부쪽과 아래쪽으로 젖혀지지 않도록 후두 마스크의 끝부분을 왼손 손가락으로 가능한 인두 후벽을 향해 가볍게 누른다 F21. 오른손 손가락으로 더 이상 삽입할 수 없다면 왼손 손가락은 그대로 두고, 오른손을 구강 내에서 꺼내 자루를 쥐고 경구개 입구 접선 방향으로 누른다 F22.

5 후두 마스크를 심하게 누르면 끝부분이 구부러지기 때문에

천천히 넣으면서 끝부분이 부딪히는 느낌이 있으면 삽입을 종료한다.

6 끝부분이 구부러지지 않았는데 cuff 부분이 휘어서 인두부로 휩쓸려 들어가는 경우가 있다 F23. 끝부분이 들리기 때문에 **성대를 방해하여**, **환기가 불가능**해지기도 한다. classic type에서는 후두 마스크 전체가 직선이 되고자 하는 반발력이 있기 때문에 그렇게 되기 쉽다.

이를 예방하기 위해서는 왼손으로 손목의 피부 위에서 cuff를 만진다. 그리고 오른손으로 자루를 조금씩 당긴다. 그러면 cuff 끝부분이 F23 b에서부터 F24 처럼 떨어지는 것을 알 수 있다. 물론 cuff가 처음부터 딱 좋은 위치에 있는 경우도 있다. 조금씩 당겨 보고 끝부분이 구강 측으로 이동하기만 한다면 원래대로 되돌린다.

또한, 후두 부근의 연부조직이 부드러우면 cuff 부분의 장축에 후두가 눌려, 표면에서 보면 후두가 좌우 중 한쪽으로 치우쳐 있다는 것도 잘 알 수 있다. 후두 마스크와 cuff를 차례로 넣은 뒤에 후두가 한 쪽으로 편위해 있다면, 오른손으로 자루를 가볍게 당기는 동시에 왼손으로 목의 피부 위에서 cuff 부분을 구강 방향으로, 후두의 편위가 사라질 때까지 서서히 밀어낸다. 목이 짧은 사람 등 연부조직이 두꺼운 사람은 후두가 잘 치우쳐지지 않는다.

7 그 외 장착(fitting)이 불량한 변이(variation)가 있는 경우

① **인두의 크기도, 형태도 물론 개인차가 난다**. 양압을 가볍게 주고 공기가 샐경우, cuff의 공기를 조금 늘려도 소용이 없다면 크기를 크게 해서 다시 넣어 보는 것도 좋다.

② 통증이 심해지면서 1회 환기량이 커져, cuff와 인두, 혀의 간극에서 공기의 왕래가 힘겨워 보이는 소리가 들리는 경우가 있다. 이때는 마취를 깊게 해 1회 환기량을 작게 하면 진정이 된다. 진정되지 않는 경우에는 일단 cuff의 환기를 빼고, 후두 마스크를 충분히 밀어 넣는다. 그리고 하악을 확실하게 거상한다. 가능하다면 하악의 연부조직도 들어 올린다. 상악을 향해 누른다는 느낌을 더하면 좋다. 즉 연부조직, 혀를 입 쪽으로 이동시키는 것이다 F25. 그리고서 cuff를 넣어, 전술한 6의 조작을 덧붙인다.

F21

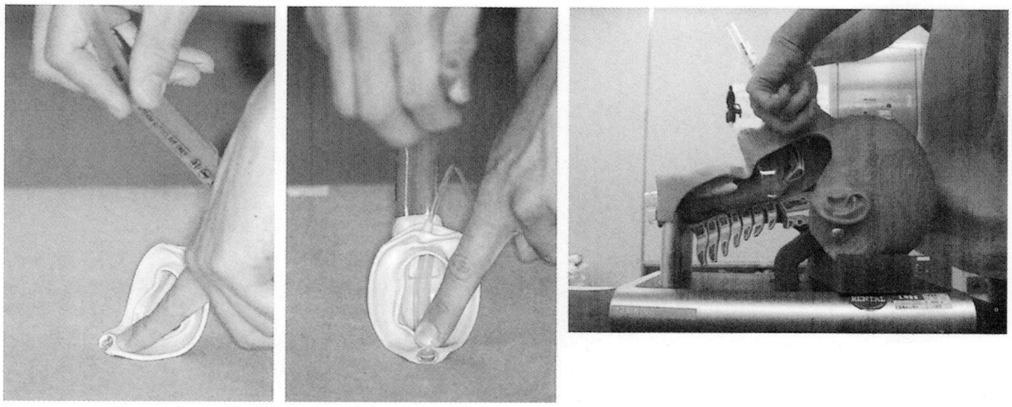

F22

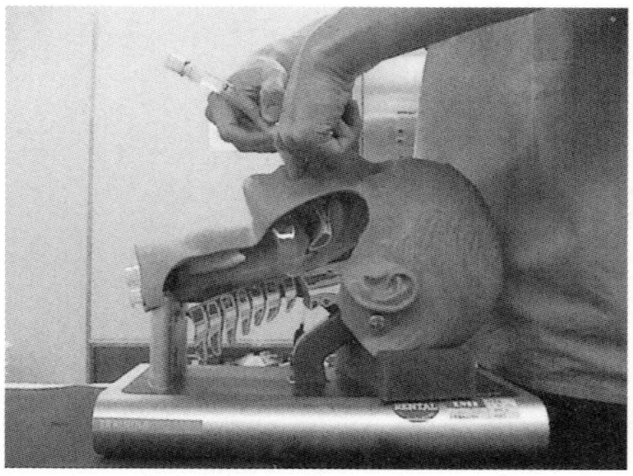

F23

a

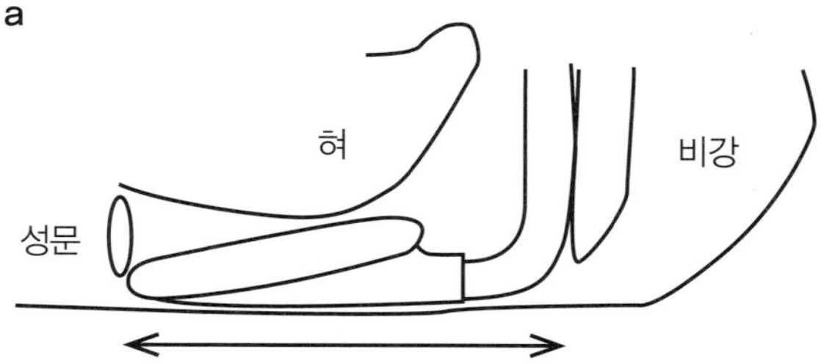

b

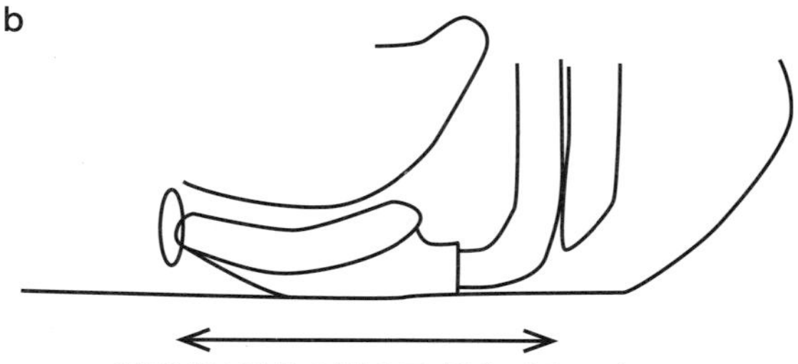

F24

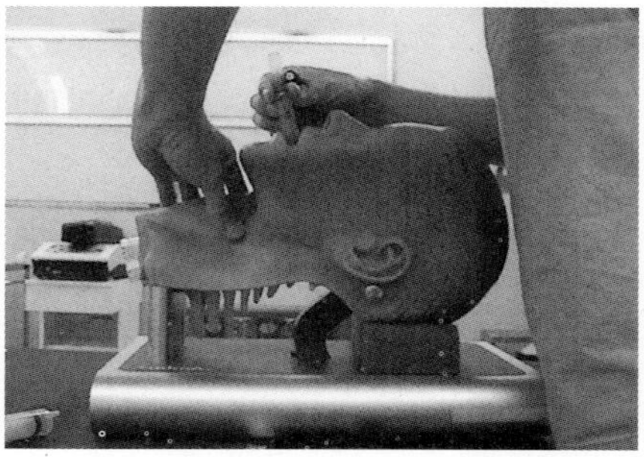

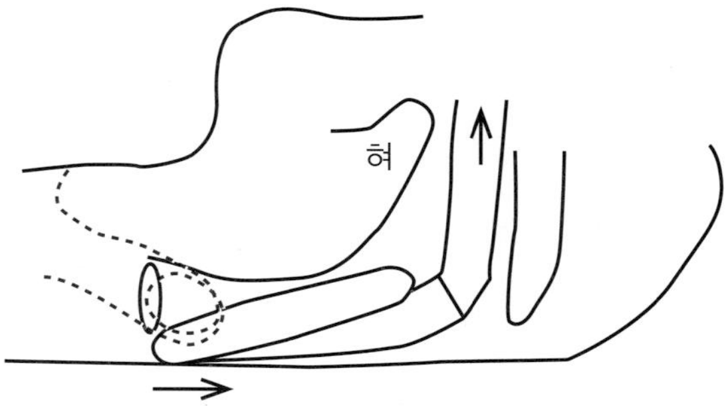

③ 반사로 후두 마스크를 조금 빼냈을 때도 그대로 밀어 넣지 말고 ②와 동일하게.

④ 예를 들어 쇄골 수술에서 후두 마스크 삽입 후 얼굴을 기울일 때 테이프로 고정해 두었다면, 일단 테이프를 떼고 나서 얼굴을 기울인다. 얼굴을 기울이면 인두와 입의 위치 관계가 틀어지기 때문에 장착도 틀어지는 경우가 있기 때문이다. 틀어졌다면 ②와 동일하게

⑤ 삽입 직후, 자발 호흡을 하고, drainage 튜브에서 명확한 호흡음이 들려 환기 역류가 거의 불가능한 경우, 조금 얕은 경우가 많기 **F26** 때문에 ②와 동일하게

⑥ 삽입 직후, 자발 호흡이 바로 나와서 drainage에서 명확한 호흡음이 들려, bag 환기가 거의 불가능한 경우. **끝부분이 들려 성문뒤에 박혀서 고정되어 있을 가능성이 있으므로** **F27** 조금씩 빼낸다.

⑦ 낮은 베개에서 **두부의 후굴을 강하게 하면**, 후인두부에 만곡이 생겨 **끝부분이 쉽게 들리기도 한다** **F28**. 후굴을 약간 되돌리고, 하악 거상을 하는 것에 의해 LMA-proseal™ 끝부분이 떨어지는 경우가 있다.

8 원인으로 후두 마스크를 너무 많이 빼낸 상태가 의심되는 경우가 있다. 빼내지 않아도 얕게 보이는 경우도 있다. 깊이가 적당한지를 확인하는 방법은 다음과 같다. **식도 입구는 갑상 연골의 주변**에 있는데, 거기에 후두 마스크의 끝부분이 있다면 좋다.

피부 위에서 후두 마스크의 cuff를 만지면서 떠오르는 형상을 통해 끝부분의 위치를 가늠하는데, 갑상 연골의 아래 부근에 있는 것처럼 느껴지는 것이 바람직하다. 한편 고령자에서 **이가 없고 하악이 패여 있는 경우에서 주로 얕게 보인다**. 그 경우는 하악각을 들어 올린 뒤 하악을 충분히 거상한다.

LMA-proseal™을 전용 기구(프로실가이드)를 사용해서 삽입할 때: 환자에 비해 상대적으로 기구가 너무 커서 들어가지 않는 경우가 있으므로 주의한다. 또 언뜻 원활하게 들어간 것처럼 보여도, 등쪽 위쪽이나 복부쪽 아래쪽으로 구부러진 경우도 있다. 다른 주의점은 상기와 같다.

F25

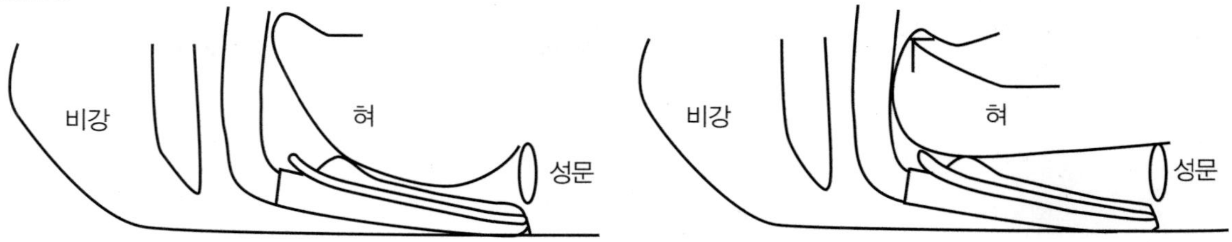

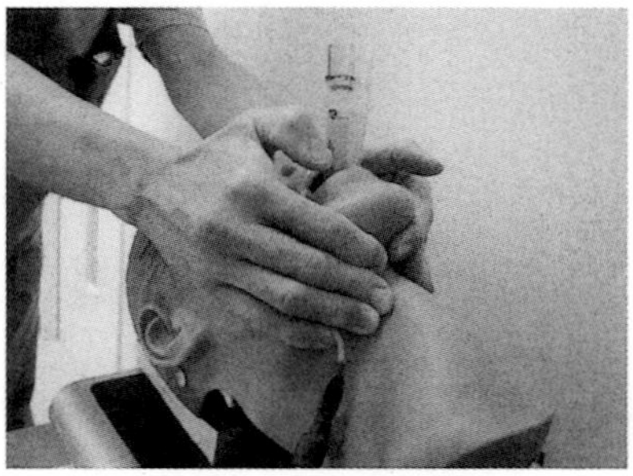

하악을 계속 거상하면서 손가락으로 연부조직을 들어 올린다.

F26

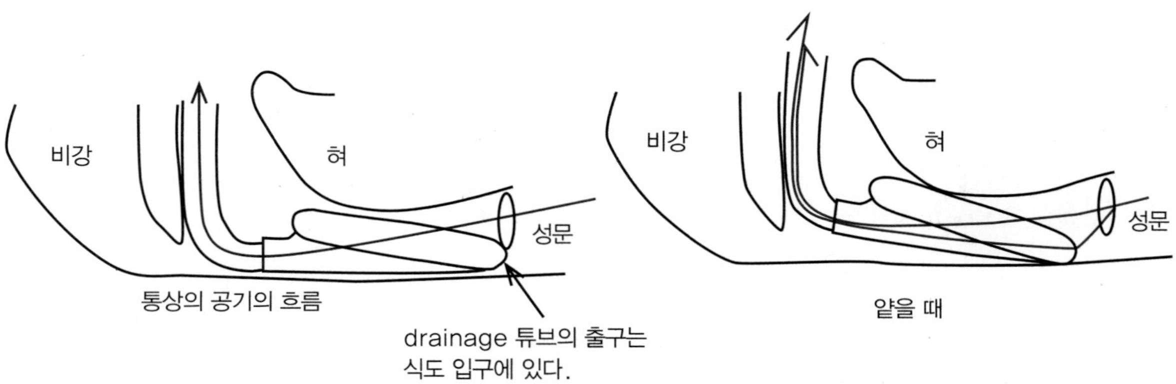

F27

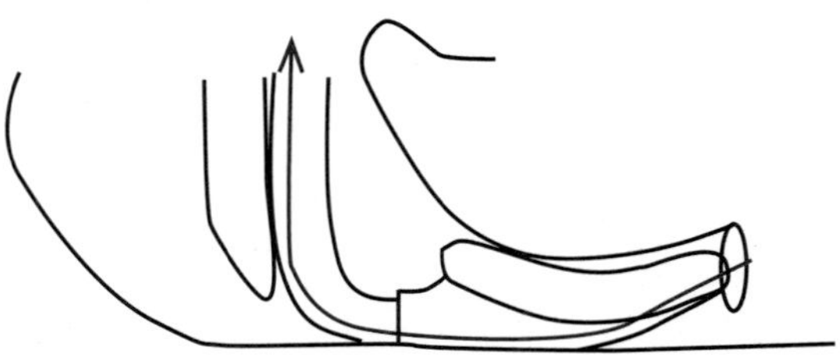

F28

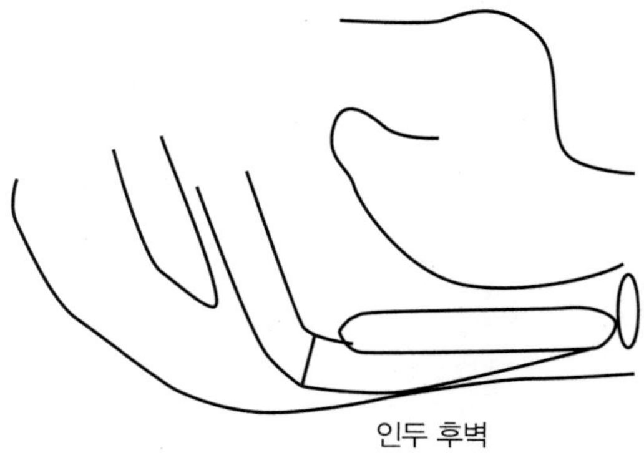

3 LMA-proseal™ 사용 시의 stomach 튜브 삽입

리도카인 스프레이를 drainage 튜브 속에 분무하고, 조금씩 넣었다 빼기를 반복하며 삽입한다.

LMA-proseal 삽입 후에 블라인드 방법으로 stomach 튜브를 넣어도, 막혀서 전진되지 않는 이유.

1 Stomach 튜브가 너무 두껍다.

준비할 때 원활하게 통과하는지를 확인한다.

2 Cuff 부분이 구부러진 채로 부풀어 있다.

3 Cuff 부분이 인두부에 끼어, 후두가 좌우 중 한 쪽으로 치우쳐 있거나 끝부분이 들려 있다.

전술한 〈2 LMA-proseal의 삽입〉에서 설명한 것처럼 보정하면 좋다.

4 윤활제가 부족하다.

stomach 튜브 삽입 중에 1회는 LMA-proseal의 drainage 튜브 내로 리도카인 스프레이로 리도카인을 추가 분무한다.

위식도 접합부에서 막힐 경우에 대해서는 stomach 튜브 항을 참조하기 바란다.

4 양압 호흡으로 하는 경우

확실하게 stomach 튜브를 넣고 싶다면.

전술한 LMA-proseal 삽입 순서를 제대로 시행하면 stomach 튜브가 들어가지 않는 일은 우선 없다. 그러나 만약 stomach 튜브가 들어가지 않는다면 일단 LMA-proseal을 빼고, 아래와 같이 시행한다.

전술한 LMA-proseal 삽입 방법을 마스터한 뒤에 이 방법을 시행한다.

근이완제를 사용하는 것이 기도내압이 오르지 않고, 위로 공기가 잘 들어가지도 않아서 좋다. 마취유도 시부터 근이완제를 사용한다. 가볍게 후두를 노출하고, 후두 마스크 삽입 전에 stomach 튜브를 넣는다. 식도를 정확히 통과할 수 있으므로, 대부분 아무 것도 사용하지 않고 그대로 넣을 수 있다. 필요하다면 Magill 겸자를 사용한다. stomach 튜브는 위내까지 가능한 깊게 넣는다. stomach 튜브가 위식도 접합부에서 막혀 진전할 수 없다면, 그 지점에서 5cm 빼둔다. 나중에 LMA-proseal를 stomach 튜브 통째로 전진시키는 것인데, 그때 stomach 튜브가 막히지 않도록 하기 위함이다. 여기까지 당황할 필요는 없다. stomach 튜브 삽입에 시간이 걸렸다면 다시 마스크 환기를 시키면 된다.

LMA-proseal에 stomach 튜브를 통과시키고, 인두 후벽에 닿을 때까지는 stomach

튜브를 왼손으로 움직이지 않도록 유지하면서 가이드로 해서 넣는다. stomach 튜브를 밀어 넣고 구강 내에서 휘게 하거나 당겨서 빠져나오지 못하게 한다. 여기서부터는 **stomach 튜브를 가이드로 하는 것은 불가능하기 때문에** 거의 평상시와 다름없이 넣는데, 구강 내에 왼손 손가락을 넣고 인두 후벽에 후두 마스크를 붙일 때 stomach 튜브 통째로 붙이고, 후두 마스크는 stomach 튜브 전체를 전진시킨다.

5 LMA Fastrach™

LMA Fastrach™는 1997년 개발된 기도확보장치로서 기관내튜브와 같이 사용한다. 삽입 방법의 주의점은 classic type, LMA-proseal™과 동일하다. 블라인드(blind) 방법으로 기관내 삽관튜브가 삽입되지 않거나 굴곡기관지경(bronchofiberscope)에 성대의 위치가 잡히지 않는 경우 그 이유는 장착(fitting)이 불량하거나 〈3 LMA-proseal 사용 시의 stomach tube가 삽입이 잘 안되는 경우〉와 동일하다. 또 일단 cuff 공기를 빼고, LMA Fastrach을 조금 밀어 넣고, 하악을 거상한 뒤(혀를 전방으로 빼내어) cuff를 부풀린다. 그렇게 하면 인두의 공간이 열려, 시야가 개선된다.

6 LMA 일회용 타입(disposable type)

LMA 일회용 타입은 설명서에 쓰여 있는 바와 같이 자루를 쥐고 좌우로 가볍게 비틀면서 넣는다. reverse방법처럼 힘을 주는데, 전체가 딱딱하기 때문에 앞뒤를 거꾸로 하지 않고도 성문 방향으로 비틀어 밀어 넣으며 전진시킬 수 있다. 끝부분이 두껍고, 식도 방향으로 굴곡시키기도 어렵기 때문에 classic type 등의 방법으로는 시행하기에 무리가 있다.

7 기타

후두 마스크 삽입 시에 가장 어려울 때는 기도반사가 강할 때이다. 마스크 환기 시에 하악에 힘을 세게 가하면 하악이 거상하는 무척 강한 자극이 된다. 이로써 상대적으로 마취가 열어진다. 또는 조작에 익숙하지 않아 삽입하는데 시간이 걸리고, 구강 내에서 불필요한 조작을 해서 시간이 걸려도 동일하다. 한 번 마취가 열어지면 다시 깊어지기란 어렵다. 반사가 강하여 삽입이 어렵다면 신속하게 프로포폴(propofol)을 추가 투여한다.

프로포폴(propofol)과 펜타조신(pentazocin)을 병용하여 사용한다.

흡입마취제를 사용해 자발 호흡으로 마취가 유지된다면, 마취 도입 시에 프로포폴과 펜타조신을 병용하면 반사가 제대로 억제되어 매우 수월해진다. 프로포폴 통상 투입량에 펜타조신15mg을 병용해도 혈압은 생각보다 떨어지지 않는다. 젊은 남성에게는 30mg 정도를 사용하는 경우도 빈번하다. 삽입 후 자발 호흡도 바로 돌아온다. 80세 이하에서는 수술 후 진통을 겸해 거의 일반적으로 사용하는 것이 원활한 진행을 위해서 좋고 겉보기에도 능숙해 보인다.

펜타닐(fentanyl)은 호흡억제가 강하여 마취깊이에 따라 조절 호흡을 하여야 하고 양압환기를 하는 것이 안전하다.

펜타조신은 호흡억제가 심하지 않으므로 호흡마비는 초래하지 않고 또한 마취깊이를 얕게 유지하면 이산화탄소가 축적되어 호흡중추를 자극하여 호흡이 멈추는 경우는 없다. 다만 수술 전에 자발 호흡을 위하여 마취강도를 약하게 하면 수술자극이 더해진 순간 밸런스가 무너져 환자가 움직이게 된다. 특수한 경우를 제외하고 자발호흡을 하는 환자의 호기말 이산화탄소 분압이 50 mmHg 정도라면 특별한 문제가 없다. 바꾸어 말하면 펜타조신을 사용한 경우 수술 시에 호기말 이산화탄소분압이 50 mmHg 후반까지 측정된다면 수술자극에 의하여 움직일 가능성은 낮아진다. 수술 후 진통에 펜타닐(fentanest)을 사용할 경우에는 수술 전 펜타조신은 사용하지 않는 것이 좋다.

CHAPTER 7

위관(Stomach Tube)

1 인두를 노출하고 삽입한다.

각성시에는 음식물을 삼킬 때 일어나는 연하 운동이 자연스럽게 일어난다. 기관지삽관된 마취 환자는 연하 운동을 할 수 없기 때문에 고생을 하는 경우가 있다. Stomach 튜브를 삽입할 때에는 후두를 노출하고 Magill 겸자로 삽입하는 것이 의외로 확실한 방법이다. 삽입 예정이라면 기관내삽관 직후에 후두를 노출하고 넣는다. 그러나 기관내삽관 후에 넣는 것은 기관내삽관튜브가 시야의 방해가 되므로 stomach 튜브삽관이 어려울 수 있다. 그 때에는 누군가에게 아래턱을 들어 올리도록 하면서 인두를 연다. 그렇게 하면, 시야가 넓어져 식도 입구가 크게 벌어지는 경우가 있다. 벌어지지 않는다면, 후두경을 튜브 아래에 넣어 튜브마다 가볍게 들어 시야를 넓힌다. 단, 삽관 튜브는 성대 안에 들어가 있으며, 힘을 가하면 성대가 아탈구될 수 있기 때문에 주의를 기울이도록 한다. 가장 간단한 방법은 기관내삽관 전에 식도 입구를 보고 넣는 것이다. stomach 튜브뿐만 아니라 **경식도 에코나, 위내시경을 넣을 때, double lumen 기관지내튜브를 넣을 때에도 기관내삽관 전에 넣는 것을 고려한다**. 아무리 해도 들어가지 않는다면 일단 기관내튜브를 발관하고 먼저 넣는 방법도 있다.

이미 기관내삽관이 되어 있을 경우, 후두 노출은 상황에 따라 어려워지고 drape에 의해 종종 제한된다. 그럴 때에는 아래와 같은 방법을 쓴다.

2 블라인드(blind)로 부드럽게 삽입할 수 있는 확률이 압도적으로 높아지는 방법

(1) 제1관문: 후비공 통과까지

1. **튜브를 냉장고에 넣어 두면 딱딱해져 넣기 쉽다**. 비강용 기도 유지기(nasal airway)처럼 외전시키는 방법을 사용한다.
2. 두꺼운 튜브는 탄력이 있어 삽입하기 쉬운데, 비강 내가 좁아지면 후비공 통과

는 당연히 어려운 일이 된다. **후비공을 통과하면 거기서부터 튜브의 전방은 두꺼울수록 삽입하기 쉽다**. 후술하는 회전시키는 것에 의한 튜브 끝의 방향 전환도 수월해진다.

3 윤활제를 충분하게 바른다. 비강 속에 윤활제를 투여해 둔다. 주사기에 소량을 주입해 투여하면 좋다.

4 튜브의 만곡을 고려해 식도로 진전시키기 쉬운 방향으로 한다 G1. 튜브가 우측이나 좌측을 향하면 삽입하기 어려워진다.

5 비강을 잘 통과하지 않으면 튜브에 일정한 압력을 더하면서 그 장소에서 회전시킨다 G2. 안 되면 크게 돌려본다 G3. 이것은 비강용 기도 유지기 삽입, 비강 삽입 등에 속하는 조작 방법이다. 저항이 감소하는 지점에서 진행해간다. 또는 반대 측의 비강에 넣거나 그것도 안 되면 사이즈가 작은 튜브로 바꾼다. 가이드와이어를 사용하는 것도 방법 중 하나이다.

6 비강을 통과했다면 튜브는 G1의 만곡 방향을 원래대로 되돌린다. 튜브에 선이 들어 있기 때문에 참고가 된다.

G1

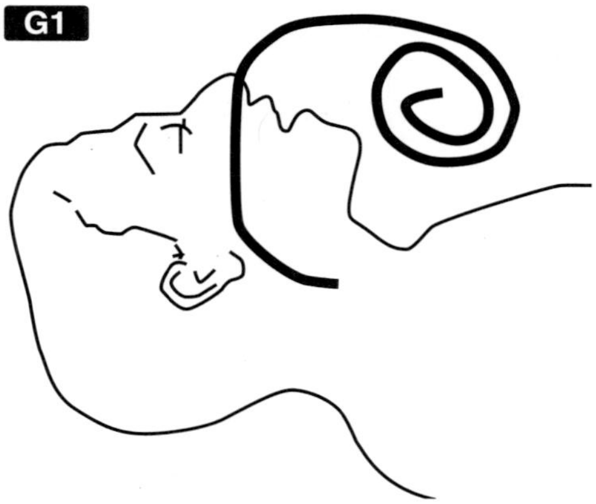

G2

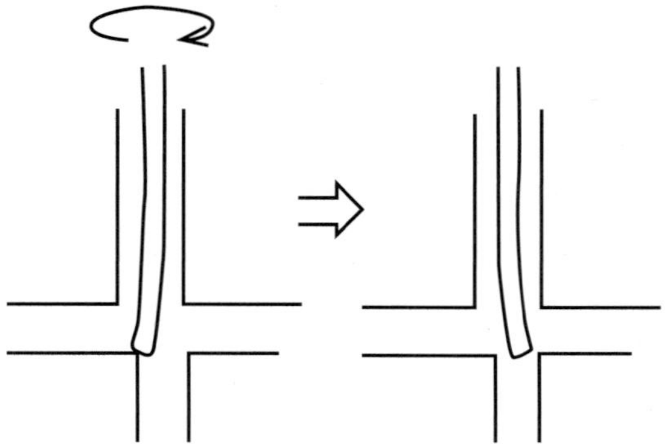

그 자리에서 회전시킨다.

G3

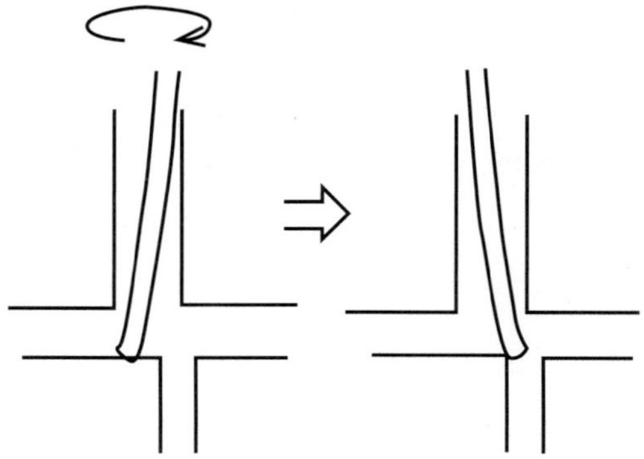

크게 돌린다.

(2) 제2관문: 식도 입구부

1 왼손으로 목을 짚는다. 그리고 오른손으로 튜브를 식도 입구까지 전진시키고, 여기서 부딪히는 가벼운 저항을 확인한다 G4. 그 상태로 더 전진시킨다. **stomach 튜브가 식도 입구에서 들어가지 않는 경우는** 튜브 끝이 먼저 닿아 **조직이 눌리기 때문으로, 목 표면을 만져보면 알 수 있다. 식도로 들어간 경우는 내측에서 눌리는 느낌이 없다**. 이것을 오른손의 저항과 함께 느끼도록 한다. 식도 입구에 들어가 있지 않다는 것을 확인했다면, 살짝 당겨서 빼고 다시 전진시킨 뒤 저항이 있는 지점에서 일단 멈춘다.

2 그리고 후두 전체를 왼손으로 가볍게 쥐고 들어올린다 G5. 그러면 **식도 입구가 상하로 열린다** G6. 힘을 너무 많이 주어서 트라우마를 만드는 일이 없도록 한다! 또 이미 기관내삽관이 되었을 때, 삽관이 어려웠던 경우 구강 내에서 기관 내 튜브의 만곡이 심할 경우에 기관 내 튜브가 올곧게 되려는 성질에 의해 **성대가 하방으로, 식도가 눌리는 경우가 있다** G7 a. double lumen 튜브에서는 그 경향이 심해진다. 그 경우에는 머리를 배굴시키면 식도가 상하로 열리기 쉬워지는 것과 동시에, 튜브의 진행 방향이 힘을 더하는 방향에 가까워져 삽입하기가 수월해진다 G7 b. 후두 노출, 하악 거상에 의해서도 동일한 효과를 얻을 수 있다. 후두를 들어 올릴 때 목도 함께 배굴시키기 위해서는 왼손으로 후두를 들어 올려가면서 하악을 누른다 G8. 기관 내 튜브의 cuff 압이 높은 경우에는 공기를 약간 빼는 것도 좋다.

3 튜브를 전진시켜 본다. 오른손에 저항이 느껴지지 않고, 왼손에 머리부터 눌리는 느낌이 없다면 그대로 진행한다. 다시 전진시킬 때 저항이 발생, 왼손에 눌리는 느낌이 있다면 G9 식도 입구의 앞에서 약간 뺀다(3, 4cm). 머리의 우측에 눌려진 느낌이 있다면 일단 살짝 빼고 시계 반대 방향으로 회전시켜 다시 전진시킨다 G10. 좌측이 눌리면 시계 방향으로 회전하여 전진시킨다. 중요한 점은 튜브를 회전시키는 것으로 끝의 위치를 미묘하게 바꿔, 저항이 없는 지점을 찾아서 전진시킨다는 것이다. **회전시키는 위치는 튜브 끝이 식도 입구에서 그다지 떨어지지 않는 편이 좋다**. 제대로 되지 않을 때는 식도 입구에서 떨어진 지점에서 회전시키면 방향이 크게 바뀐다 G11.

실제로 넣기 전에 먼저 튜브를 책상 위에 20cm 정도 눕혀 두고 비틀어보자. 방향이 바뀌는 것을 알 수 있다 G12. 이를 통해 끝이 식도 입구 부근에서 부딪혀 휘어진 상태에서 튜브를 회전시켜도 안 된다는 것을 바로 상상할 수 있을 것이다.

G4

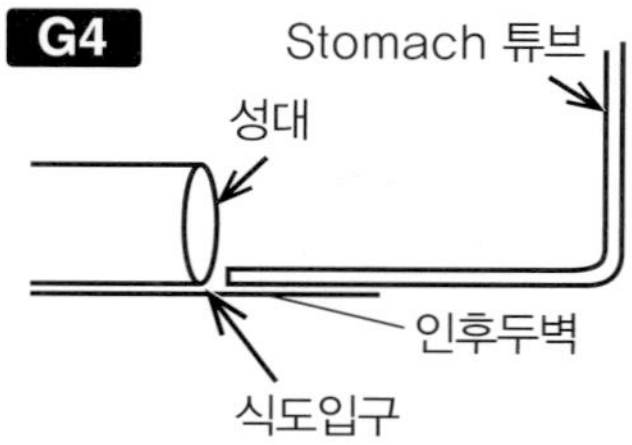

G5

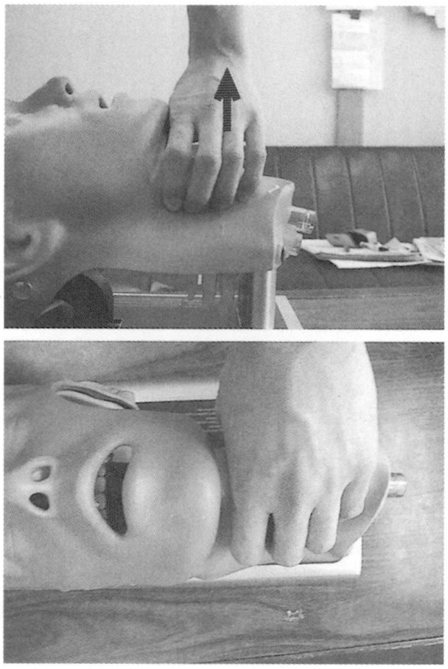

G6

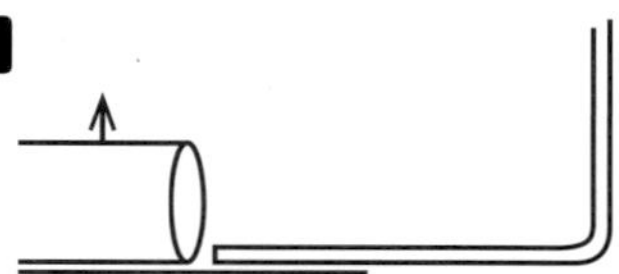

G9

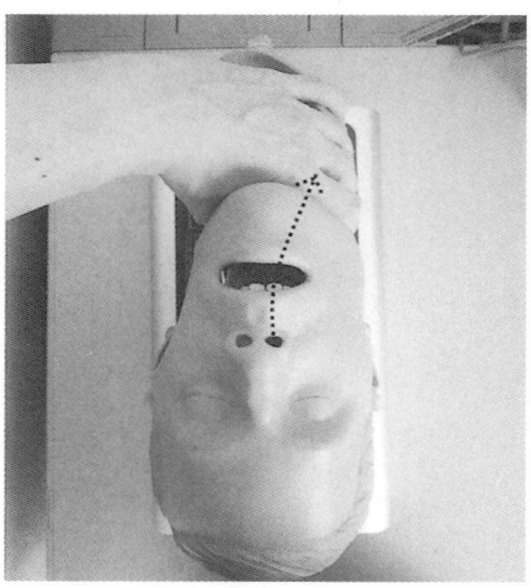

오른쪽이 눌리는 것을 느끼면
튜브는 오른쪽에서 막혀있다.

G7

a

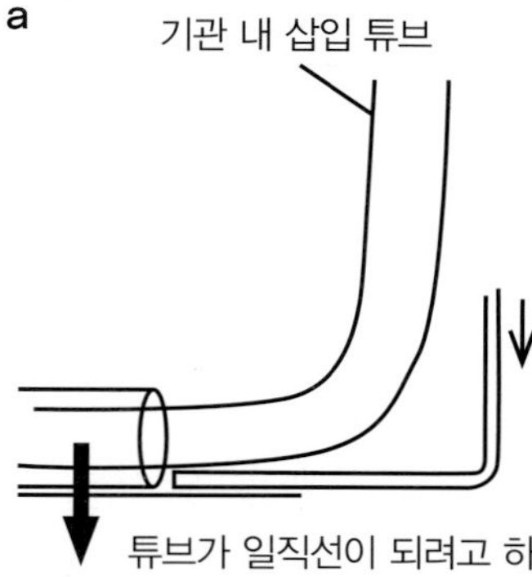

튜브가 일직선이 되려고 하는 힘 때문에
식도가 눌린다.

b

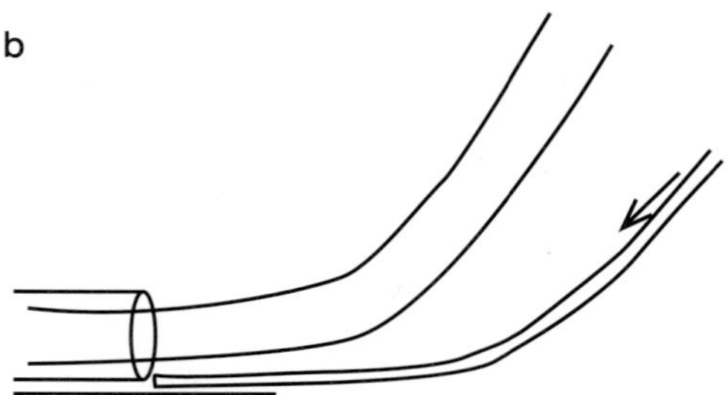

목을 배굴시킴에 따라서 기관 내 삽관 튜브에
의한 식도로의 압력이 약해진다.

G8

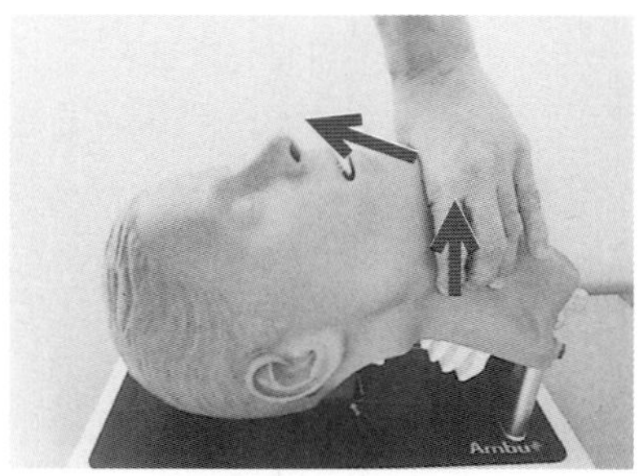

G10

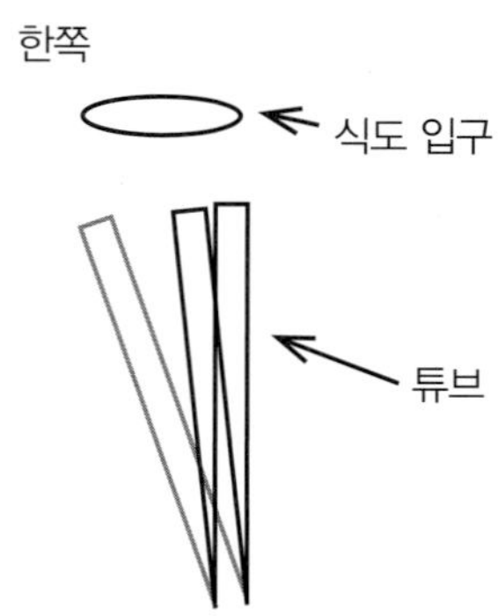

G11

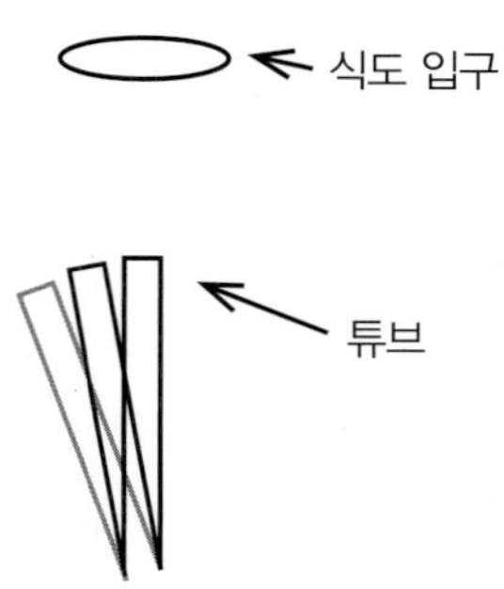

4 위와 같은 방법으로 2, 3회 정도 시도해도 안 된다면 얼굴을 좌우 중 한 쪽으로 돌려보는 것도 좋다. 3과 동일하게, 튜브 끝의 위치가 식도 입구에 대해 바뀐다. 머리의 우측이 눌린다면 다시 한 번 살짝 빼고서 얼굴을 좌측으로 돌린 뒤 전진시킨다. 좌측이 눌리면 우측으로 시도한다.

5 후두경을 이용해도 식도의 위치를 알 수 없어 삽입이 불가능할 때는 다음과 같은 방법이 있다. 후비공에서 인두 내로 나오는 stomach 튜브를 구강에서 구강 외로 빼낸다. 새로운 삽관튜브를 세로로 나누고, 가능한 후두 노출해서 경구로 식도삽관한다. 그리고 삽관튜브를 통해 stomach 튜브를 삽입한다. stomach 튜브가 충분히 들어갔다면 나눈 지점을 열고 삽관튜브를 뺀다.

(3) 제3관문: 위식도 접합부

이것은 사람에 따라서는 강한 만곡이 있을 수 있기 때문에 전진되지 않을 수도 있다G13. 여기를 통과시키는 방법은

1 카테터 칩으로 윤활제를 stomach 튜브에서 주입하고, 위식도 접합부에 윤활제를 침윤시켜 잘 미끄러지게 한다. **공기가 섞이지 않도록** 윤활제를 넣고, 튜브는 수직으로 세워둔다. 그리고 공기를 밀어 넣는다. 단, **기관내삽관이 되어 있어도 가끔씩 기관 내로 stomach 튜브가 들어가는 경우가 있기 때문에** 주의한다. 기관 내에 들어갔을 때는 stomach 튜브에서 공기가 나온다. 기도 내 압력이 내려가는 것이다. 호기말 이산화탄소 측정기(capnometer)의 파형이 일정하지 않게 된다. 인공호흡기(ventilator)의 알람이 미세하게 들린다.

2 만곡한 튜브를 콧구멍을 통하여 튜브를 밀어 넣으면, 힘이 더해지는 방향과 진행되는 방향이 서로 다르기 때문에 구강 내에서 휘고, 위로 진행하는 힘도 약해진다G14 a. 후두경을 이용해 가볍게 노출하고 Magill 겸자로 밀어 넣으면 튜브에 **힘이 더해지는 방향과 진행되는 방향이 일치하기 때문에 끝에는 강한 힘이 더해져 전진한다**G14 b.

3 2의 논리와 동일한데, 효과는 약해보이지만 보다 간편한 방법 한가지는, 구강 내에서 튜브가 휘지 않도록 왼손 제2, 3지 끝에 튜브를 끼워 인두 후벽에 대면서 왼손으로 콧구멍부터 밀어 평상시 하는 것처럼 전진시킨다. 또는 왼손 제2지로 인두 후벽에 대면서 전진시킨다.

4 개복 수술에서는 시술자에게 위(stomach)를 당기도록 하면, **위식도 접합부의 만곡부분에서 삔어 들어가기 쉬워진다.**

5 탄력성을 유지하기 위하여 두꺼운 튜브나 냉장고에 보관한 튜브로 바꾼다.

이상의 조작은 기침반사(bucking)를 하기 쉽기 때문에 근이완이 충분한 상태이거나 마취가 깊은 상태에서 실행하여야 한다.

G12

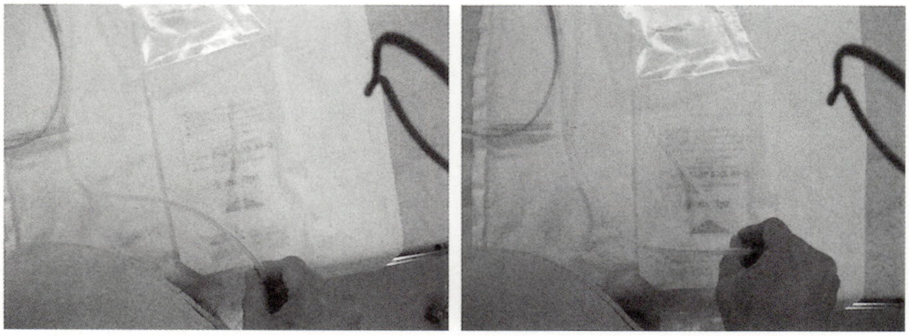

G13

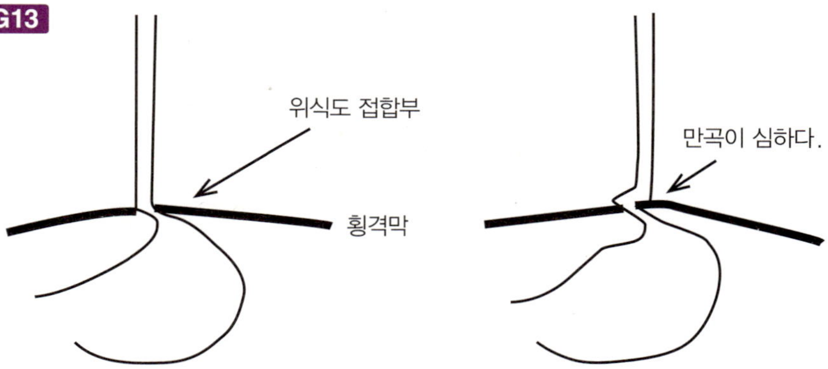

G14

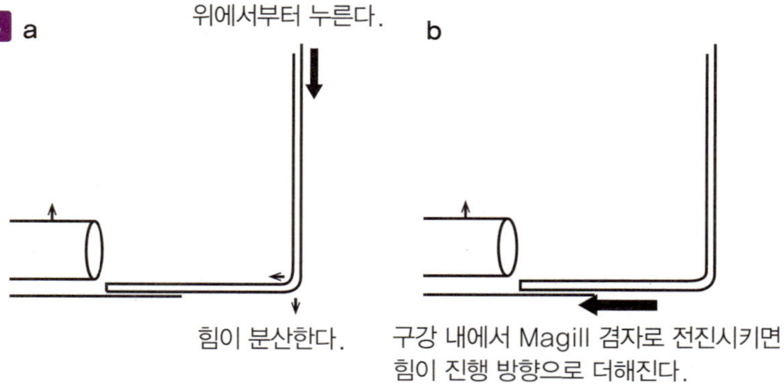

3 기타

Stomach 튜브가 위식도 접합부에서 막혔을 때, 이를 확인하기 위해서 주사기에 공기를 넣어 보았을 경우 공기가 위(stomach)로 빠져나가지 않고 구강 내에서 새는 경우가 있다. 위식도 접합부의 굴곡과 꼬임이 심하기 때문에 튜브가 전진하지 않을뿐 아니라 공기조차도 전진하지 않는 것이다. 즉, 튜브의 끝이 구강 내에 있는 것처럼 들리는 것이다. 이 경우는 공기의 누출이 주사기로 누른 타이밍보다도 약간 느리기 때문에 눈으로 확인해볼 수밖에 없다. 확인 후의 대처법은 위에서 설명한 그대로이다.

CHAPTER 8

내경정맥관삽입법(Internal Jugular Vein Cannulation)

내경정맥카테터 삽입은 현재는 초음파를 사용하는 것이 표준이나, 블라인드(blind)로 해야만 하는 상황도 있다.

블라인드, 초음파 가이드하 모두 필요한 테크닉이다. **이 장에서는 처음에 블라인드방법에 대해 먼저 설명하고 초음파 가이드하 시행 시에 필요한 내용도 함께 기재되어 있다.**

1 블라인드(blind)천자

(1) 천자 전

머리를 숙이면(head down) 내경정맥은 두꺼워진다.

얼굴은 30~45도 반대쪽을 향한다.

목이 짧은 사람은 턱을 머리 쪽으로 당겨 테이프로 고정한다. 그래도 목이 신장되지 않는다면 목뒤에 타월을 넣는데, 반대로 너무 신전해버리면 정맥도 눌릴 수 있으므로 주의한다.

총경동맥을 확인한다. 반드시 **가로나 경사 위에서 부터가 아니라, 위에서 수직으로 지면 방향을 향해 만지도록** H1! 바깥쪽에서부터 만지면 내경정맥을 눌러버리고 동맥을 안쪽으로 몰아버려, 동맥과 정맥의 위치 관계가 틀어진다 H2.

내경정맥의 주행은 촉진으로 아는 경우가 많다. 우선은 쇄골의 직상을 검지로, 지면에 대해 수직(피부에 대해서 수직이 아니다!)으로 가볍게 좌우로 두드린다는 느낌으로 훑어간다. 그러면 **폭신폭신한 느낌(다른 부분보다 부드럽게 들어가는 느낌)**이 있는 지점이 있다. 그곳을 매직으로 표시를 해둔다. 그리고 그것과 같은 감각을, 두부를 향해가면서 갑상선 연골의 높이에서 매직으로 표시를 해둔다. 이것은 신통력이 아니라 손에 감각을 익히는 것이다. 초음파로 시행할 때도 이렇게 확인해보면 좋다는 것을 실감할 수 있을 것이다.

필자가 평소 임상 현장에서 입원 환자에게 앙와위를 취하게 하고서 조사해 본 결과, 50증례 중 45증례에서 완전하게 찾아서 따라갈 수 있었다. 알 수 없는 증례는 살찐 증례가 아니라 의외로 고령자 중 마른 체형으로, 흉쇄유돌근이 땅기고(근육이 땅김), 내경정맥의 두께가 비교적 얇은 증례에서였다. 수술실에서 머리가 숙여져(head down) 근이완된 상태에서는 내경정맥이 만져지지 않을 확율이 조금 더 높다는 것을 알 수 있다. 쇄골 윗부분에서 내경정맥을 촉지하기 어려우면 갑상 연골보다 조금 위에서 다리 쪽으로 촉지해간다. 당연히 동맥의 위치도 확인하여야 하고, 내경정맥의 주행을 매직으로 표시한다.

H1

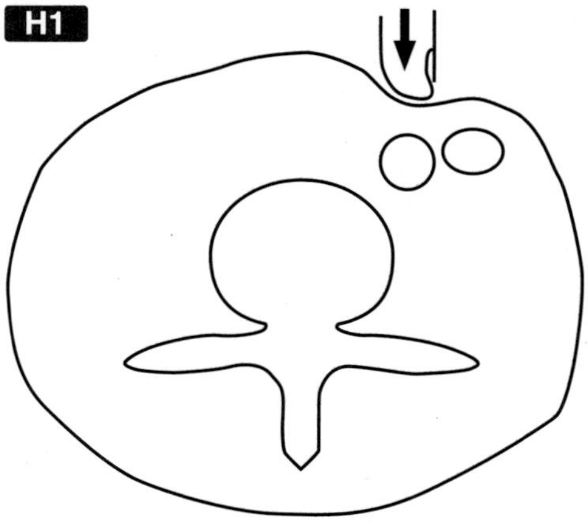

H2

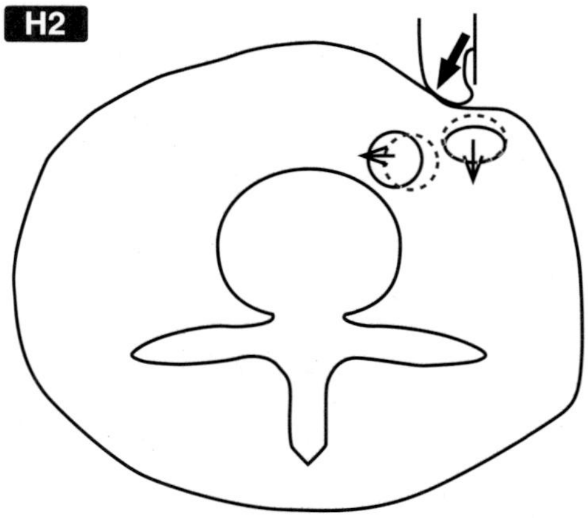

흉부 CT를 찍어 둔 경우, 경부까지 보인다면 총경동맥과의 위치 관계를 알 수 있다. 조영 CT에서는 갑상선, 총경동맥, 내경정맥을 잘 알 수 있으나 H3 a, 조영하지 않은 CT에서는 확인하기가 어렵다 H3 b. 보통 알기 쉬운 조영 CT에서 우심방부터 상대정맥, 완두정맥, 내경정맥의 주행을 확인하고, 대동맥에서부터 완두동맥, 총경동맥으로 주행을 확인해 가면서 연습을 해두면 조영하지 않았을 때도 자연스럽게 알게 된다. 평상시에도 CT 보는 연습을 해두는 것이 정확도를 높일 수 있는 방법이다.

H3
a

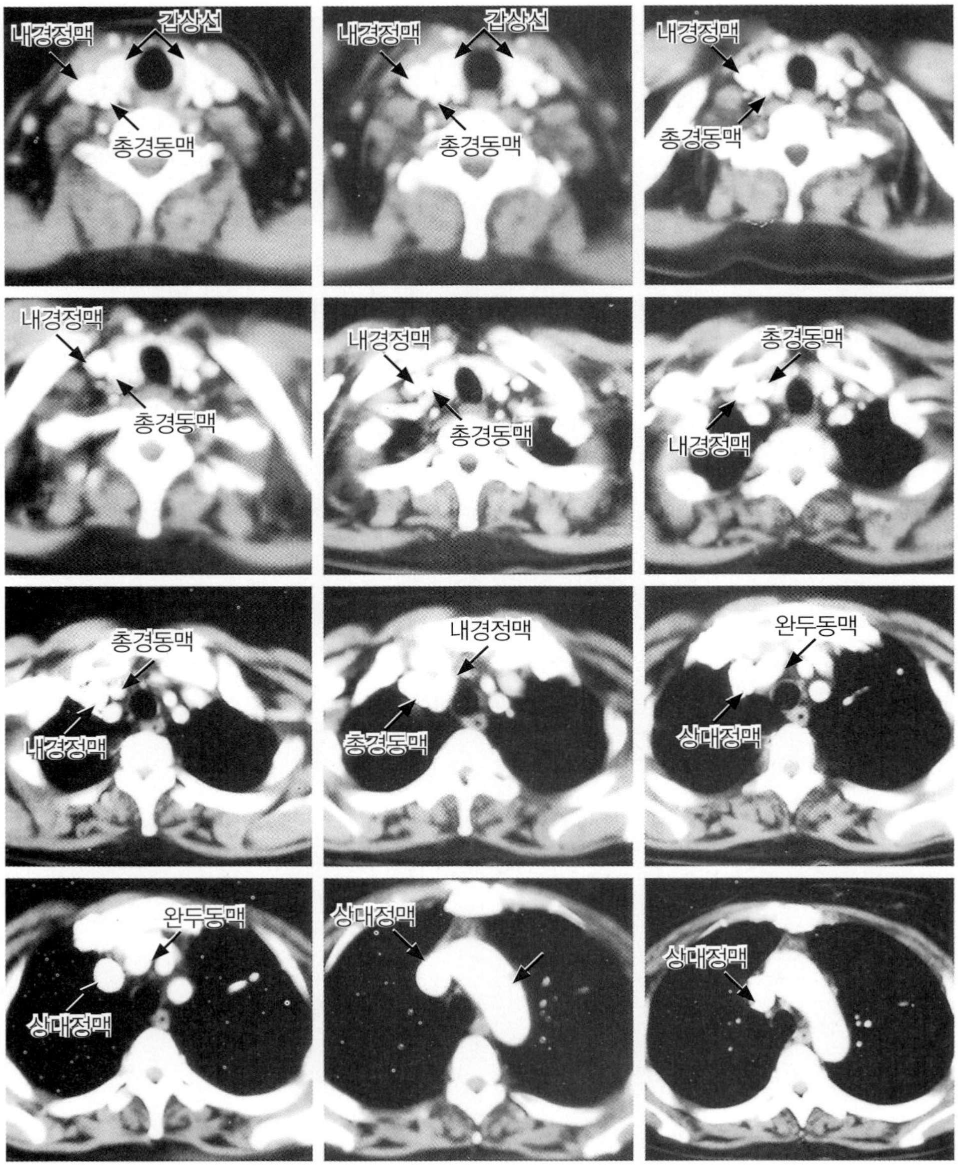

내경정맥(internal jugular vein)
총경동맥(common carotid artery)
상대정맥(superior vena cava)
완두동맥(brachiocephalic trunk)

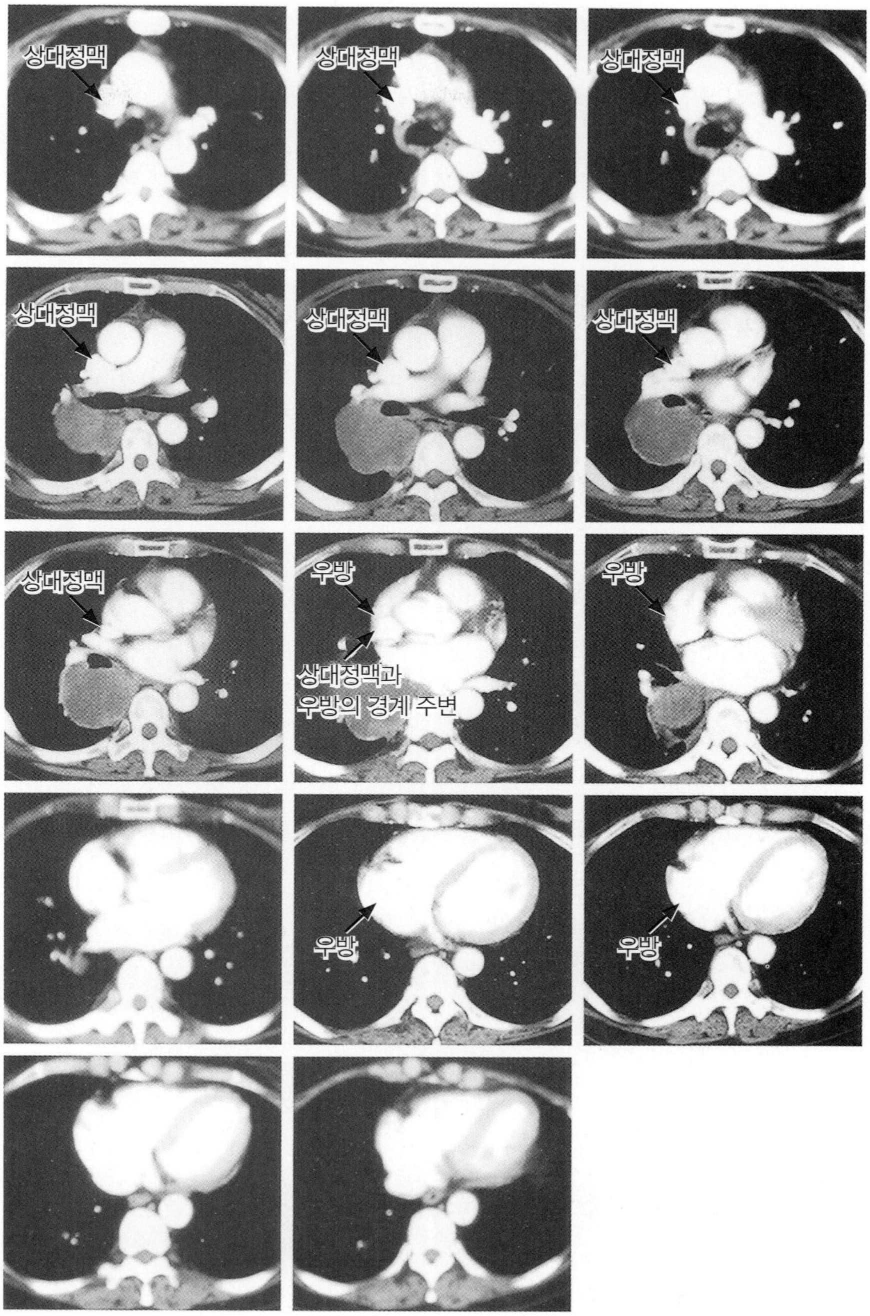

H3b 증례 1 증례 2

b

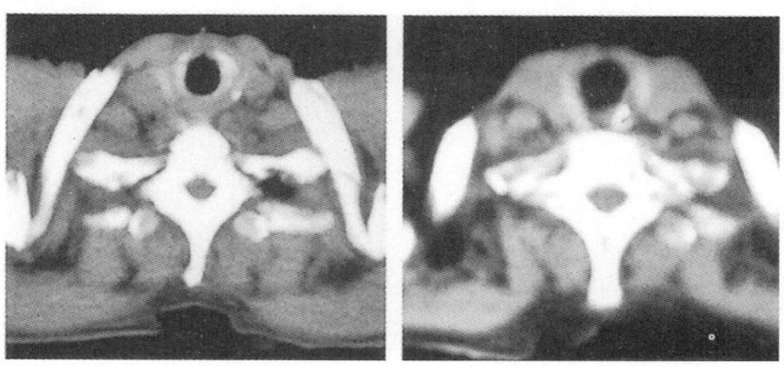

(2) 시범천자

고전적인 블라인드 방법으로 자입하는 방법, 내경정맥의 주행을 촉진으로 기억하고 자입하는 방법, 초음파 가이드하로 자입하는 방법은 각각의 자입 방향이 다르다는 것을 명확하게 구별해둔다. 우선은 고전적인 블라인드의 자입법에 대해서 설명하겠다.

(a) 고전적인 블라인드(blind) 방법으로 자입하는 방법

시범천자는 23G 바늘에 2ml의 실린지를 붙이는 것이 좋은데, 뒤에서 기술하는 1처럼 바늘의 길이가 짧은 경우도 있기 때문에 주의한다.

자입부는 윤상연골의 높이에서 총경동맥 바로 옆이다. 총경동맥의 가장 바깥쪽 부분에 자입하는 것이 좋다 H4. 필자는 경동맥삼각부위(carotid triangle)를 의식하지는 않는다.

또 **일반적으로 동맥을 안쪽으로 움직일 필요는 없다**. 그렇게 하면 기울이는 방법에 따라서 동맥은 자입점의 안쪽에 위치하게 되는데, 이는 바늘이 가는 방향에 동맥이 존재한다는 의미가 될 수도 있다 H5. 동맥은 움직이지 않고 만지기만 하여야 하고, 닿지 않도록 자입해야 한다.

자입 방향은 동측 유두로 향한다. **지면에 대해 너무 수직에 가까우면 가이드 와이어나 카테터가 들어가지 않는다**. 또 **약간 틀어져 혈관에서 빠지기 쉬워진다** H6. 따라서 가능한 수직이 되지 않도록 한다. 단, **너무 눕혀도 폐를 찌를 수 있기 때문에 주의**한다. 대개 45도 정도로 접근한다.

혈관에 닿았을 때의 길이는 확인해둔다.

시범천자에서 내경정맥에 닿지 않을 경우

1 **바늘이 짧아도 내경정맥에 닿지 않는 경우**가 있다. 과장이 아니다.

바늘을 피부에 대해 어느 정도 눕혀서 자입할 경우 **짧은 바늘은 내경정맥까지 닿지 않는데, 단순히 바늘이 짧아 천자가 불가능했다는 변변치 않은 결과**를 발생시키지 않도록 한다. 실제로 혈관에 자입하는 목의 높이는 윤상연골보다 약간 다리 쪽이다. 그 높이에서 **피부로부터의 깊이가 시상 방향으로 2cm 정도가 되는 것은 드문 일은 아니다**. 구체적으로 말하면 **1.5인치(3.81cm)**의 바늘을 피부에 대해 30도까지 눕히면 **시상 방향으로는 피부에서 1.9cm 정도 밖에 닿지 않는다**. 45도의 경우라면 2.7cm 까지 닿는다 H7 a. **1인치(2.5cm)**의 바늘로는 30도에서 **1.3cm까지**이다 H7 b. 그리고 **동측의 유두로 향하는 바깥쪽의 기울기를 더하면, 피부로부터 바늘이 닿는 깊이는 더욱 얕아진다**.

H4

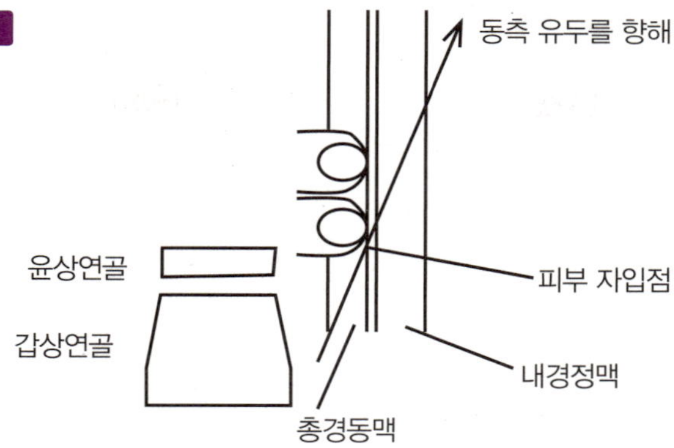
동측 유두를 향해
윤상연골
피부 자입점
갑상연골
내경정맥
총경동맥

H5

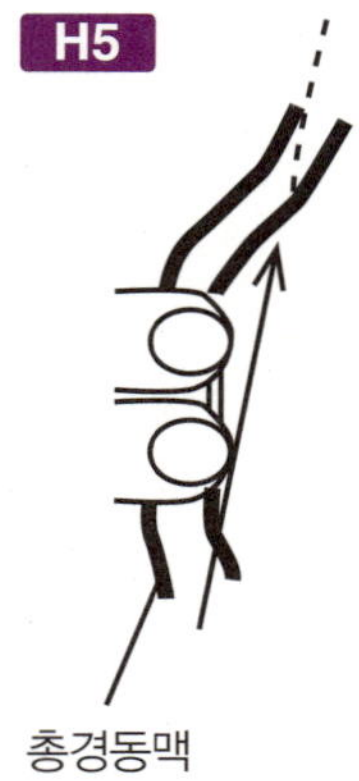
총경동맥

H6

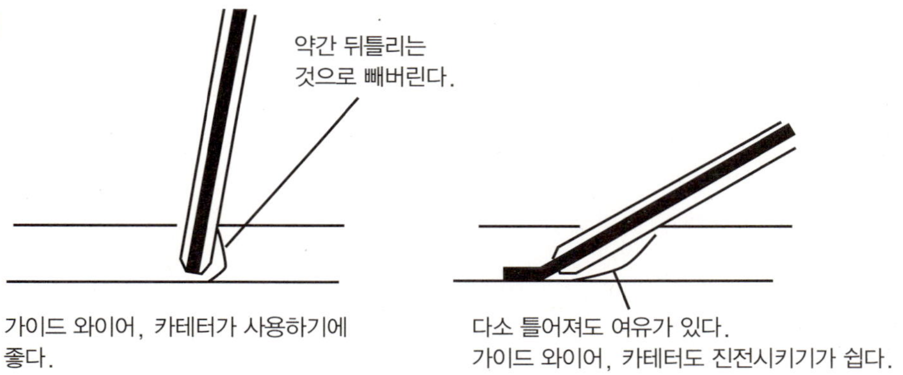
약간 뒤틀리는
것으로 빼버린다.
가이드 와이어, 카테터가 사용하기에
좋다.
다소 틀어져도 여유가 있다.
가이드 와이어, 카테터도 진전시키기가 쉽다.

H7

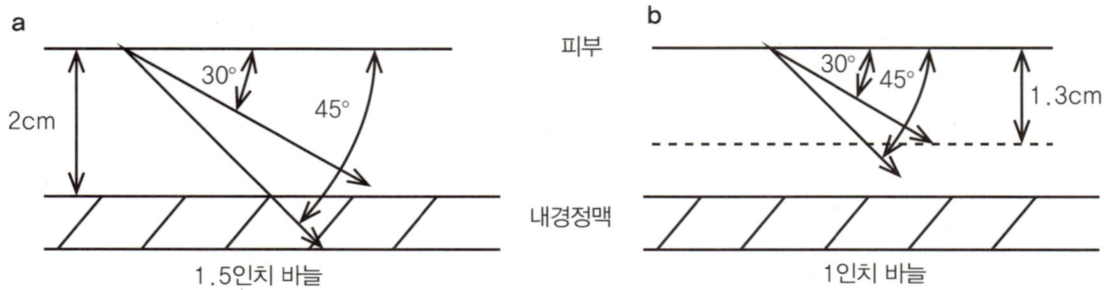
a
b
피부
30°
45°
2cm
30°
45°
1.3cm
내경정맥
1.5인치 바늘
1인치 바늘

2 혈관이 정상의 위치에 있지 않다.

우선은 자입점을 바꾸지 않고 부채형으로 흔들며 찾는다 H8. 그러나 바깥쪽 얕은 곳에 있을 경우에는 부채형으로 흔들기만 하면 시간이 아무리 흘러도 닿지 않는다 H9. 피부를 누르면 더욱 그러하다 H10. 그럼에도 닿지 않는 경우에는 자입점을 천자 별로 바꾸고 바깥쪽으로 바늘을 평행이동시킨다 H11. 바깥쪽까지 충분하게 평행이동해도 닿지 않으면 동맥보다 가까운 곳이거나 동맥의 바로 위, 바로 아래, 안쪽이 된다. 전술한 촉진을 통해 동맥 바로 위에 있을 것으로 판단했다면 피부의 자입점을 보다 안쪽으로 해서 동맥에 닿지 않도록 자입한다 H12. 그럼에도 닿지 않는다면 동맥 아래에 있을 가능성도 있으므로, 손가락으로 동맥을 안쪽으로 기울여서 바늘을 어느 정도 안쪽으로 평행이동시켜 자입한다 H13. 닿지 않는다면 안쪽을 향해 가볍게 부채모양으로 흔든다. 동맥을 안쪽으로 기울인 경우에는 전술한 H5처럼 동맥을 천자하기 쉽기 때문에, 피부와 그다지 접하지 않도록(어느 정도 세워서) 천자한다. 단, 너무 깊게 접근하면 추골동맥, 신경근 등을 찌를 수 있으므로 주의한다.

시범천자 결과 혈관에 닿았다면, 바늘을 뺄 때 주사기 내용물을 drape에 준비해 방향을 표시해두자.

(b) 내경정맥의 주행을 촉진으로 기억하고 자입하는 경우

(a)의 경우는 유두를 표적으로 하기 때문에 자입 방향은 바깥쪽을 향한다 H14 A. (b)의 경우는 지면에 수직으로 누르고 있기 때문에, 매직으로 그린 선과 동일한 축상에서 자입한다 H14 B. 매직으로 그린 직선이 유두를 향하고 있다면 A와 동일한 방향이 된다. 덧붙여 촉진을 통해 찾을 때는 피부에 수직으로 누르면 자입할 때 바늘이 안쪽으로 향하기 때문에 블라인드(blind) 방법으로는 위험하다. 반드시 **지면에 수직으로 눌러서 찾는다**. 또 촉진으로 총경동맥과 내경정맥이 겹치는 경우는 H12처럼 자입한다.

H8

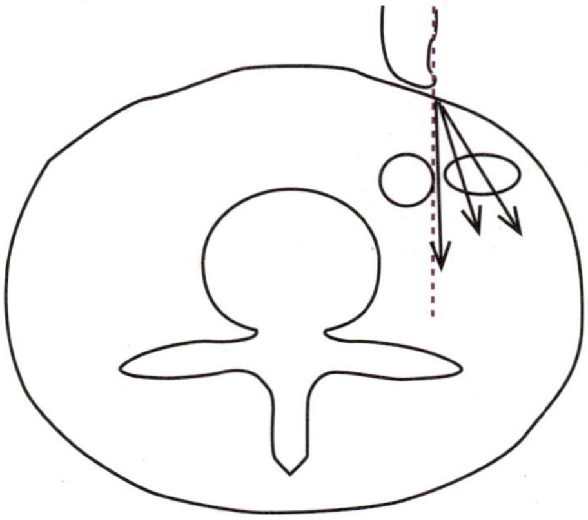

H9

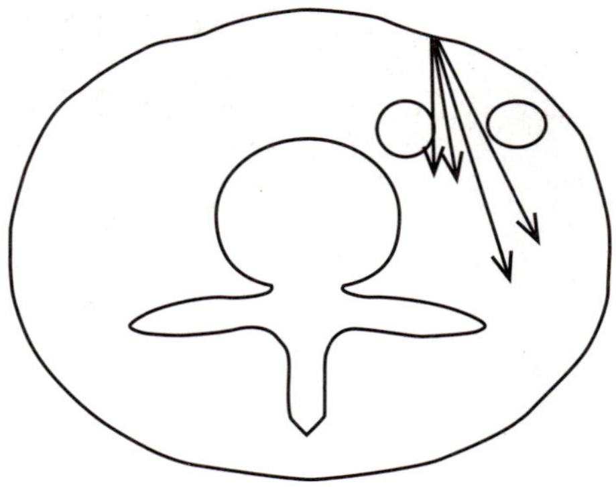

H10

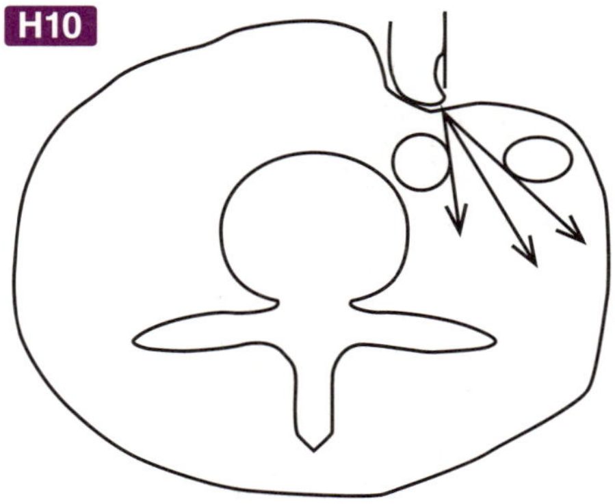

H11

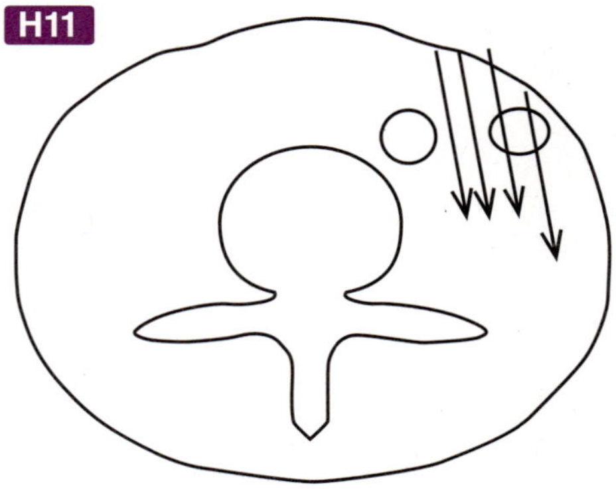

H12

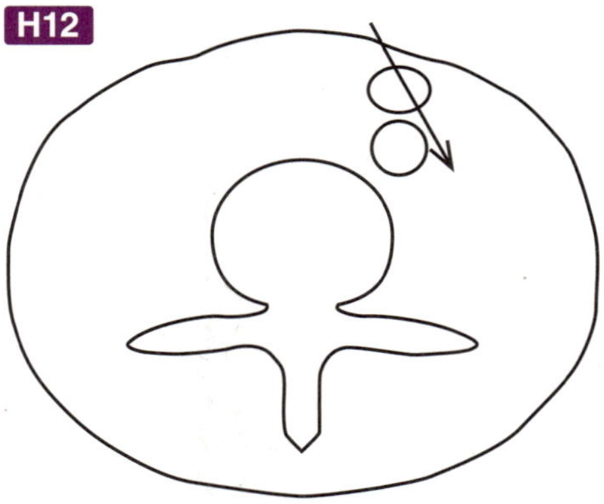

H13

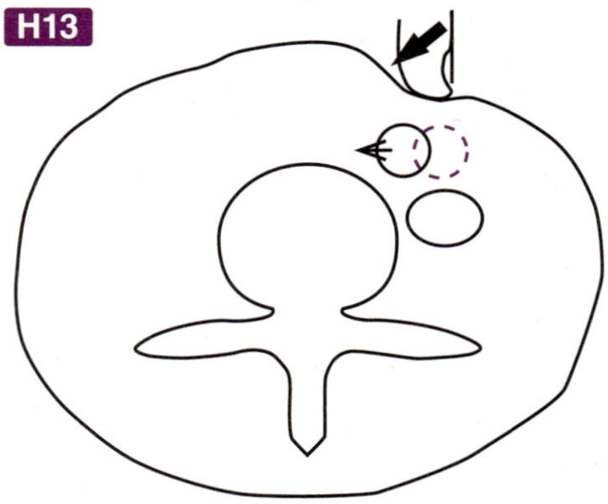

H14

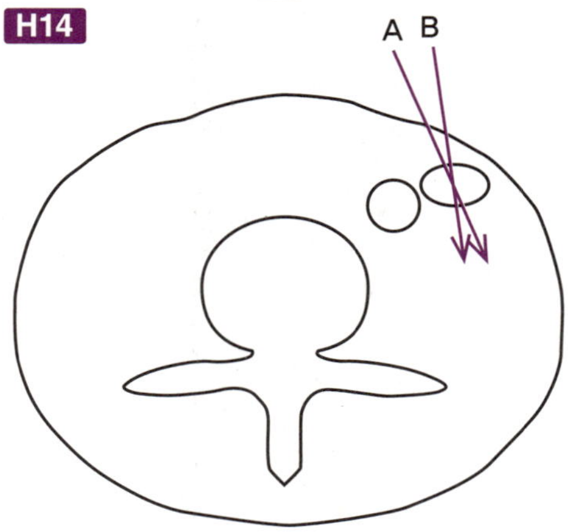

(c) 초음파 가이드하의 경우

초음파 가이드하의 경우에는 프로브를 피부에 수직으로 대었을 때 **H15**, 자입 방향을 약간 안쪽으로 향하기도 한다. 프로브를 지면과 수직으로 댄 경우 **H16** 에는 **H14** B와 동일한 방향으로 자입하게 된다. 먼저 초음파로 위치만 확인하고 블라인드로 자입하는 경우에는 매직으로 그리고서 (b)와 동일하게 하는 것이 좋다.

(3) 본천자

시범천자와 동일한 방향으로, 내경정맥을 관통할 정도로만 자입한다. **혈관을 관통하는 것이니 시범천자 시보다 1~2cm 깊다**. 혈관을 관통했다면 내침을 빼고, 헤파린 첨가 생리식염수가 든 주사기를 장착하여 카테터를 확실하게 유지하고, 주사기로 흡인하면서 천천히 빼낸다. 혈액을 뺀 지점에서 주사기를 떼고 가이드 와이어를 끼운다.

혈관을 관통했음에도 불구하고 혈액이 당겨지지 않을 경우

결합조직이 소, 탈수 등으로 내경정맥이 눌릴 것 같거나 쉽게 허탈하는 경우, 혈관을 관통한 뒤 내침을 빼고 카테터에 주사기를 장착해 흡인하면서 당길 때, **혈관 후벽을 흡인하는 바람에 혈관이 허탈한 채로 당겨져, 혈액이 흡인되지 않은 채로 빼버리는 경우**가 있다 **H17**. 그 경우에는

1. 머리를 숙여서(head down) 내경정맥을 두껍게 한다.
2. 세게 흡인하지 않는다.
3. 빙글빙글 돌려가면서 흡입한다. 그러면 조금씩 당길 수 있게 된다. 돌릴 때 흡인이 일시적으로 멈추기 때문에 혈관 내로 들어왔을 때 당긴다.
4. 혈관에 대해 평행한 느낌으로 천자한다.

   덧붙여 시범천자에서는 혈관을 통과하지 않고, 바늘이 얇기 때문에 혈액이 흡인되지 않는 일은 거의 없다.

혈액의 역류가 있음에도 불구하고 가이드 와이어가 들어가지 않는 경우

1. **주로 카테터을 유지하는 왼손이 움직였기 때문**이다.

   내경정맥을 관통하고서 카테터를 거치하기 위해 빼낼 때 왼손의 일부를 환자의 턱에 붙여 두면 안정하게 유지할 수 있다.

H15

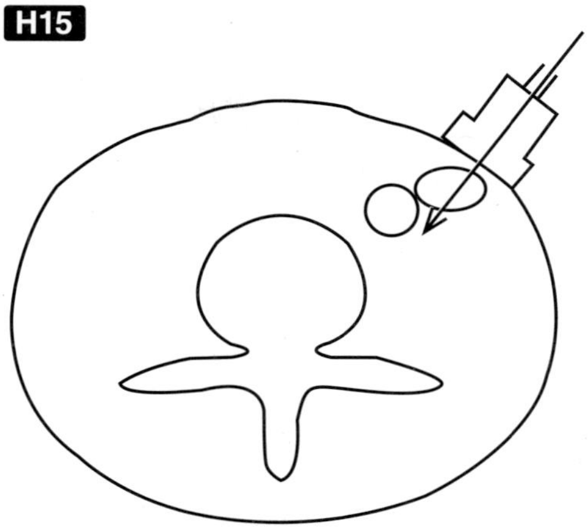

H16

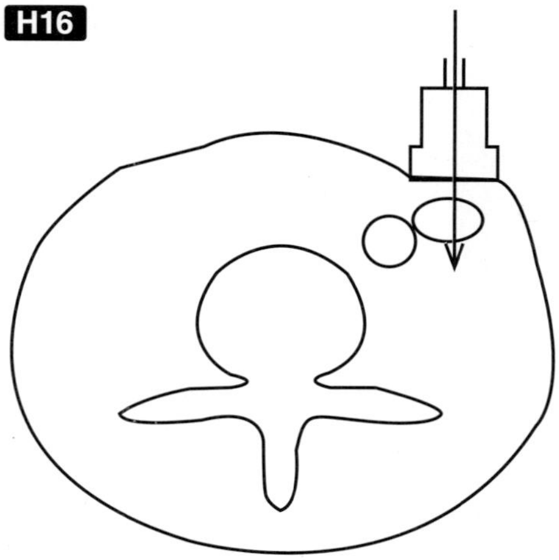

H17

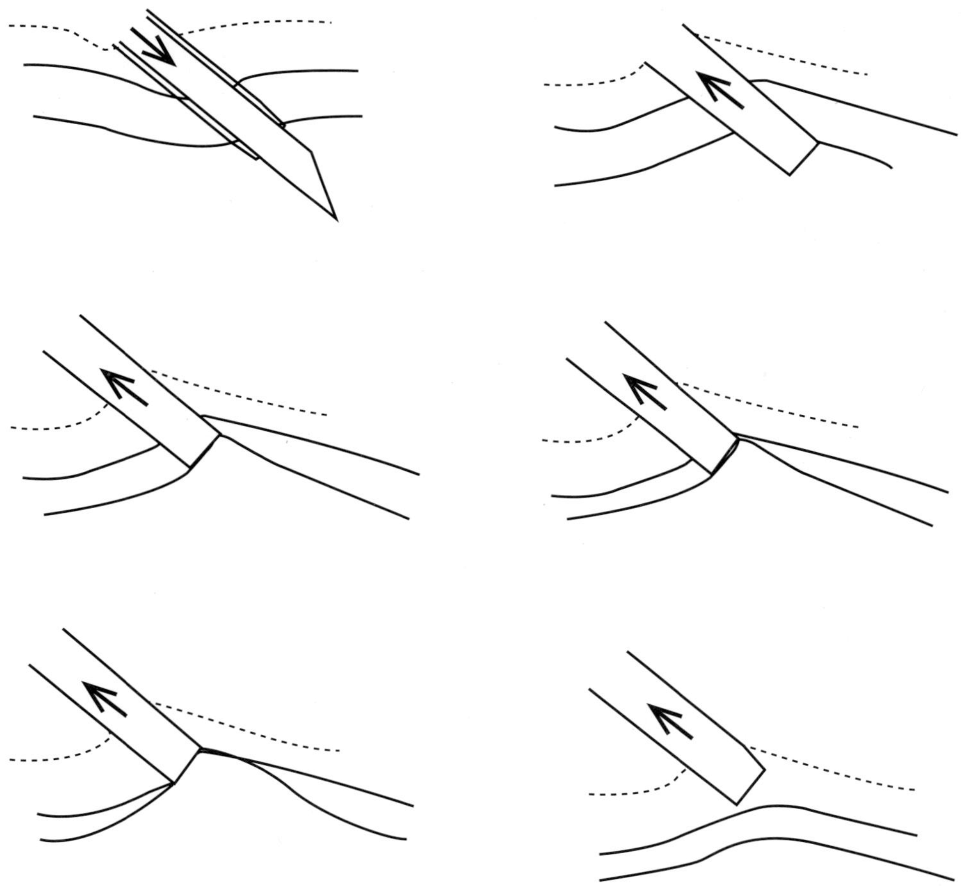

2 혈관에 대한 바늘의 각도가 너무 크다.

전술한 것처럼 본천자침의 카테터가 약간 틀어져서 빠지거나, 후벽에 먼저 닿는다. 또는 가이드 와이어가 먼저 혈관벽에 닿아버린다.

이에 대한 대책으로는

① 혈관 후벽에 먼저 닿았을 경우에는 카테터를 조금씩 빼고 가이드 와이어를 진행시켜 본다.

② 가이드 와이어를 회전시킨다. 회전에 대해서는 〈chapter 1〉을 참조.

③ 헤파린 첨가 생리식염수가 든 주사기를 카테터에 장착, 스쳐(brush)가면서 카테터를 진전시킨다. 이때는 혈관과 평행한 편이 진전시키기에 수월한데, 혈관이 깊은 곳에 있으면**(특히 대퇴에서 접근할 때)** **H18** a 주사기를 눕힌다 해도 카테터는 혈관과 평행이 되지 않는다 **H18** b. 이 때는 말초 측의 피부를 누르면 평행이 되어 진전이 쉬워진다 **H18** c. **가이드 와이어가 막힌 시점에서 시도해보는 것도 좋다**. 한편 **몇 번이나 들락날락하면 카테터가 당겨져 만곡이 생긴다**. 따라서 카테터를 회전시키면 출구 방향도 바뀌기 때문에, 시범삼아 한 번 해보도록 한다. **가이드 와이어를 사용하지 않고 single lumen 카테터를 직접 넣을 경우에는 특히 이 방법들이 효과적이다**.

④ 바늘을 눕혀 재천자한다. 목이 짧은 사람은 바늘의 자입이 혈관에 대해서 수직이 되기 쉽다. **아무리 해도 바늘이 수직이 되는 경우에는 주사기를 장착하지 않고 천자한다**. 그러면 전체 길이가 짧아지므로 바늘을 제대로 눕힐 수 있다.

가이드 와이어의 끝이 카테터에서 나올 정도로 불완전하게 넣었다면, 카테터를 한 번 뿌리까지 넣어야 한다. 얼굴은 정면을 향하게 하고 일단 가이드 와이어를 뺀 뒤 혈액의 역류를 보고, 동맥에 들어있지 않은 것을 확인한다. 내경정맥에 들어가 있을 경우에도 머리를 숙여서(head down) 정맥 내압이 높아지면 분출하여 혈액이 나오는 경우도 있는데, 숙인 머리를 되돌리거나 강한 박동성이 아니라는 점, 혈액의 색깔 등으로 판단할 수 있다. **이런 식으로 약간의 주의를 기울이면 동맥에 두꺼운 카테터를 넣어버리는 최악의 상황은 피할 수 있다**. 또 이 시점에서 카테터는 확실하게 내경정맥으로 들어가 있기 때문에, 가이드 와이어 방향을 정할 때도 안심할 수 있다.

카테터가 팔 쪽으로 가버릴 경우

카테터가 얇은 혈관에 들어 있기 때문에, 카테터를 넣은 뒤 메인 루트에서는 혈액이 흡인되지만, 카테터 역 구멍에서부터는 종종 당겨지지 않는다 H19. 혹은 나중에 X선 사진을 확인하면서 깨달을 수도 있다.

그렇게 되지 않도록 하기 위한 예방책은

1 전술한 것처럼 카테터을 근원까지 넣은 후에 얼굴을 정면으로 돌린다.

얼굴을 정면으로 돌리는 이유는 카테터를 피부에 고정할 때도 필요하기 때문이다. 수술 종료 후 환자는 정면을 향한다. 얼굴을 가로 방향으로 둔 채 고정하면, 얼굴을 정면으로 기울일 때에 고정부가 바깥쪽으로 당겨져 카테터가 살짝 빠지고, 근원에서 굴곡하는 원인이 된다 H20.

H18

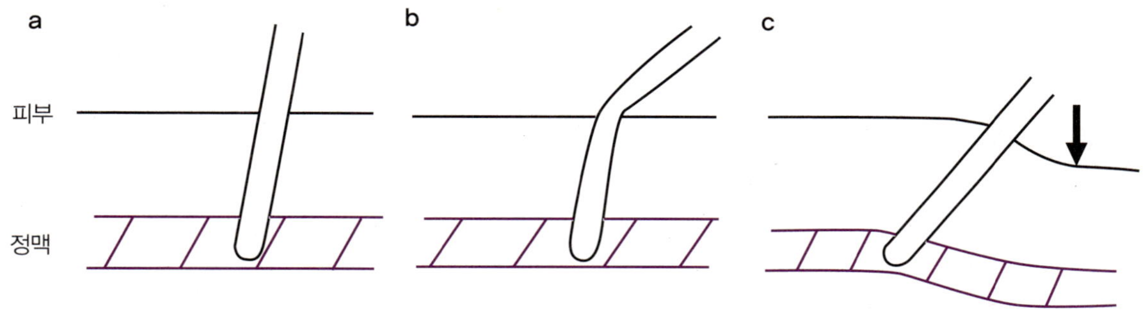

H19

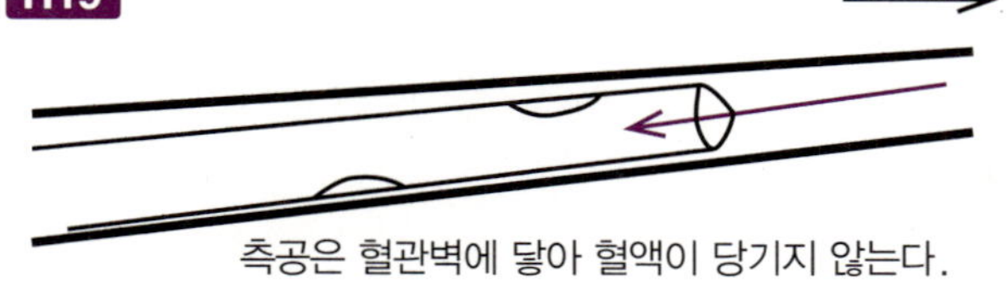

H20

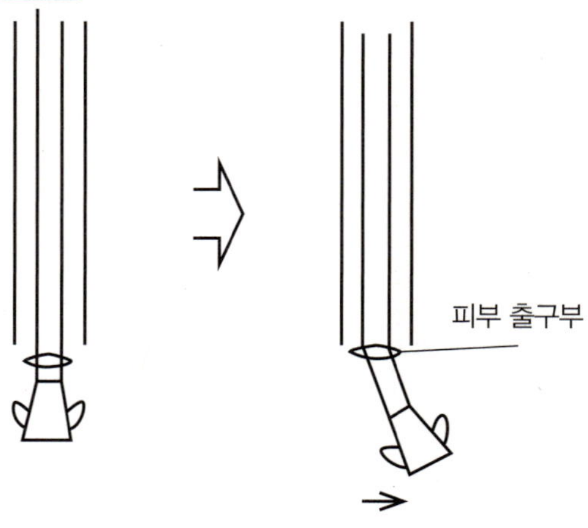

2 가이드 와이어 끝이 왼쪽으로 휘어지도록 삽입한다 H21 ①.

3 가이드 와이어를 재삽입할 때는 **카테터를 우측으로 기울이면서 넣는다** H21 ②. 그러면 카테터 끝은 중심 정맥으로 향하게 된다

4 **확장기(dilator)를 90도 시계 반대 방향으로 회전시킨다.**

확장기는 자입 시에 조직에 의해 당겨져, H22 처럼 만곡이 생긴다. 그렇기 때문에 확장기의 휘어진 끝을 심장 측으로 향하게 한다.

즉, **확장기를 자입했다면, 일단 가이드 와이어를 끝이 확장기의 속으로 숨을 정도로 뺀다.** 가이드 와이어를 전부 빼도 좋으나 바로 다시 넣을 수 있도록 깔끔하게 가이드 와이어 케이스로 돌려놓는다. **확장기를 90도 시계 반대 방향으로 회전시킨다** H23. 그리고서 **가이드 와이어를 진전시킨다.**

5 **우측 어깨를 머리 쪽으로 이동시키면** H23 ③, 혈관의 주행은 심장으로 향한다.

6 **머리를 우측으로 기울인다.** 역시 혈관의 주행이 심장으로 향한다.

1, 2, 3, 4는 간단하게 할 수 있기 때문에 평상시에도 시행해야 한다.

그래도 안 된다면 CV **카테터를 피부에서 7cm 정도 들어간 지점에서 한 번 빼고,** 90도 시계 반대 방향으로 회전시켜 5, 6을 시행해 진전시켜 본다. 여기까지 하면 팔 쪽으로는 향하지 않을 것이다. 그러나 아무리 해도 안 된다면, 가이드 와이어를 넣은 뒤 중심 정맥 카테터를 빼고, 본천자의 카테터을 넣고 가이드 와이어를 한 번 뺀 뒤 다시 순서대로 시행한다.

카테터는 중심정맥 이외의 여러 좁은 혈관에 갈팡질팡하며 들어간다. 위에서 설명한 것처럼 진전시키는 방향은 중심정맥으로 향하도록 한다.

피부를 절개할 때 확장기(dilator)의 방향과 다른 방향으로 잘리는 경우가 있다. 그렇게 되면 **확장기의 진전 방향이 가이드 와이어와 달라져, 가이드 와이어가 휘어져**버린다 H24. 피부를 절개할 때 가이드 와이어에 맞춘다. 이때, **칼날 부분을 가이드 와이어로 기울 때 가이드 와이어가 잘리는 일이 없도록** 충분히 주의한다. 피부를 자를 때는 왼손으로 전후의 피부를 신장시키면 절개하기가 수월하다. 확장기는 회전시키면서 천천히 진전시킨다. 확장기를 진전시키면서 부지런하게 가이드 와이어를 1, 2cm 들락날락거리면서 가이드 와이어가 부드럽게 움직이고, 굴곡하지 않은 것을 확인한다.

저항이 없어졌다면(정맥까지 들어갔다면) 그 이상 진전시키지 않도록 한다. 이후의 테크닉은 특별한 것이 없기 때문에 생략한다.

H21

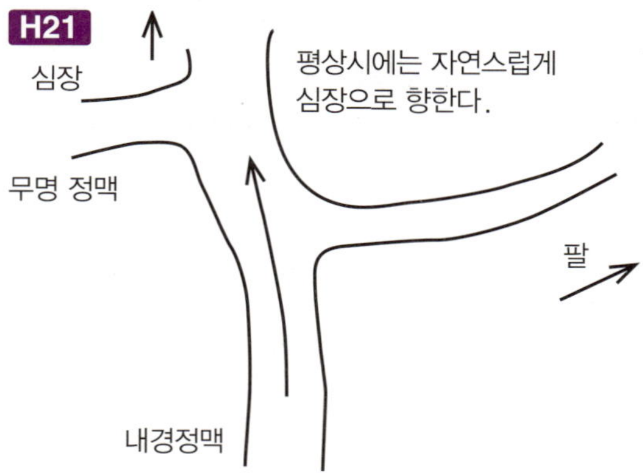

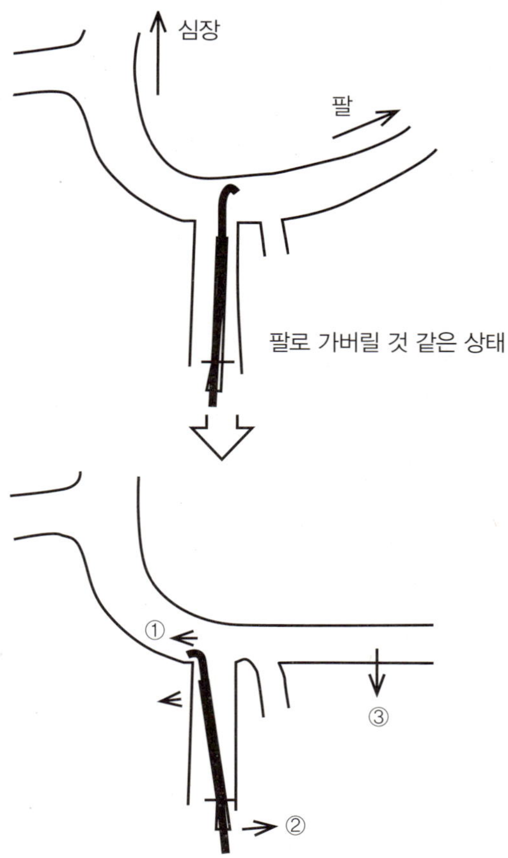

H22

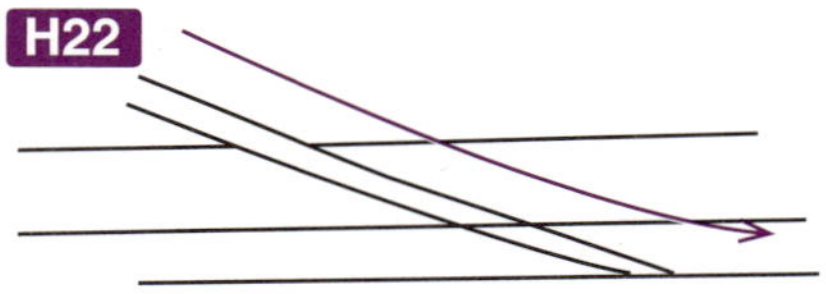

H23

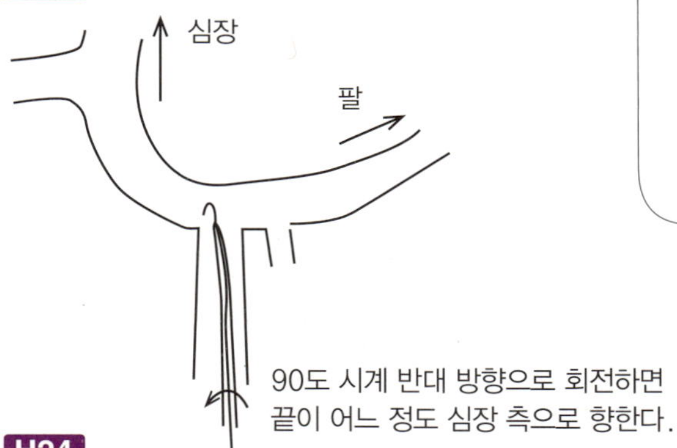

H24

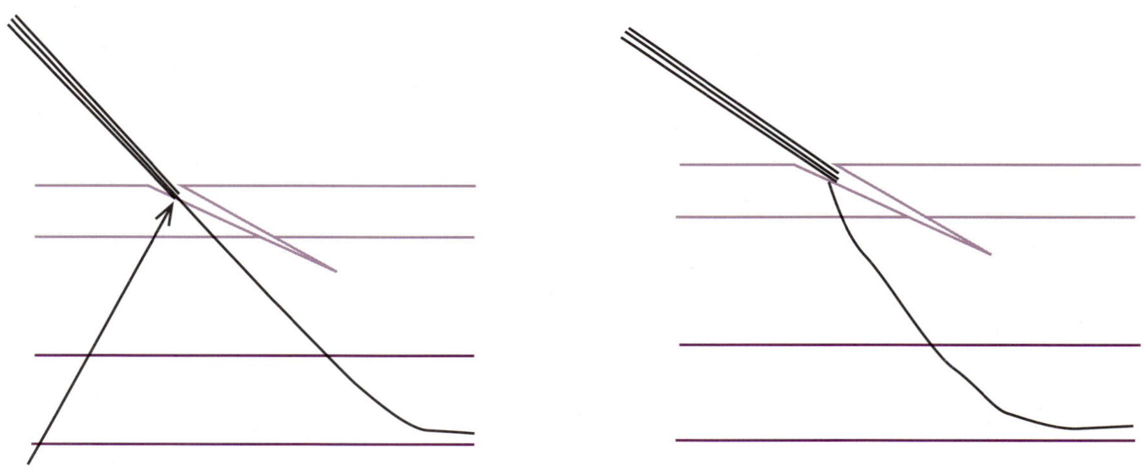

여기서 저항이 있다면 미끄러지고, 저항이 작아 잘려진 공간으로
확장기(확장기)가 진전해버린다. 그리고 가이드 와이어가 굽어버린다.

2 초음파 가이드하 천자

(1) 소독 전에

어느 면에서 혈관의 위치를 파악하는가 하는 것이 문제이다. **프로브가 바닥에 대해 수직이라면** H16, 영상을 확인하기 어려울 수 있다. 목이 짧은 경우에도 공간이 없기 때문에 천자하기 어려운 경우가 있다. 그러나 바늘은 안쪽으로 쉽게 향하지 않기 때문에 합병증의 위험성은 낮은 것으로 보인다. **프로브가 피부에 대해 수직이라면** H15 바늘의 방향이 안쪽으로 향하기 때문에 바늘 끝을 명확하게 확인하지 않으면 지주막하천자, 동맥천자 등 중대한 합병증이 발생할 확률이 높아진다. 하지만 피부에 가까운 위치에서 혈관을 파악할 수 있으므로 증례에 따라서 적합한 접근법을 선택한다.

초보자는 화면을 보면서 바늘과 초음파 프로브를 조작하는데, 그러면 점점 초음파 프로브의 위치가 틀어져 위치를 정하기가 어려워진다. 혈관의 장축에 대해서 직각으로 프로브를 댈 수 없거나, 좌우로 틀어져버린다. 소독 후에 구멍이 난 포를 덮은 뒤라면, 프로브를 원래의 지점으로 되돌리려 해도 목표점이 확실하지 않기 때문에 더욱 위치를 정할 수 없게 된다.

이를 예방하기 위해서는 소독 전에 혈관을 초음파로 파악하고, 매직으로 그려둔다. 우선 혈관을 단축상으로 확인한다 H25. 프로브로 피부를 누르면 **동맥은 쉽게 눌리지 않고, 정맥은 눌린다** H26. 영상 중앙에 내경정맥이 오도록 프로브를 장축 방향으로 평행이동시킨다 H27. 프로브를 혈관 장축상에서 평행이동하고, 젤리가 매직에 묻지 않도록 두 군데에 표시를 해둔다 H28. 이때 프로브를 대는 방법은 바닥에 대고 움직이지 않도록 한다(1 (2) (c) 참조). 프로브를 90도 회전시켜 혈관 장축상을 파악하고, 표시 사이에 혈관이 주행하고 있는 것을 확인한다 H29. 다시 프로브를 90도 회전시켜 단축상을 얻고, 프로브를 부채형으로 흔들어 혈관이 영상 중앙에 있다는 것을 확인한다 H30. 단축상에서 혈관을 확인하고, 부채형으로 흔들어 프로브의 방향을 항상 영상의 중심에 오도록 설정했다면, 장축과 직각이 된다.

젤리를 깨끗하게 닦아내고 두 군데를 통과하는 선을 긋는다 H31. 이렇게 매직으로 그려두면 프로브를 원래 장소로 바로 되돌릴 수 있다. 초보자는 이러한 방법을 쓰는 것이 전체적으로 봤을 때 시간이 걸리지 않고, 안전하고 확실하다. 위치가 정해지지 않아도 그대로 되돌릴 수 있고, 지도하는 입장에서도 안심하고 참관할 수 있다.

H25

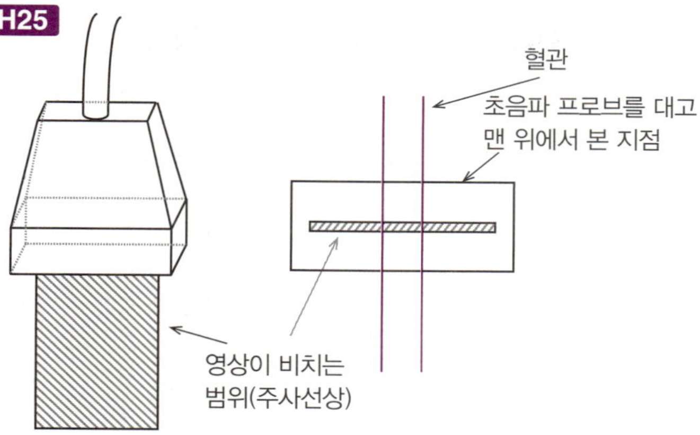

H26

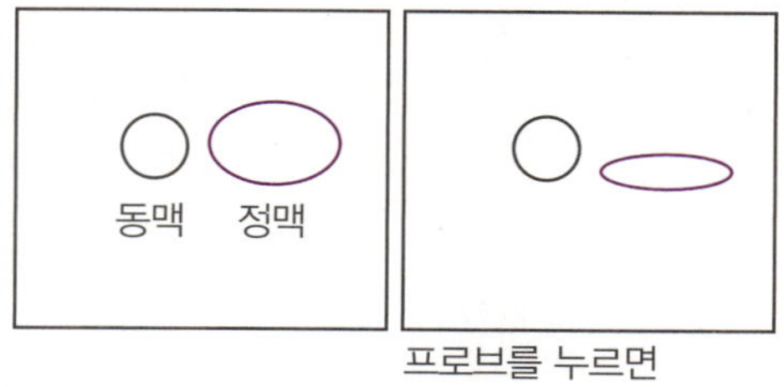

H27

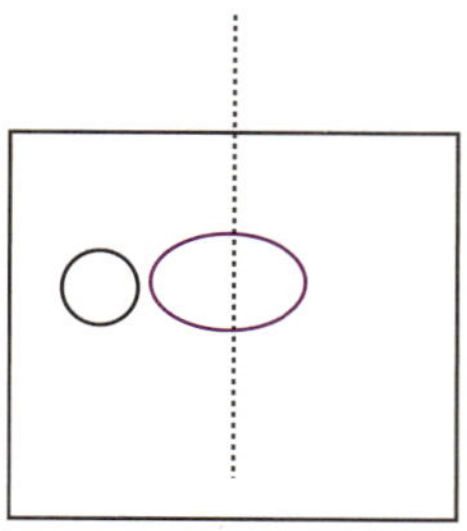

H28

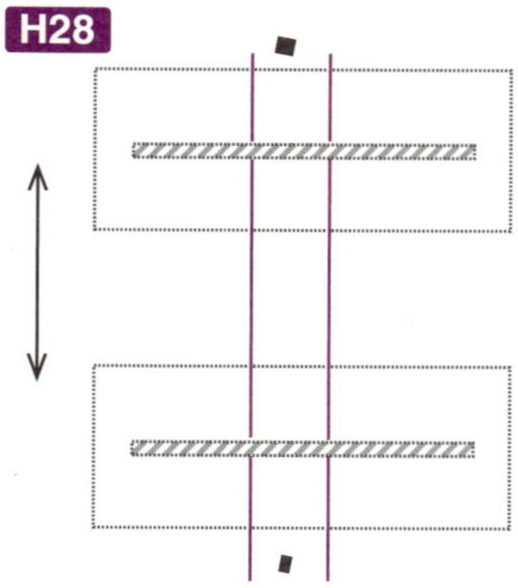

H29

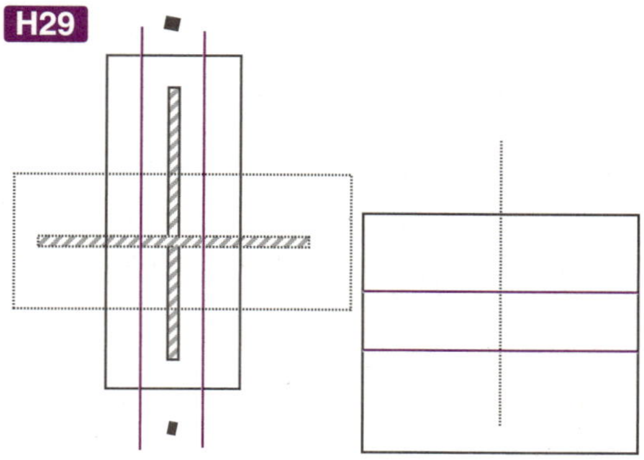

H30

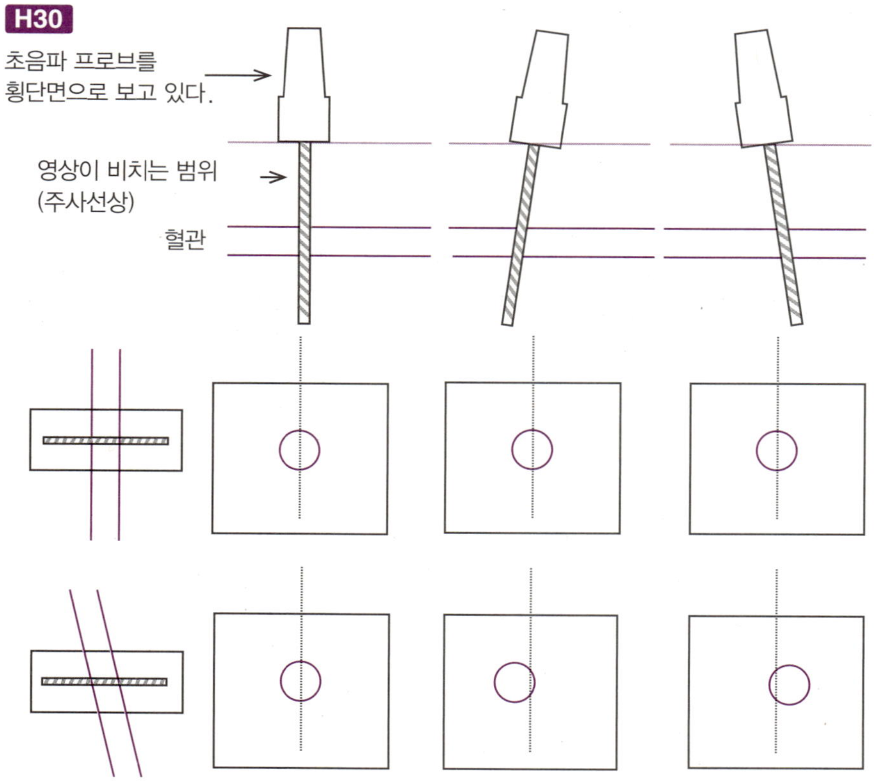

H31

(2) 천자

초음파로 영상의 중앙에 정맥 단축상을 확인하고, 피부에서 혈관까지의 깊이를 확인한다. 그리고 피부 상의 바늘 자입점을 정한다.

바늘을 눕힌다는 느낌으로 자입하는 것이 혈관이 얇을 때는 유리하고, 초음파 상에서의 바늘의 시인성도 좋다. 그러나 목이 짧을 때는 세운다는 느낌으로 자입한다.

두 가지 각도를 기억해두자. 기본은 1:2의 각도. 다음은 1:1의 각도 H32. 각도가 정확하게 어느 정도인지 이미지화하기 위해서 종이를 접어서 세워보는 것도 좋은 방법이다.

자신의 엄지 손톱 크기 정도로 떨어뜨리고, 그것을 기준으로 한다.

매직으로 그린 선상에 바늘을 자입한다. 우선은 바늘을 피하까지 자입한다. 영상이 양호하게 확인된다면 그 정도에서 프로브를 흔들고, 주사선을 이쪽으로 기울인다 H33. **바늘을 명확하게 확인하기 위해서는 바늘과 프로브의 각도가 직각에 가까워야 한다** H34. 평행에 가까우면 바늘을 확인하기가 어려워진다. 초음파 가이드하에서는 영상을 확인하면서 바늘을 진전시키기 때문에, 실제 바늘이 어느 방향을 향하고, 어느 정도의 깊이까지 들어갔는지, 바늘에 대한 각도는 어느 정도인지 실시간으로 확인하기 어렵다. **바늘 끝을 확실하게 파악하지 않으면 초음파 가이드하천자는 매우 위험해진다** H35.

우선은 얕은 지점에서 바늘 끝을 확인한다. 얕은 지점에서는 바늘 끝을 영상 중앙으로 확인하기 쉽다. 프로브를 머리 쪽으로 평행이동한다 H36. **혈관 단면상을 영상의 중앙에 두면서 이동**한다. 그러면 밝게 빛나는 바늘을 확인할 수 있다. 밝은 점이 많아 어느 부분이 바늘인지 판별하기 어려울 때는 프로브를 신속하게 장축 방향으로 움직여본다. 깊이가 이동해가는 연속성 있는 밝은 점이 바늘이다. 또 바늘과 프로브의 각도가 수직에 가까우면 음향음영도 참고가 된다. 바늘이 어느 정도 깊이 들어가 있으면 영상면의 주사선을 다리 쪽으로 움직이는 것도 방법 중 하나이다. 즉 바늘과 프로브를 평행하게 근접시키는 것이다. 이것으로 영상에서 바늘의 밝은 점은 상하로 길어진다.

H32

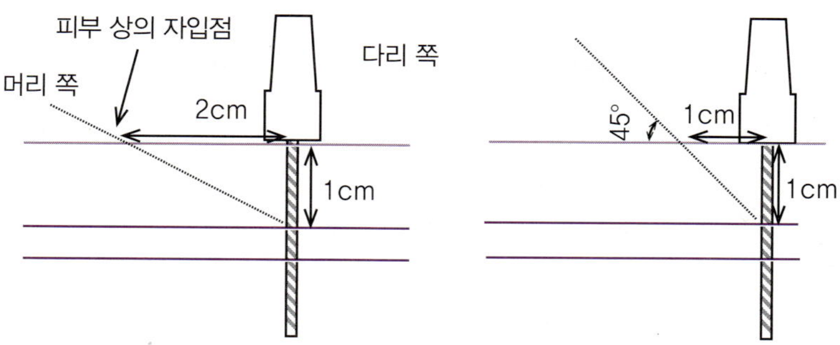

H33

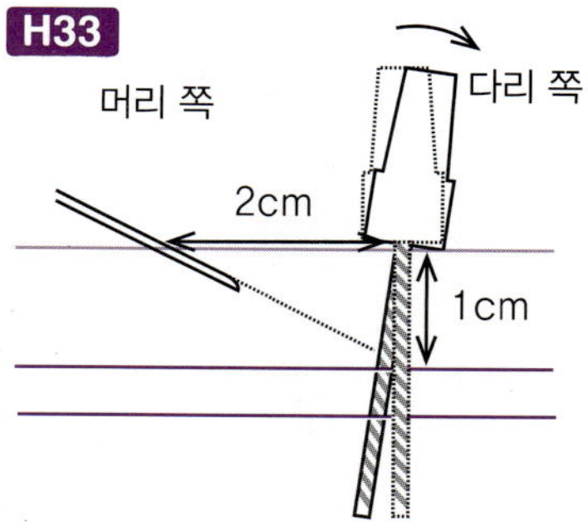

H34

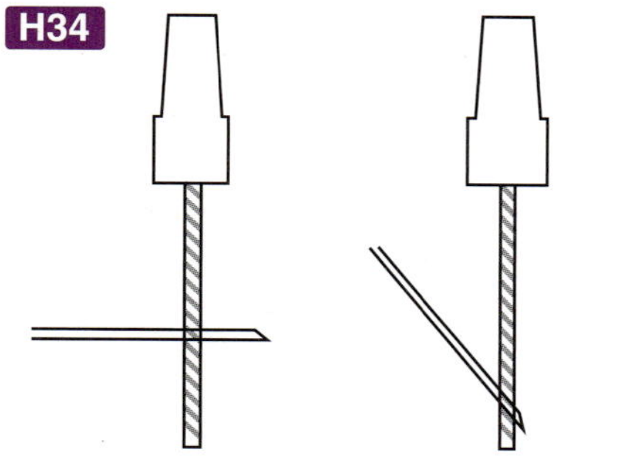

바늘을 가장
시인하기 쉽다.

평행에 가까워질수록
불명료해진다.

H35

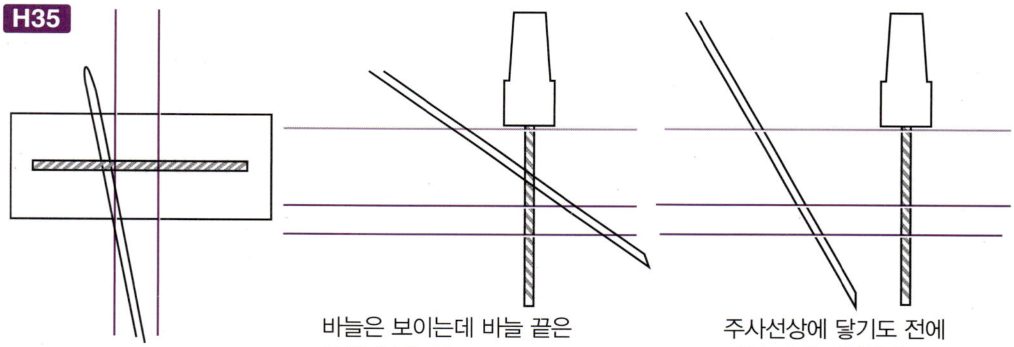

바늘은 보이는데 바늘 끝은
보이지 않는다.

주사선상에 닿기도 전에
너무 깊게 자입했다.

H36

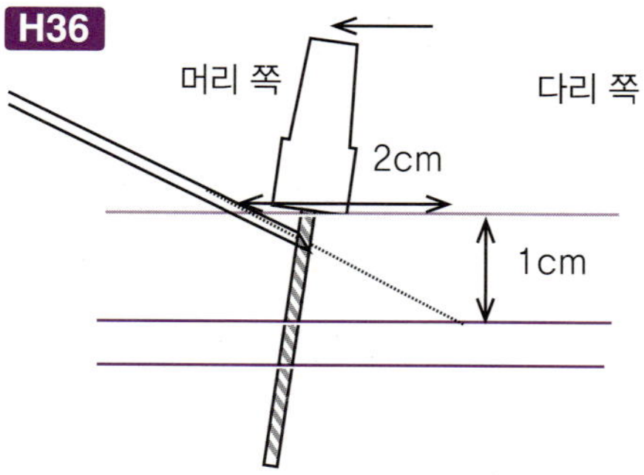

만일 바늘의 끝이 영상의 중심에 위치하지 않으면, 초음파 프로브는 그대로 둔 채로 바늘을 부채형으로 움직여 영상의 중앙으로 가져온다 H37. 프로브를 약간 전후로 이동시키면 고휘도의 바늘이 보였다 사라졌다 하는데, 이것으로 바늘의 끝을 확인한다 H38. 프로브를 부채형으로 흔들어 확인하는 것도 좋은 방법이다 H39. 단, 주사선을 너무 다리 쪽으로 움직이면 잘 안보이게 되기 때문에 H40 **머리 쪽을 중심으로 움직인다.** 얕은 지점에서는 프로브를 크게 흔들지 않는 이상 확인되는 지점에 그다지 변화가 없기 때문에, 비교적 깊은 위치에 도달한 후에 좌우로 눕히면서 움직이는 것이 좋다.

프로브를 바늘 끝이 보이지 않을 때까지 다리 쪽으로 평행이동한 뒤, 일단 정지한다. 바늘을 영상에 보일 때까지 진전시킨다. **바늘 끝이 근접하면 주변의 조직이 움직인다.**

이후 혈관까지 같은 작업을 반복한다.

바늘 끝이 혈관 윗벽에 닿으면 혈관이 패이기 때문에, 그것으로 알 수 있다 H41. 혈관 윗벽까지 오면 가볍게 눌러서 관통시킨다.

바늘 끝이 혈관에 충분하게 가까워진 후에 혈관으로의 자입이 어려우면, 그 자리에서 바늘을 약간 세워 진전시킨다.

H37

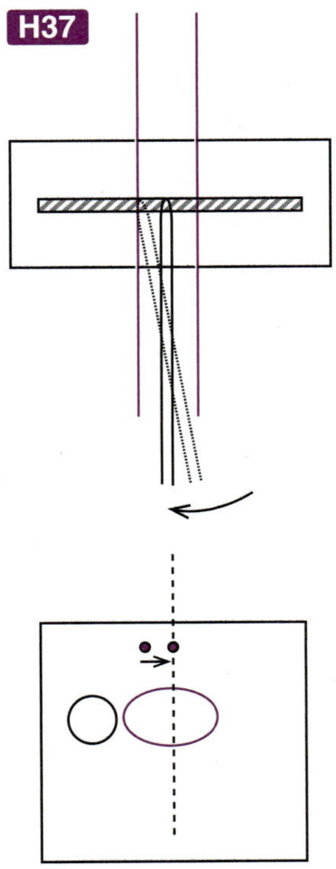

H38

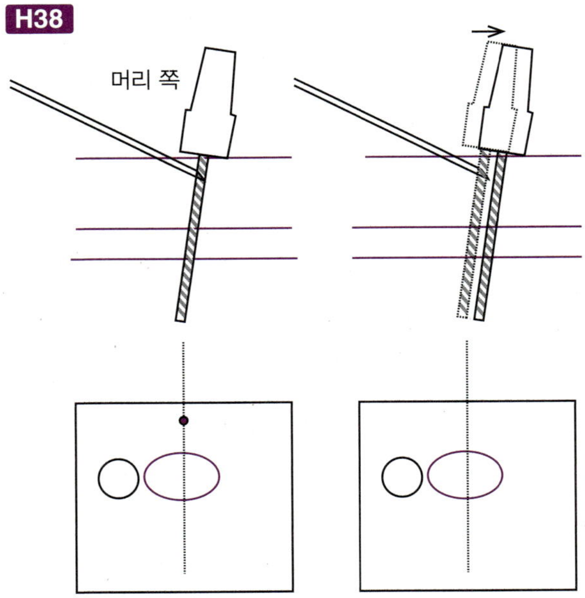

Swan-Ganz 카테터와 IVH 카테터를 동측의 내경정맥에 넣는 경우

가이드 와이어를 먼저 2개 넣는데, 첫 번째는 머리 쪽에 삽입한다. 머리 쪽으로의 삽입이 가능하다면, 두 번째는 먼저 넣은 가이드 와이어를 자연스러운 상태로 하고 가이드 와이어의 주행을 이미지화해서 접근해간다. 두 번째는 간단하다.

우측 쇄골하정맥천자 시에 머리 쪽으로 가지 않도록 하기 위해서는

1. 쇄골하정맥천자 시에는 확장기(dilator)를 시계 방향으로 회전시킨다 H42.
2. 어깨를 머리 쪽으로 든다 H43.
3. 머리를 우측으로 기울여 우측을 향하게 한다.

H39

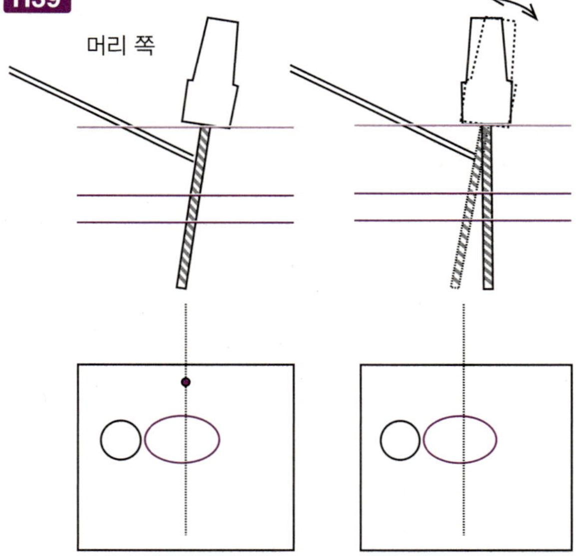

H41

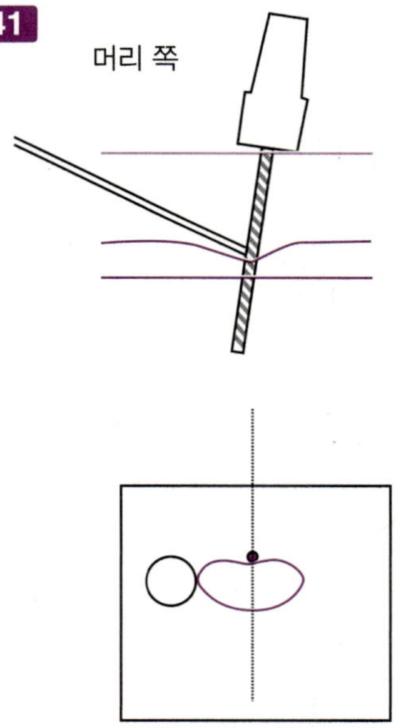

H40

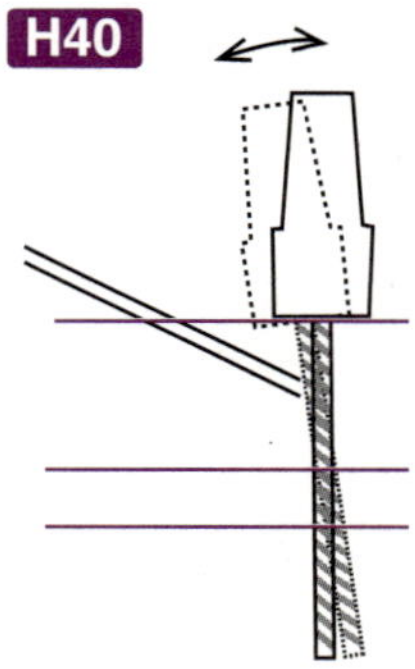

시인성이 저하한다.

H42

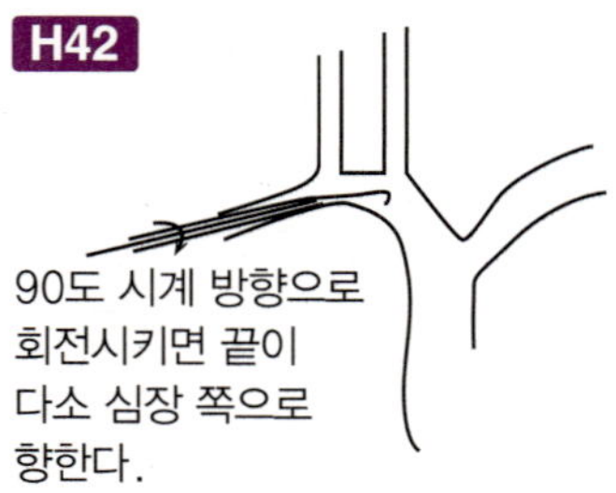

H43

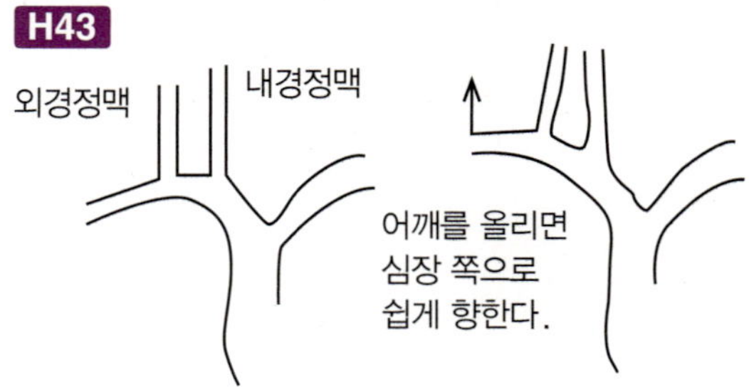

CHAPTER 9

폐동맥카테터 (Swan-Ganz Catheter)

폐동맥카테터는 1970년 Swan 등에 의하여 처음 소개된 이후 수술실, 중환자실에서 중심정맥압, 폐동맥압, 폐동맥쐐기압, 심박출량을 측정하여 환자의 혈역학적 변화를 감시하기 위하여 널리 이용되고 있다.

1 우측 내경정맥에서 삽입할 경우

Swan-Ganz 카테터의 자입은 내경정맥천자와 동일하다. 각 부위의 파형에 대해서는 대부분의 교재에서 상세하게 다루고 있으므로 다른 책을 참고로 하기 바란다. **이 챕터에서는 폐동맥으로 진전시키는 데 어려움이 따르는 경우에 필요한 테크닉에 대해 설명한다.**

(1) 천자 전에 염두에 두어야 할 것

우선 흉부 X선 사진을 보고, 삼첨판(tricuspid valve)까지의 거리가 몇 cm나 될지 예상한다. 미리 자기 손가락을 펴면 몇 cm가 되는지, 손가락의 길이는 몇 cm인지를 확인해둔다 **1**. 심음영과 척추 우연이 교차하는 지점에서 우측 쇄골 상연까지의 거리를 잰다 **2**. 그리고 sheath를 넣은 후에 실제로 쇄골 상연에서 sheath 입구까지 몇 cm 정도 되는지를 보고, 그만큼을 더한다 **3**. 삼첨판의 실제 위치는 아니지만, 카테터의 만곡이나 휘는 것을 고려해 편의적으로 그렇게 생각한다. 예로 든 그림에서는 합쳐서 32cm정도 된다. 흡기시와 호기시에서 X선을 각각 비교해보면 몇 cm 다른데, 대부분 인지를 하는 것이 알지 못하는 것보다 낫다. 대게 피부에서부터 30cm 전후에서 우심실로 들어가는 경우가 많다.

I1

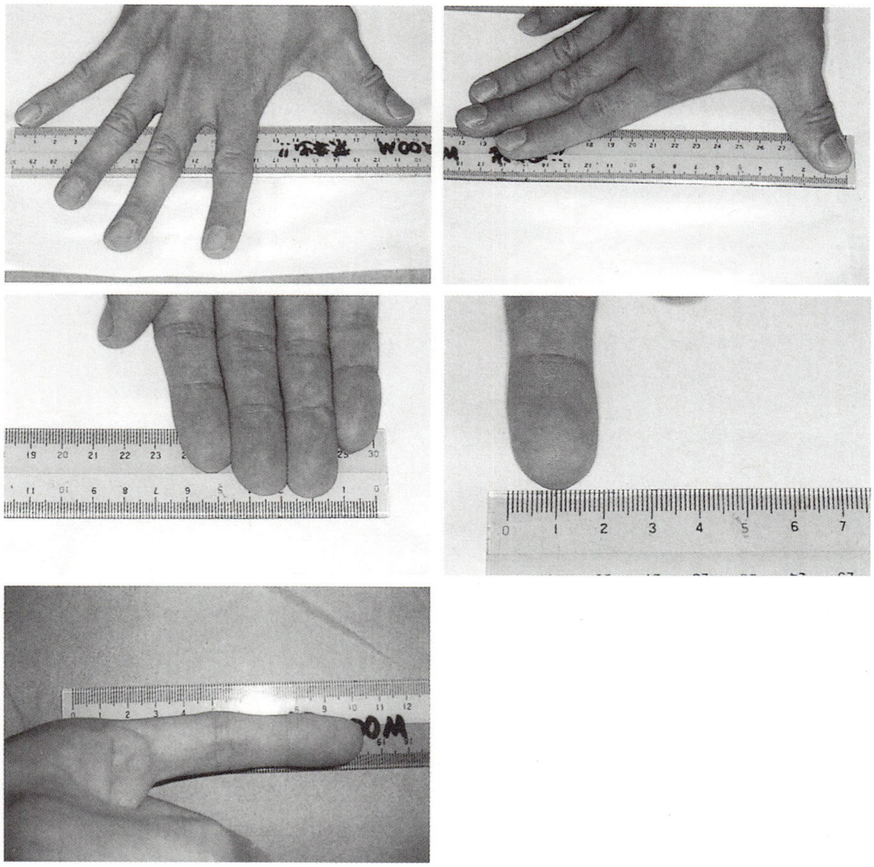

I2

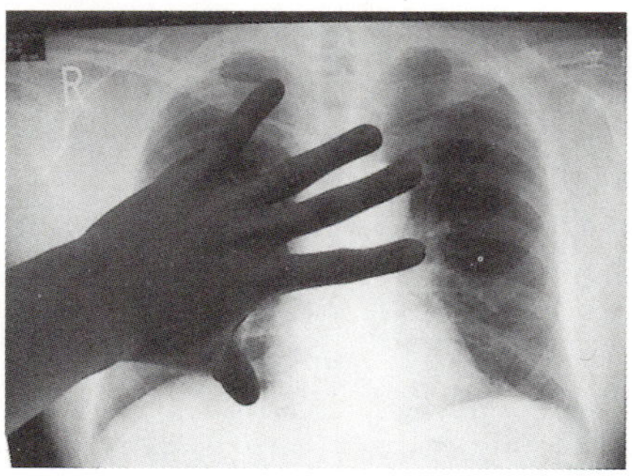

이 경우 쇄골 상연까지 20cm 정도

I3

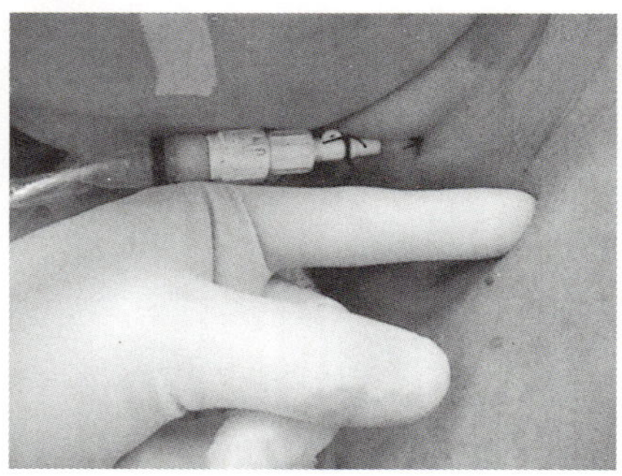

이 경우 쇄골 상연에서 sheath 출구까지 12cm 정도

또 CT로 심장을 확인한다 14. 머리 쪽에서 넣기 때문에 CT 영상은 앞뒤를 뒤바꾸는 것이 보기에 편하다. 본서에서는 일반적인 방향으로 나타내었다. 우심방에서 우심실로 향할 때의 수평에 대한 기울기, 삼첨판의 기울기를 확인한다. 우심방을 확대해 그 복측의 벽이 삼첨판의 높이보다 흉벽 측으로 튀어나왔는지를 확인한다. Swan-Ganz 카테터의 자입이 필요할 것 같은 증례는 조영하고 있는 경우도 있어, 쉽게 알 수 있다. 이어서 **폐동맥 입구**의 두께, 정중에 위치하는지 우측으로 치우쳐 있는지를 확인한다.

내경정맥천자를 위해서 머리를 숙이고, 반드시 수평위를 취한다.

카테터는 수평면에서 왼쪽으로 휘어져있다 15. 말려있는 카테터를 펴지 말고, 그 상태로 왼손에 쥔다 16. 카테터 끝의 방향을 바꿀 때는 카테터를 비트는데, 말려있는 채로 회전시킨다. 그러면 회전도 부드러워지고, 끝이 대강 어느 방향을 향하고 있는지도 예측할 수 있다. 카테터를 모두 펼쳐버리면 정말로 뒤틀리고 있는지, 어느 정도 뒤틀리고 있는지를 알 수 없다.

14 증례 1 조영 CT

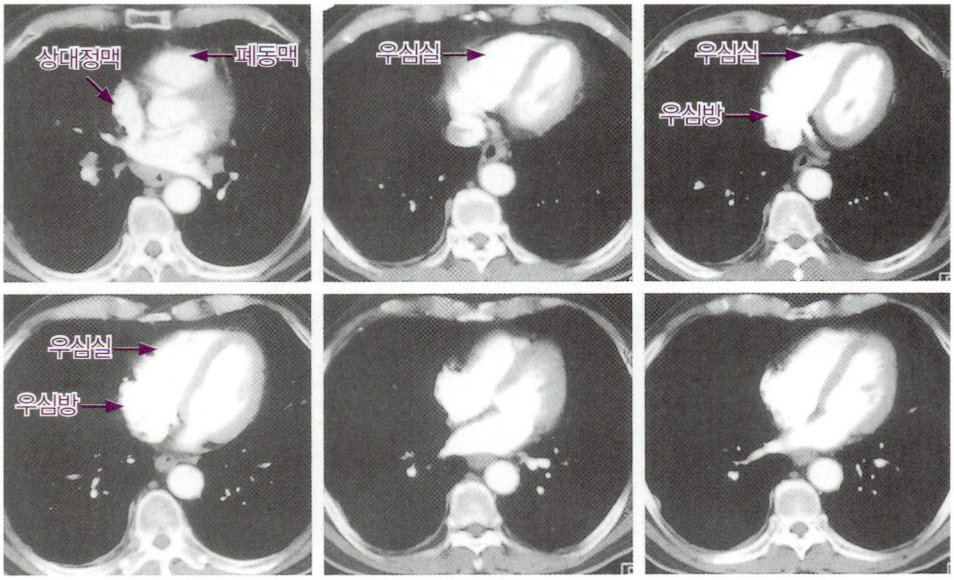

증례 2　조영하고 있지 않으나, 증례 1과는 심장의 높이가 다르다는 것을 알 수 있다.

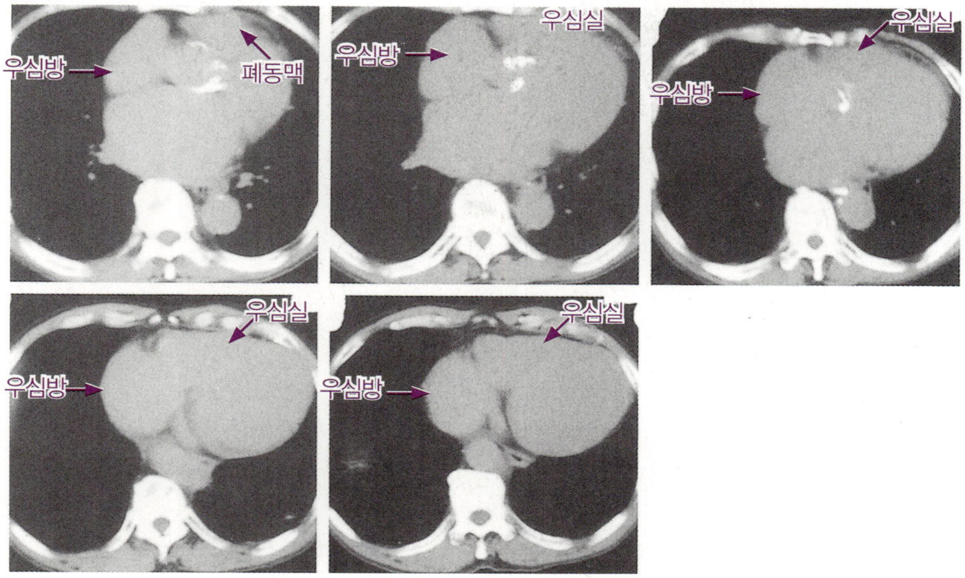

15

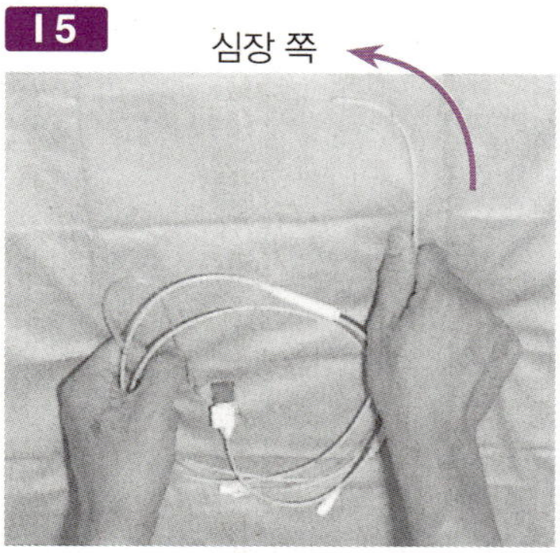

16

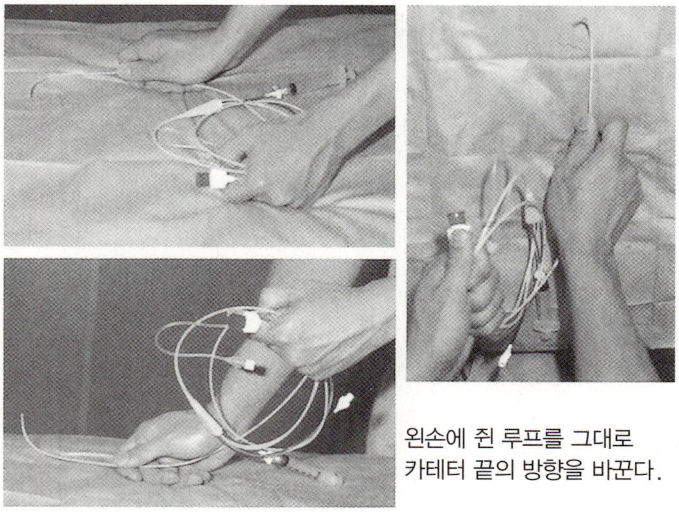

왼손에 쥔 루프를 그대로 카테터 끝의 방향을 바꾼다.

(2) 상대정맥(sup vena cava)에서 우심실로 들어갈 때까지

내경정맥에서 상대정맥을 통하여 15cm 진전시켰다면 원위부의 풍선(balloon)을 1.5~2ml의 공기로 부풀린다.

정맥혈의 흐름(심박음과 심박음 사이)에 맞추어서 전진시킨다. 핏(심박음) 츠(삽입) 핏(심박음) 츠(삽입) 핏(심박음) 츠(삽입)와 같은 느낌으로 시행한다.

1cm씩 **조금씩 전진시키는 것에 의해 풍선이 혈류를 따라간다**. 조작하지 않고 점점 밀어가면 확장기 혈액의 흐름에 따르지 않고, 심방 내에서 똬리를 틀거나 하대정맥으로 빠지는 경우도 있다.

그대로 전진해서 우심실에 넣으면 된다.

앞서 알아본 삼첨판(tricuspid valve)까지의 거리에서 카테터가 휜 정도나 만곡, 오차를 고려해도 10cm 이내로 우심실에 들어가지 않으면, 하대정맥으로 빠져버렸거나 우심방 내에서 똬리를 틀었거나 둘 중 하나가 원인이 되는 경우가 많다.

또한 중력을 고려한다.

아래의 모식도는 보기 쉽게 하기 위해서 머리 쪽에서 보았을 때의 모습을 나타낸 것이다. 즉 CT 영상과 좌우가 뒤바뀐 것이므로 주의한다.

풍선은 혈액 속에서 뜨기 때문에 보통은 우심실로 전진시킨다 **I 7**. 하지만 **우심방 복측벽이 튀어나온 경우, 그 천장을 통과하기 때문에 삼첨판으로 향하지 않을 수도 있다 I 8. 혹은 삼첨판 역류에 의해 풍선이 눌리는 경우**도 있다.

대처법 1: 풍선을 수축시켜 15cm까지 빼내고, 침대를 기울여 좌측을 올린다. 그러면 삼첨판의 위치가 우심방보다 상대적으로 높아지기 때문에 우심실로 진전하기가 수월하다 **I 9**. 이어서 다시 풍선을 부풀려 전진시킨다.

대처법 2: 풍선을 수축시켜 15cm까지 빼내고, 90도 시계 방향으로 회전시킨다. 그리고 다시 풍선을 팽창시킨다. 이 상태에서 풍선은 우심방 안에서 뜨는데, 먼저보다는 하위에 위치하기 때문에 우심실로 진전하기가 쉽다 **I 10**. 이어서 전진시킨다.

대처법 3: 일단 Swan-Ganz 카테터를 뺀다. 풍선에 공기 대신에 생리식염수를 넣어 문제가 없는지를 확인하고, 그 주입 저항을 확인한다. 그리고 평상시대로 진전시키는데, 풍선을 공기가 아니라 생리식염수로 팽창시킨다. 침대를 기울여 좌측이 내려가게 한다. 삼첨판을 아래로 해서 풍선의 무게와 혈류로 적용하는 것이다 **I 11**.

대처법 4: 삼첨판 직상보다 5cm 깊게 진전시킨 다음 풍선을 수축시킨다. 시계 반대 방향 180도로 회전시킨다. 그리고 천천히 시계 방향으로 회전시킨다 **I 12**. 기본적으로 대처법 3과 동일하다. 카테터 끝이 삼첨판에 닿으면 파형이 요동치기 때문에, 쉽게 알 수 있다. 그 부근에서 그 상태로 수 cm 정도만 서서히 전진시킨다. 문제는 삼첨판 협착 시의 방법인데, 교과서적으로는 풍선을 부풀리지 않고 전진시키는 것은 카테터가 심장 내에서 결절을 만들거나, 상처를 입히기 때문에 금기이다.

I 7

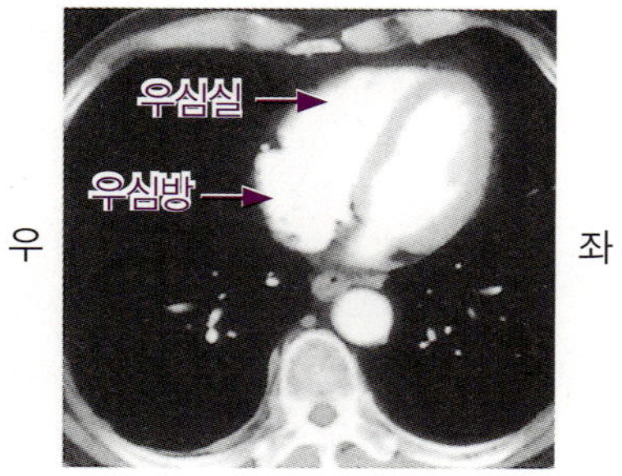

증례 1
조영술을 하고 있다. 보통 우심방보다 우심실이 높은 곳에 위치한다.

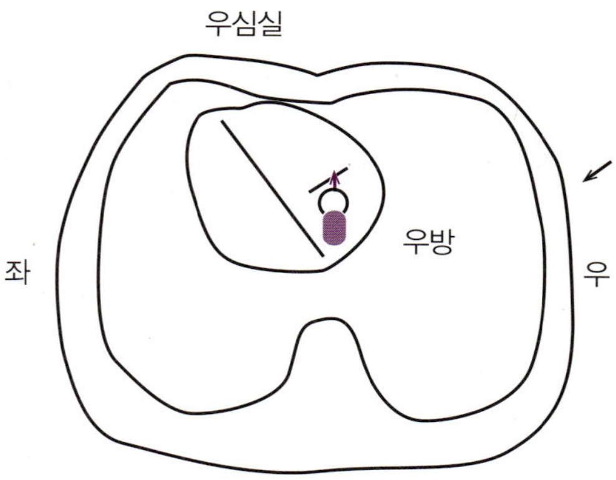

이해를 돕고자 머리 쪽에서 본 모식도를 제공한 것으로, CT와는 좌우가 바뀌어 있다.

I 8

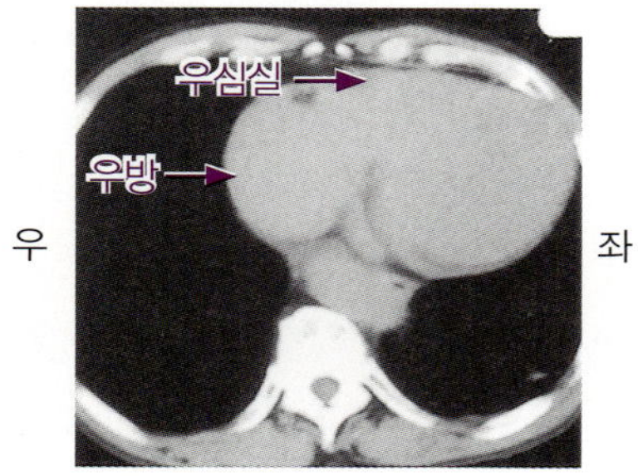

증례 2
조영재는 사용하고 있지 않으나, 우심방이 더 높은 위치에 있다는 것을 알 수 있다.

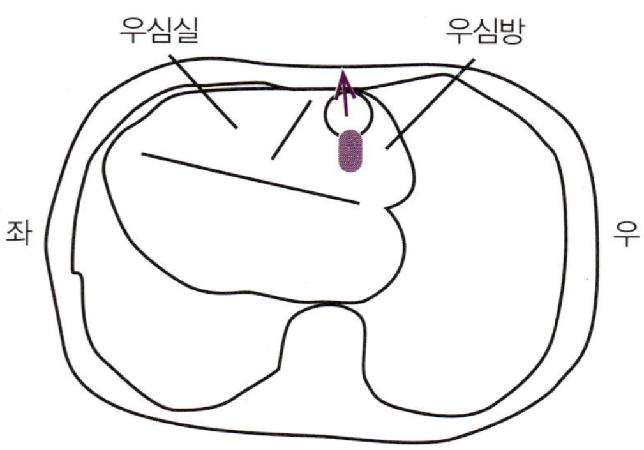

이해를 돕고자 머리 쪽에서 본 모식도를 제공한 것으로, CT와는 좌우가 바뀌어 있다.

I 9

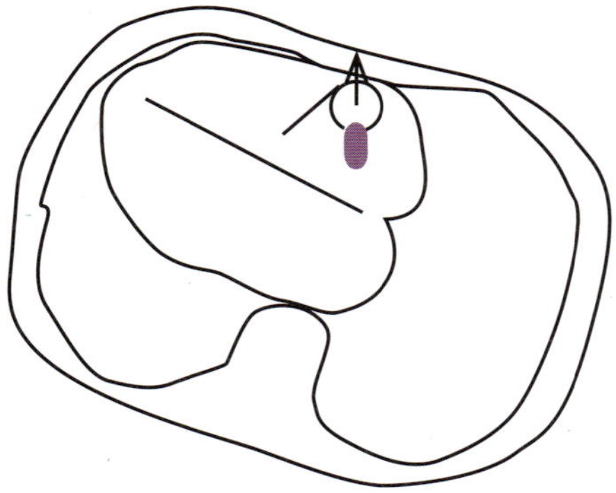

I 10

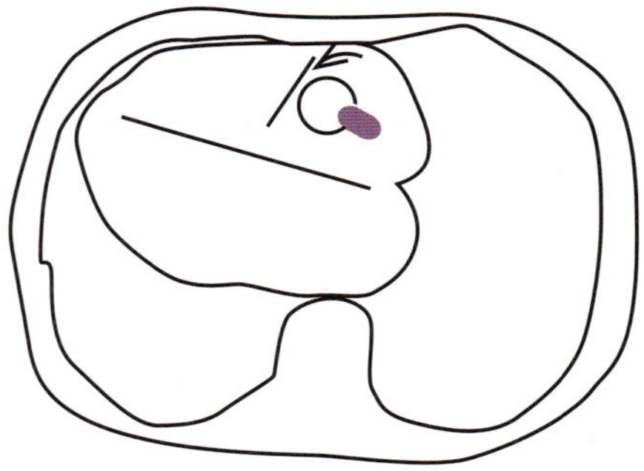

대처법 5: 증례에 따라서 삼첨판의 기울기도, 우심실의 크기도 각각 다르다. CT 영상을 통해 보면 각 증례에 따른 방법을 선택하는 것은 어려운 일이 아니다.

(3) 우심실에서 폐동맥으로 들어갈 때까지

좌심실까지 들어갔을 때의 깊이를 기억해둔다. 보통 폐동맥으로 10cm 더 들어가는 경우가 많다. 대개 피부에서부터 폐동맥쐐기압이 나타날 때까지 길이가 46.1±5.7cm로 알려져 있다.

몸이 기울어져 있다면 수평위로 되돌린다.

우심실에서 폐동맥으로 전진시킨 다음 풍선을 공기로 부풀린다. 대처법 3에서 생리식염수를 넣었다면 생리식염수를 빼고 공기를 다시 넣는다.

이번에는 수축기, 즉 심박과 동시에 혈류가 흘러가기 때문에 심박과 동일하게, 역시 1cm씩 전진시킨다. 혈류에 실려 조금씩 가까워진다.

풍선이 우심실 내에 있으면 VPC(Ventricular Premature Contraction, 심실조기수축)가 나오기 때문에 빨리 전진해야 한다는 의견도 있는데, 아무런 조작 없이 전진시키면 심실벽에 부딪혀 VPC가 나오기 쉽다는 것도 생각해야 한다. 상황에 맞게 임기응변으로 전진시키고 우심실에서 폐동맥으로 진입되면 저절로 없어지는 경우가 대부분이다(87%).

카테터 만곡에 의한 끝의 방향은 주로 9시 방향으로 삽입한다. 이 경우에는 **우심실벽을 따라가면서 혈류에 실려 천장 쪽에 있는 폐동맥 입구로 향한다** **I 13**. 하지만 심비대 등 심실의 상태에 따라 풍선이 길을 잃고, 폐동맥으로 들어가지 않는 경우가 있다.

들어가지 않는 경우는

대처법 1: 풍선을 한 번 수축시키고, 심실에 들어간 직후의 길이까지 빼낸다. 삼첨판에서 보면 폐동맥 입구부는 11시 방향에 있기 때문에 **I 13** 11시 방향으로 카테터를 뒤틀어서 위치시키고 다시 풍선을 부풀려 진전시킨다.

I 11

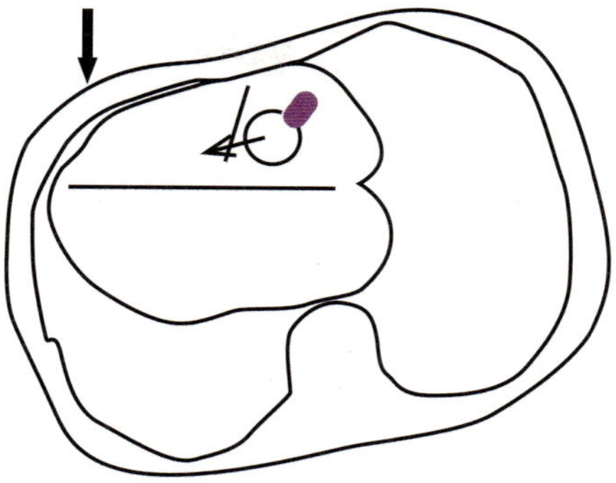

I 12

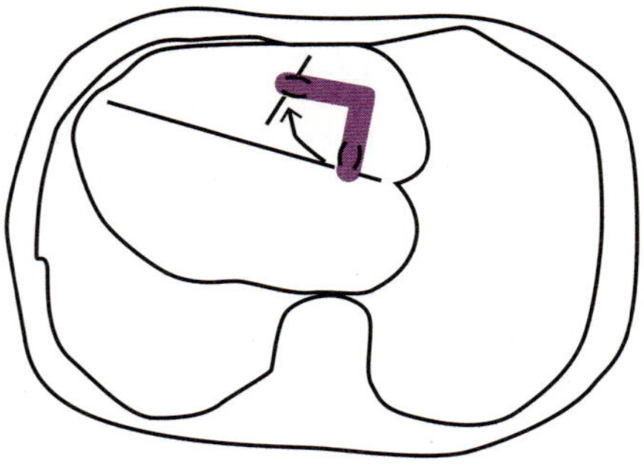

I 13

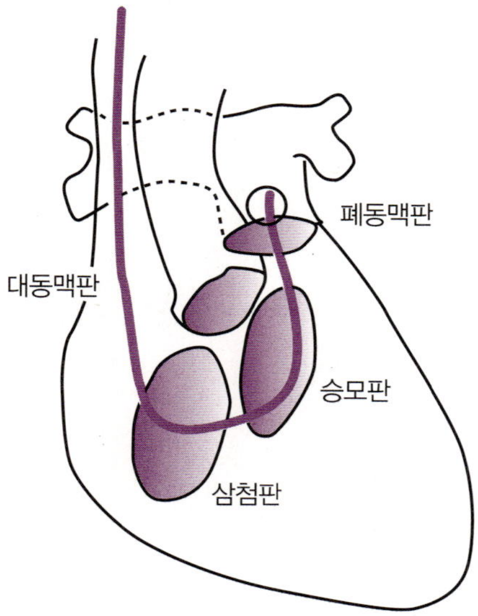

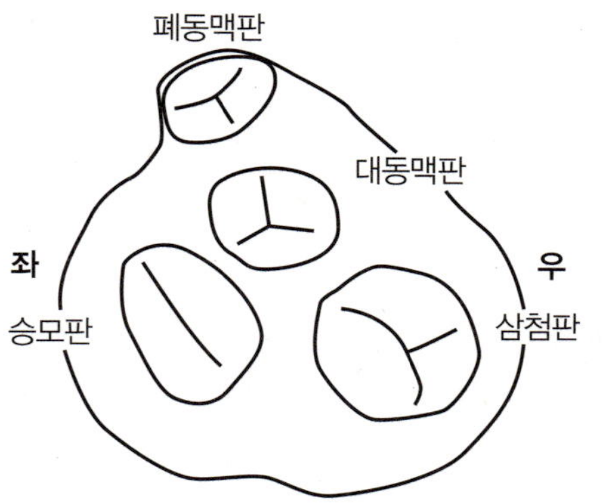

대처법 2: 폐동맥 입구부가 높은 위치에 오도록 한다. 우선 침대를 상반신만이라도 head down position으로 한다. CT에서 보고 입구부가 어느 한 쪽으로 치우쳐져 있다면 **I 14** 높은 곳으로 오도록 좌우 중 한 쪽으로 기울인다. 이렇게 하면 **풍선의 부력에 따라 우심실 내에서 가장 높은 지점, 즉 폐동맥 입구부로 향한다.**

또 대처법 1, 2를 시행하면 삼첨판에서 폐동맥으로 직접 향하기 쉽게 되기 때문에, 심실벽에 카테터가 닿아 부정맥이 나오는 일도 줄어들 것으로 보인다.

대처법 3: 폐동맥이 얇고, 우심실에서 폐동맥으로 풍선이 전진하지 않는다면 공기를 약간 빼서 풍선을 조금 작게 하는 것 외에는 방법이 없다. 단, 실제로 그와 같은 증례일 경우에는 폐동맥으로 들어온 순간 풍선에 의해 막힐 가능성이 있어, 폐로 혈류가 흐르지 않는, 즉 심정지 상태가 된다. 폐동맥판만 좁은 경우에는, 폐동맥판을 통과할 수 있다면 괜찮다.

(4) 쐐기(wedge) 박을 때까지

폐동맥카테터가 폐동맥 내로 들어간 뒤에는 폐동맥쐐기압이 나타나는지 확인하고 풍선을 수축시킨 후 폐동맥 압력 파형이 나타나는지 확인하고 체위를 다시 수평으로 해야 한다. 폐동맥 혈관은 일단 머리 쪽으로 향하고, 그 후 다리를 향해 흘러간다. 머리를 들면(head up) 풍선은 다리로 흘러가는 혈류에 거슬러 떠오르기 때문에 wedge할 때까지 전진하지 않는 경우가 있다. Sterile Sheath를 유도카테터에 연결하고 유도카테터를 포함하여 천자부위에 Tegaderm으로 고정한다.

2 좌측 내경정맥에서 삽입할 경우

끝의 방향은 처음에는 3시 방향으로 해서 전진시킨다. 15cm **넣었다면** 무명 정맥으로 들어갈 수 있기 때문에, 풍선을 한 번 오므리고 180도 **비튼다**. 후에는 동일하다.

I 14 증례 1

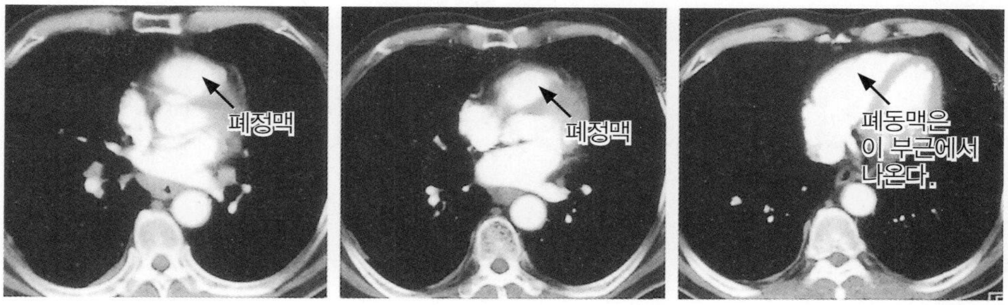

증례 2

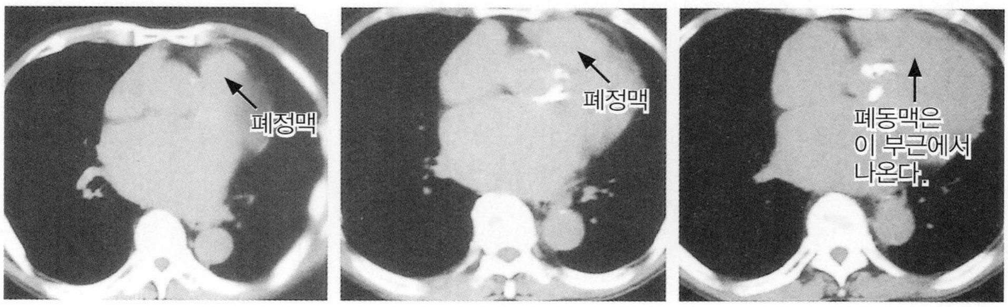

CHAPTER 10

척추마취 (Spinal Anesthesia)

1 사진을 확인한다.

복부 단순 사진이 있으면 어느 추간간격이 어느정도 열려 있는지를 알 수 있다. **확인하는 것과 확인하지 않는 것은 천지차이다.** 고령자라면 척추마취를 시술할 때 복부 단순사진, 가능하면 요추 사진을 찍게 하자. 뼈의 변형이 심해도 사진만 있다면 대부분의 증례에서 확인할 수 있다.

우선 추간간격이 열려 있는 장소를 찾는다. 젊은 층일수록 크게 열려 있다 J1. 중앙에서 자입하면 간단하게 들어간다. **고령자일수록 추간간격은 작아진다** J2. 어려운 증례일수록 사진이 중요해진다. **극돌기의 좌우 한 쪽만 열린 경우도 있다** J3. 척추마취 시에는 L2/3, L3/4, L4/5 중 하나를 먼저 자입한다. 주로 **Jacoby선(양측의 장골릉을 잇는 선)이 L4일 때**가 많기 때문에 그곳을 자입점으로 하는 경우가 많다 J4. **S/L5간을 찾아내고 L4/5에서 세어도 좋다.** 단, **극돌기간**이 뼈의 변형, 비만 등에 의해 **알 수 없는 경우도 종종 있어 Jacoby선이 L5일 때도 있다.** 따라서 **목표로 하는 추궁간이 골반의 바깥쪽에서 자신의 손가락으로 어느 정도 떨어져 있는지를 알아본다** J5. 그리고 실제로 환자의 골반 바깥쪽에서 앞서 알아본 거리를 표시해둔다 J6. 자입점의 결정은 중요하므로, 종합적으로 판단하여정한다.

2 접근법은 임기응변으로

뼈의 변형 등으로 접근이 어려운 경우에는 사진에서 확인한 추간간격으로 어떻게 하면 자입할 수 있을까를 생각한다. 극돌기사이간격을 알 수 없다면 골반 바깥쪽에서 어느 정도 떨어져 있는가를 기준으로, 대강 자입점을 정해 자입하는 수 밖에 없다. 극돌기간이 열려 있지 않다면 극돌기의 옆에서 자입할 수 있다(방정중법). 예를 들면 좌측대퇴골골절이 있는 경우, 환자를 우측와위로 해서 척추마취를 시행한다. 복부 단순사진에서 뼈의 변형이 심해 극돌기의 좌측으로만 추궁간이 열려 있을 경우는 중앙법으로 하는데, 피부천자 부위는 극돌기보다 천장 쪽, 즉 환자의 중앙보다 좌측에서 접근한다.

J1

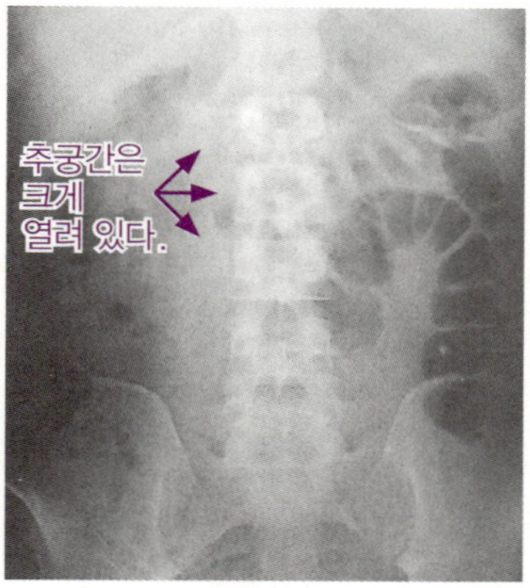

J2

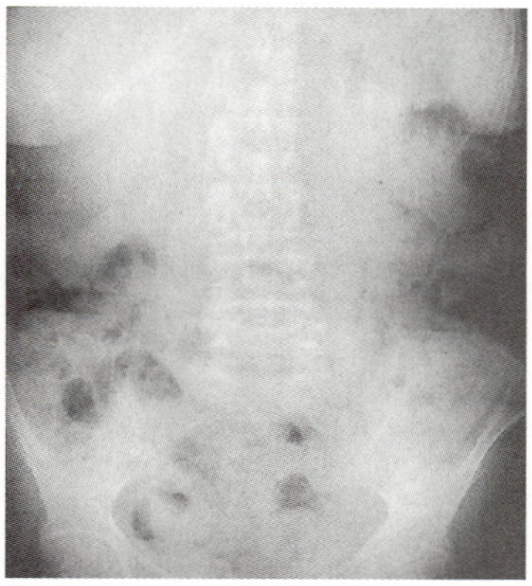

J3

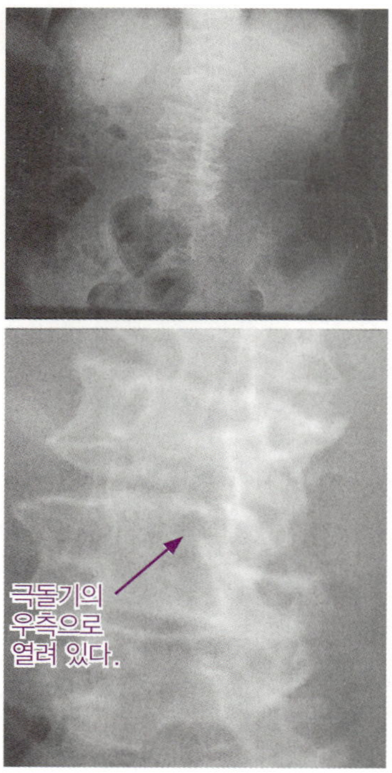

J4

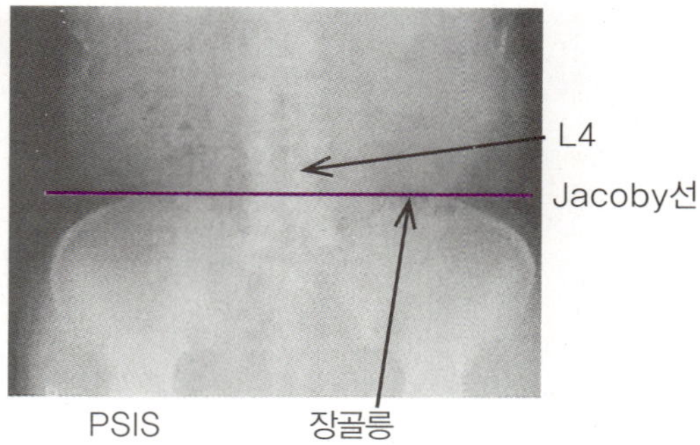

J5

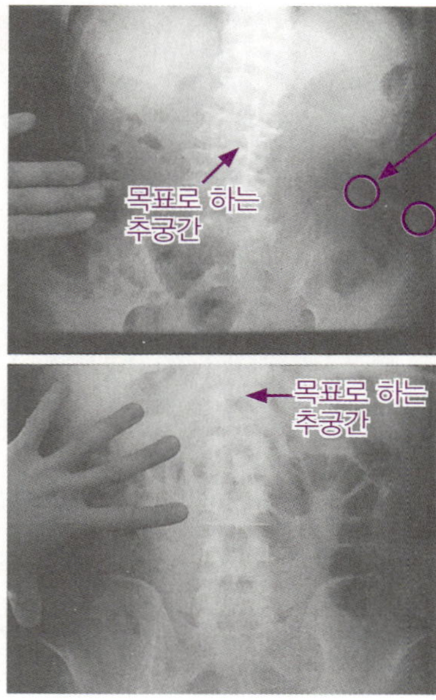

증례 1

대부분 골반의 가장 높은 지점을 바깥쪽으로 정한다.

이곳을 기준으로 한다.

증례 2

척추마취에서 실제로는 이 높이가 아니나, 경막외마취에서는 존재하기 때문에, 이해를 돕기 위해서 첨부하였다.

J6

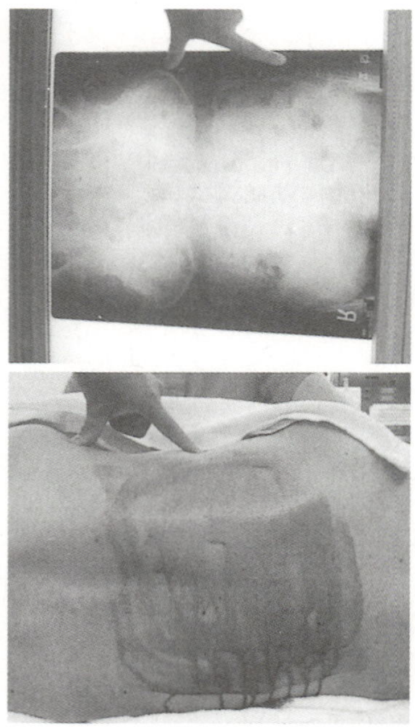

3 천자의 흐름

명백한 뼈의 변형이 없다면 우선은 중앙법으로 시행한다.

환자의 허리가 바닥에 대해 똑바로 수직이 되어있는가를 충분히 확인한다.

바늘의 베벨(blade) 면은 천장을 향한다 J7.

피부에 수직(바닥에 평행)으로 자입하는데, 앉은 자세만 보고는 초보자는 수직(바닥에 평행)으로 천자할 수 없는 경우가 매우 많다. 피부 자입 시에 바늘이 정확하게 피부와 수직인지를 옆에서 보고 확인한다 J8. **조금이라도 각도가 뒤틀리면, 추궁간 부근의 깊이에 다다를 때는 추궁간에서 멀어진다** J9. 최근에는 25G 바늘을 사용하는 병원이 많은데, 부드럽기(flexible) 때문에 매우 휘기 쉽다 J10. **자입 시에는 바늘이 조금이라도 휘면 그 방향으로 밖에 바늘은 전진하지 않기 때문에** J11 휘지 않도록 주의한다.

25G보다 두꺼운 바늘을 사용하면 지주막을 천자할 때에 '팝'하는 감각이 있어 알 수 있다. 하지만 척추마취 후두통의 빈도가 높아지기 때문에 가능한 가는 바늘을 사용하는 것이 좋다. 25G의 바늘을 사용하면 전진시키는 저항이 약간 변해 알 수도 있으나, 지주막하강으로 들어갔는지 어떤지는 대개 알 수 없다. 따라서 경험적인 깊이(후술 6 참조)까지 갔다면, 꼼꼼하게 가이드을 빼고서 확인한 뒤에 전진시킨다.

뇌척수액의 역류가 보인다면 90도씩 회전시키고, 전 방향에 뇌척수액의 역류가 있는지를 알아본다. 역류가 멈추는 경우가 있다면 바늘 끝이 어중간하게 들어가 있을 가능성이 높기 때문에 일단 그대로 진전시켜본다. 경우에 따라서는 바늘을 약간 빼는 것도 좋다.

전 방향에서 역류를 확인했다면 약이 들어간 주사기를 허브에 장착, 주사기에 가볍게 음압을 주고 뇌척수액이 당겨지는가를 확인한다. **주사기를 장착하지 않을 때 뇌척수액의 역류가 있다가도 주사기로 음압을 주면 나오지 않는 경우**가 있다. 이것은 신경 등의 조직이 바늘의 베벨과 근접하고 있을 경우, 음압이 걸리면 조직이 바늘의 끝부분에 걸리기 때문으로 보인다. 그 경우는 90도 회전시키면 끝부분이 조직에서 떨어지기 때문에 역류를 얻을 수 있다 J12. 그때 약을 주입한다.

최근에는 주로 0.5% 리도카인을 사용한다. 약은 몇 cc든 상관없이 4cc 주사기로 흡인해 그대로 허브에 장착한다. 그리고 필요량만을 주입한다.

예를 들어 2cc 밖에 넣지 않고서 4cc 흡인해 2cc를 버렸다고 하자. 그 후에 조금이라도 흐르면 약액이 부족해진다. 또 뇌척수액을 주사기 내로 당기면 약액의 비중, 농도가 약간 영향을 받는다. 0.2cc의 뇌척수액이 2cc의 약액보다 4cc의 약액에 섞이는 것이 영향은 적다.

약의 주입이 끝났다면 다시 가볍게 음압을 주어서 약이 확실하게 지주막하강 내로 들어갔는지를 확인한다.

J7

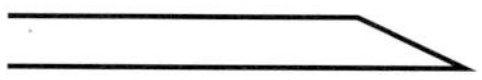

J8

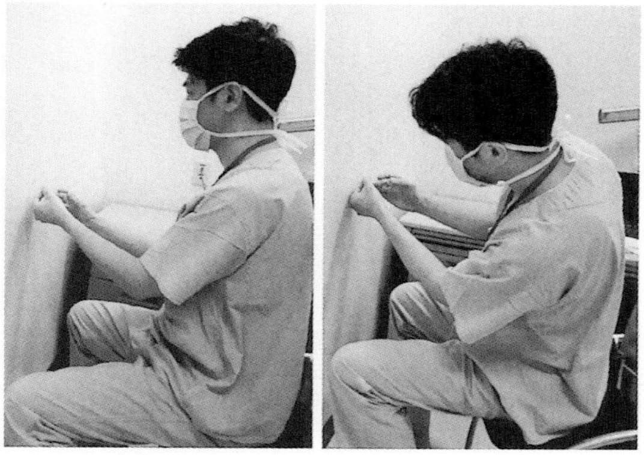

J9

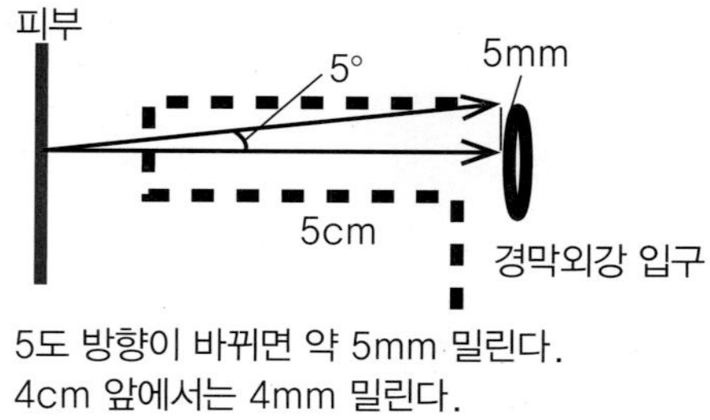

J10

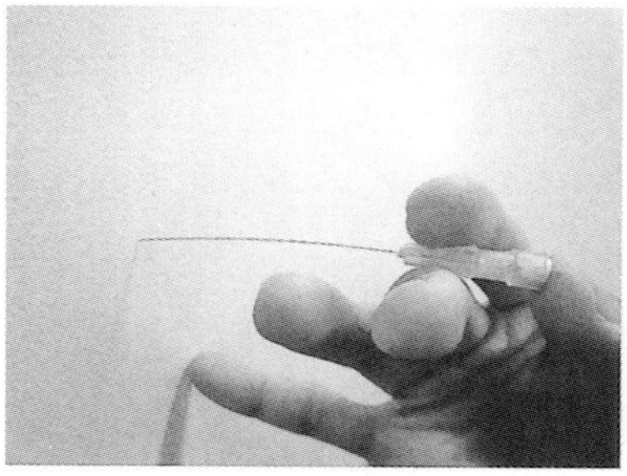

J11

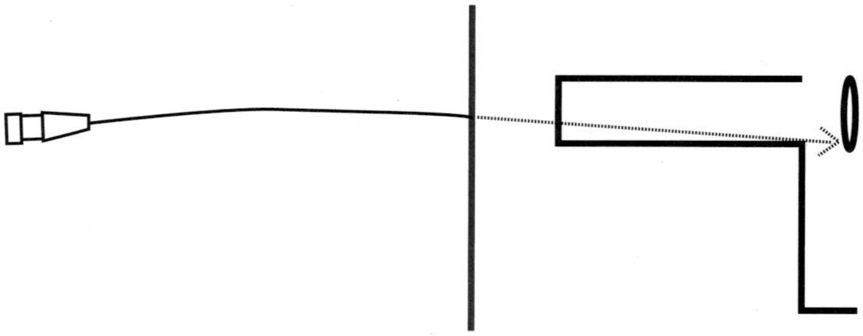

J12

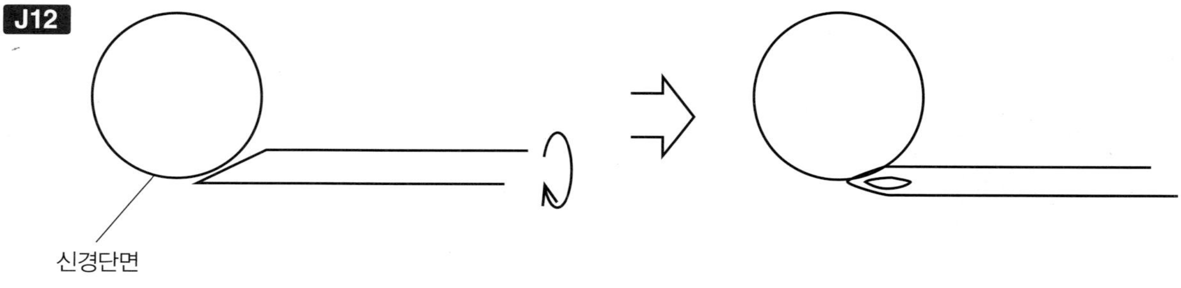

4 뼈에 닿아버린 경우

피부에 대해 수직(머리측 아래측에 대해)으로 자입해 뼈에 닿은 경우, 피하까지 빼고 머리측이나 아래측으로 방향을 바꾸어 시도한다. 뼈에 닿은 경우는 J13 a처럼 **아래측의 극돌기에 닿아 있는 경우가 많다**. 따라서 우선은 머리측으로 흔든다. 초보자에게 머리측으로 흔들도록 하면 대부분의 경우 너무 많이 움직인다. **1회 조정하는 각도는 상상 이상으로 작다** J13 b. 약간만 조정하여도 바늘 끝은 추궁간이라고 하는 좁은 공간에서 충분하게 움직인다. 머리측으로 약간 바꾸어도 뼈에 닿아버린다면 아래측으로 조정한다.

한편 알게 모르게 지주막하강 내로 들어와 **추체에 닿아 있는 경우도 있다** J14. 후술하는 6의 깊이를 기준으로 그럴 가능성이 있으면, 처음 자입 시 뼈에 닿았을 때 탐침을 빼고 바늘을 1mm씩 빼며 역류가 없는 지를 확인하고, 이를 여러 차례 반복한다.

5 전극통

진전해나가는 사이에 바늘이 신경에 닿아버려, 환자에게 찌릿하는 전극통이 발생하는 경우가 있다. 이 상황을 최대한 피하기 위해서는 바늘을 어느 정도까지 진전시켰다면 이후에는 매우 천천히 진전시킨다. 신경에 닿기 전에 지주막하강에 들어가 있는 것을 확인할 수 있으면 좋고, 그렇지 않더라도 **천천히만 전진시킨다면 신경에 자입했다고 해도 손상은 심하지 않다**. 또한 신경은 뇌척수액 속에서 가동성이 있기 때문에 바늘을 천천히 전진시키면 자입하기가 어려워, 전극통이 발생했다고 해도 대부분 바늘이 접촉한 정도로 끝난다. 그래도 닿아버린 경우에는 바늘을 즉시 2, 3mm 뺀다. **바늘을 완전하게 뺄 필요는 없다**. 신경에 닿은 시점에서 바늘은 지주막하강에 들어가 있어, 약간 빼는 것만으로 충분하다. 그리고 환자에게 놀라지 않았는가를 묻고, 울리지 않으면 된다. 이어서 뇌척수액의 역류를 확인한다.

2, 3mm 빼서 척수액의 역류가 사라진 경우, 즉 신경가 지주막하강 내의 비교적 표면측을 주행하고 있어, 바늘 끝이 지주막하강에서 빠져버린 경우는 아래와 같은 방법을 쓴다. 동일한 지점에서 같은 방향으로 자입해도 또 닿기 때문에, 지주막하강 내의 바늘 끝의 방향을 조금 바꾸기 위해서 같은 추궁간을 목표로 해도 방중앙법을 쓴다. **신경에 닿았을 때의 깊이를 참고로 하고**, 어느 정도의 깊이까지 전진했

J13

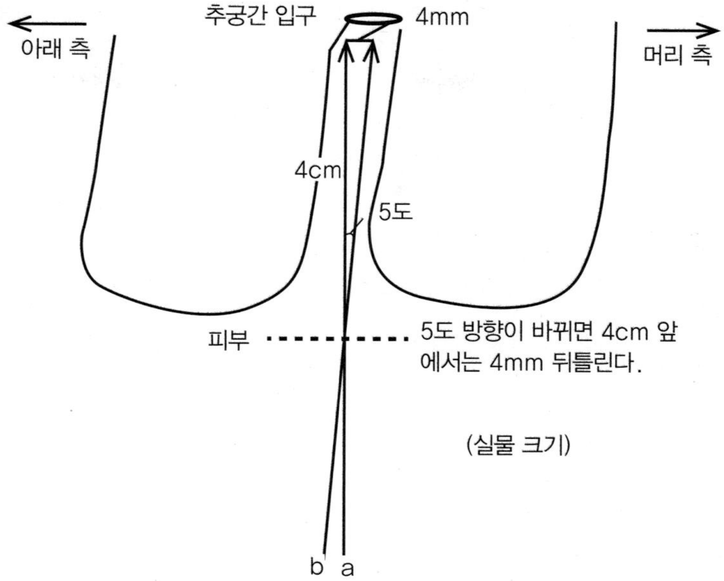

추궁간 입구
4mm
아래 측
머리 측
4cm
5도
피부
5도 방향이 바뀌면 4cm 앞
에서는 4mm 뒤틀린다.
(실물 크기)
b
a

J14

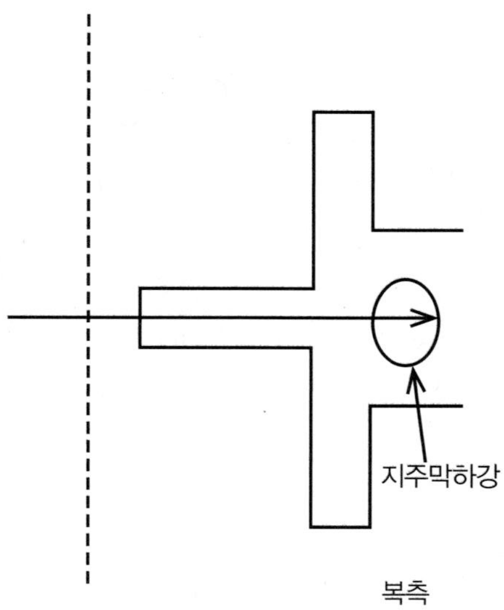

지주막하강
배측
복측

다면, 2ml 실린지를 장착해 저항손실(loss of resistance)을 공기로 시행한다. 그리고서 일단 바늘 끝을 경막외강에 도달시킨다. 거기서 아주 천천히 진전, 여러 차례 가이드를 빼며 역류를 확인한다. 그로써 바늘이 쓸데없이 지주막하강 내로 전진하지 않기 때문에 신경에 닿을 확률도 낮아진다.

6 자입 속도

피부 자입 직후부터 매우 천천히 바늘을 진전시키는 것은 시간이 걸리기 때문에, 자입 속도의 빠르기를 조절한다. 뼈에 닿아서 빈번하게 방향을 바꿀 때는 더욱 그렇다.

구체적으로는 표준체형에서 4cm를 기준으로 하고, 체형이 작을 경우는 3. 5cm, 클 경우에는 4.5cm, 극돌기간을 확인할 수 없을 정도로 비만이라면 5cm로 깊이를 어림잡아 예상한다. 그 바로 앞에서부터는 매우 천천히 전진시킨다. 우선은 보통 자입하고 있는 바늘이 몇 cm인지 파악한다. 그리고 자신의 검지 제1관절에서부터 끝까지가 몇 cm인지 알아 두고, 바늘을 자입하면서 피부에서 나오는 바늘의 부분과 비교하면 현재 대강 몇 cm 들어갔는지를 알 수 있다.

7 그 외에 제대로 되지 않을 경우

고령자의 경우 척주관 협착증(뼈의 변형)으로 지주막하강이 좁아지거나(L4/5에서는 확률이 높다), 척수액의 압이 그다지 높지 않은 탓인지 척추마취침의 탐침을 빼는 것만으로는 뇌척수액이 나오지 않기도 한다. 그 경우에는 지주막하강의 복측, 즉 추체에 닿을 때까지 바늘을 전진시켜 탐침을 빼고, 2cc의 주사기를 허브에 장착해 음압을 가볍게 주고 천천히 회전시키면서 바늘을 빼면 뇌척수액이 나온다. 또는 방중앙법, 바늘을 머리측으로 도달해 천자하면 지주막하강 내를 바늘이 비스듬하게 전진하기 때문에, 뒤틀림에 대해 여유가 생겨 뇌척수액을 흡인하는 데 수월할 수 있다 J15.

8 마취 범위 조절

(1) 마취의 범위는 어디까지여야 하는가?

의견은 분분하나, 필자는 다음과 같이 한다. 개복 수술은 Th4(유두)까지. 서혜부 헤르니아(장관이 침범하지 않은 경우), 비뇨기과 경요도적방광종양절제술 TUR-BT, TUR-P는 Th10(배꼽)까지. 서혜부 헤르니아에서도 복강 내 장기가 막혀 있는 경우는 Th4까지. 하지 수술은 지혈대(tourniquet)를 사용하는 경우는 Th6까지. 항문, 전립선 생검은 S영역만 마취가 되도록 한다.

(2) 어떻게 조절하는가?

필자는 대부분의 경우 0.5% 고비중 부피바카인(bupivacaine)을 사용한다. 0.5% 등비중 부피바카인은 대퇴골 골절에서 천자 시에 환측을 위로 할 경우에 사용하고 있다. 먼저 **0.5% 고비중 부피바카인을 사용할 경우에 대해 설명**한다.

0.5% 고비중 부피바카인을 사용하는 이유는 아래와 같다.

① 비교적 마취 범위를 조절하기 쉽다.

J15

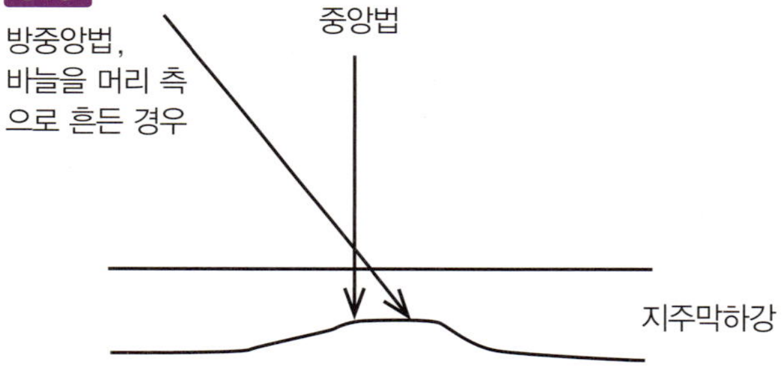

② 등비중과 비슷한 양을 사용했을 때 등비중보다 장시간 작용한다는 이미지가 있다.

③ 사용하기 익숙하다.

필요한 범위를 얻기 위해서는 아래에 주의해야 한다.

1 S영역 수술에서 약을 머리측으로 퍼져나가지 않게 하기 위한 방법은 간단하다. 앉은 상태에서 자입하거나, 약 주입 시에 고개를 들거나(head up), 양을 줄이거나, 약 주입 후에 고개를 들면 된다.

2 정작 곤란한 경우는 필요한 마취범위까지 약이 퍼지지 않는 것이다.

우선 **절대 조건은 요부 척추의 머리측이 바늘 자입부보다 높지 않아야 한다**는 점이다(후술).

같은 환자에서라면 주입 속도는 빠를수록 잘 퍼진다. 그러나 **어느 정도의 속도로 넣으면 어느 정도 퍼진다는 공식은 없다**. 척주관이 얇은 사람, 체격이 작은 사람은 잘 퍼진다. 체격이 크면 척주관도 두껍기 때문에 쉽게 퍼지지 않는다. 역류(back flow)를 확인할 때 어느 정도 당기는가도 영향을 미친다. 필자는 1cc 정도를 4초 정도에 넣는다.

L2/3, L3/4, L4/5 중 어느 부위에 먼저 넣는가에 따라서도 마취범위는 크게 달라진다. 바늘이 척추에 대해 **수직으로 자입하고 있는지**, **머리측으로 도달해 자입했는지에 의해서도 달라진다**.

3 L2/3, L3/4, L4/5의 선택

앙와위를 취하면 척추에 만곡이 생겨, 일반적으로는 L2/3 부근이 가장 높아지고, Th6~8 부근이 가장 낮아진다 **J16**. **측와위에서 약을 주입한 후에 앙와위를 취할 때까지 이 L2/ 3보다 머리 쪽으로 약이 충분하게 퍼지지 않으면, 마취범위도 머리 쪽으로 확대되지 않는다** **J17**. 사람에 따라 이 만곡의 정도는 다양한데, 만곡이 큰 경우, L2에 만곡의 정점이 있을 경우 모두 그 영향은 크다. 앙와위에서 약을 주입할 때는 L2를 넘어 머리 쪽으로 충분하게 확산시키기는 것이 매우 중요하다.

4 표준 천자부위는 L3/4이다.

L2/3이 압도적으로 머리측을 향해 퍼지기 쉽기 때문에 척추의 만곡, 기울기(후술), 체격을 고려한 후에, 머리측으로의 확산이 어려울 때 L2/3에서 자입한다. 또는 X-ray 사진 상 L3/4가 열려있지 않은데 머리 쪽으로 확산시키고 싶은 경우에 L2/3을 선택한다.

J16

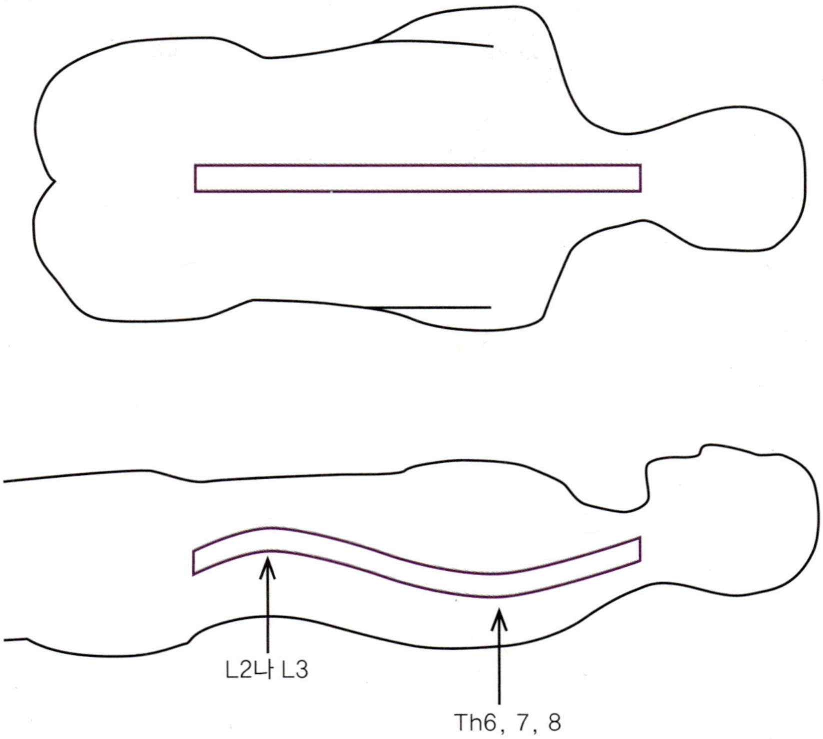
L2나 L3
Th6, 7, 8

J17

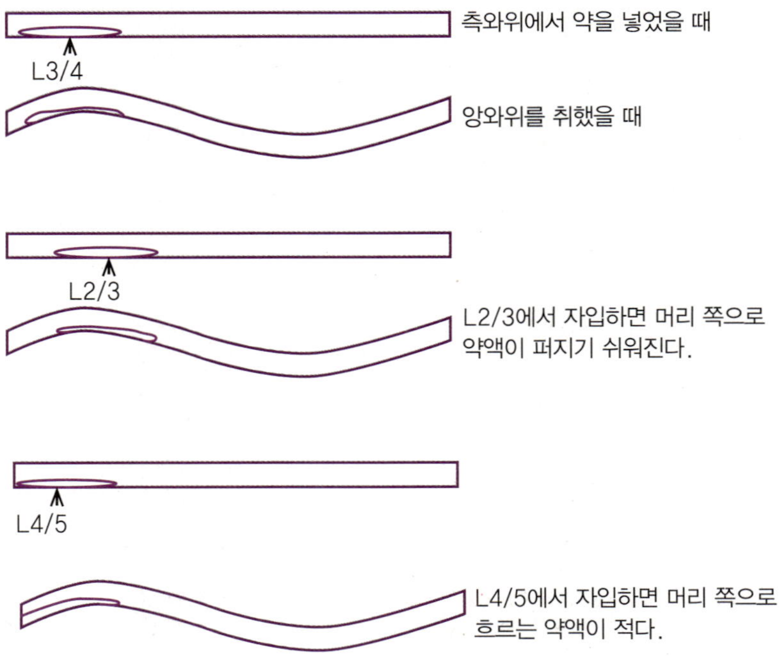
측와위에서 약을 넣었을 때
L3/4
앙와위를 취했을 때
L2/3
L2/3에서 자입하면 머리 쪽으로
약액이 퍼지기 쉬워진다.
L4/5
L4/5에서 자입하면 머리 쪽으로
흐르는 약액이 적다.

L2/3은 척수가 있을 가능성이 있으므로 L3/4보다 신중해야 한다. 구체적으로, 추궁간에 바늘 끝이 닿은 부분부터 바늘을 서서히 진전시키고, 가이드를 여러 차례 빼서 지주막하에 들어있지 않은가를 확인한다. 천천히 전진된다면, '찌익'하는 소리와 함께 신경에 닿았다고 해도 즉시 살짝 빼기만 하면 손상의 가능성을 낮출 수 있다. 또한 바늘은 머리 쪽으로 세게 접근하지 않는다. L4/5는 머리측으로 퍼뜨릴 필요가 없을 때 선택한다. 머리 쪽으로 확산시키고 싶음에도 불구하고 추궁간이 L4/5밖에 열려 있지 않을 때는 요부 척추의 머리부분을 약간 내리고, 약간 간격을 두고서 앙와위를 취한다.

5 사진 상 척추의 만곡이 있으면 J18처럼 마취범위의 확산이 변한다.

등을 보아도 척추의 정확한 만곡을 알기는 어렵다. 실제로는 사진 상 척추의 **만곡뿐 아니라 골반의 크기, 어깨 너비 등에 의해서도 기울기가 바뀐다.** J19는 기타 마비범위의 확산의 variation을 나타낸 것이다.

매직으로 극간에 직접 표시를 해둔다. L3/4, L2/3, 등의 중앙 부근, 척추를 기울이기 위해서 침대의 경사를 조절하는 것도 좋고, 몸 아래에 비치 타월을 넣어 기울기를 만드는 것도 좋다. C5까지 마취범위가 퍼지면 호흡에 문제가 발생할 수 있다. 앙와위로 했을 때 만곡은 Th 부근에서 여전히 높아지는데, 베개의 높이에 따라 들리는 방식이 다르다. 반대로 말하자면 **베개를 높게 하면 호흡에는 문제가 잘 발생하지 않는다** J20.

J18

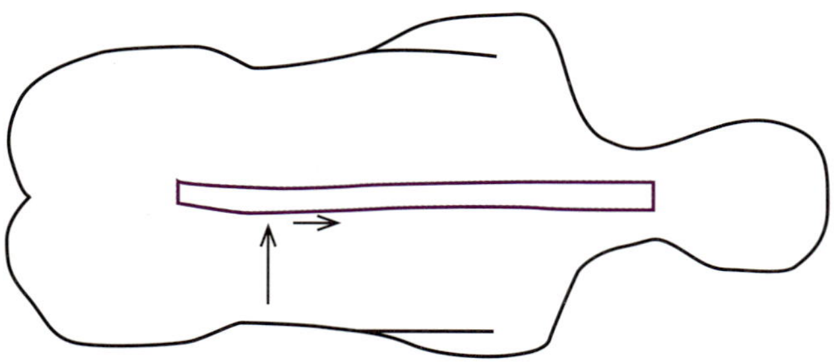

이 부근에서 자입하면 머리 쪽으로 흘러간다. 아래측 방향은 꼬리뼈가 가깝고, 뇌척수액의 순환으로 확산되기 때문에 신경 쓰지 않아도 제대로 퍼진다.

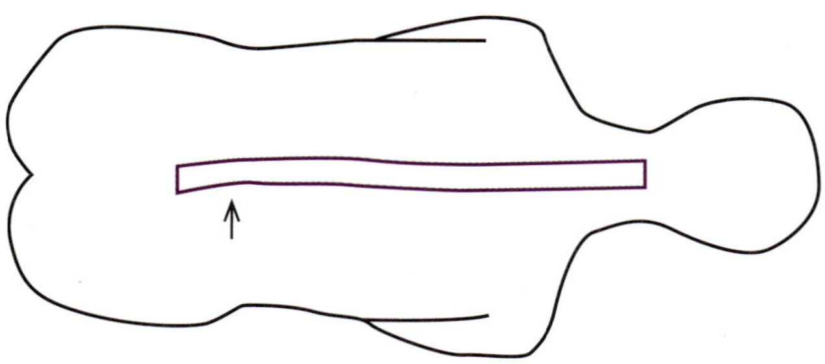

예를 들어 이 부근에서 자입하면 아래측으로 약의 대부분이 흘러갈 수 있다. 머리 쪽으로의 거리가 멀기 때문에 약이 적으면 도달하지 않는다.

6 마취범위가 머리 쪽으로 확산되지 않을 때는 고개를 숙이면(head down) 좋다.

척추의 만곡이 클 경우 고개를 숙여도, **일단 아래쪽으로 퍼진 약은 L2/3의 만곡을 넘지 못한다.** 고개를 숙여도 퍼지지 않을 경우에는 앙와위 상태에서 양발을 올려 무릎을 구부린다. 그렇게 하면 **요부 척추가 바닥 쪽에서 튀어나와, 아래쪽으로 쌓인 약이 L2/3을 넘어 머리 쪽으로 확산될 수 있다.** Th10까지 필요한 비뇨기과 수술에서는 Th12 정도까지 퍼지지 않았다 할지라도, 그대로 기다리고 있는 것보다 쇄석위를 취하게 하는 것이 더욱 확산이 잘 된다.

J19

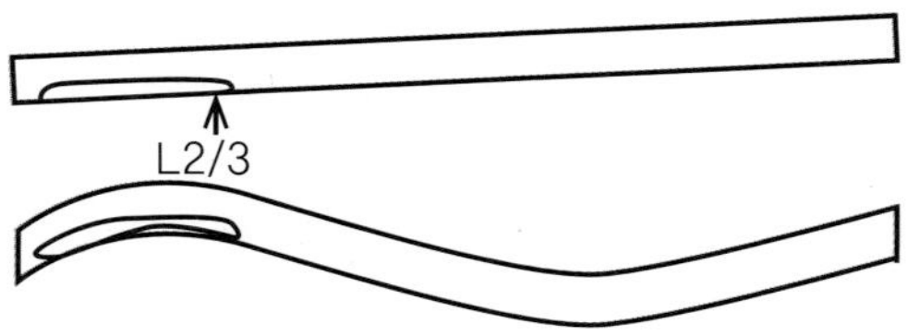

측와위에서 약을 넣을 때

앙와위를 취했을 때

L2/3에서 자입해도 머리 쪽이 들려 있다면 약액은 머리 쪽으로 퍼지기 어렵다.

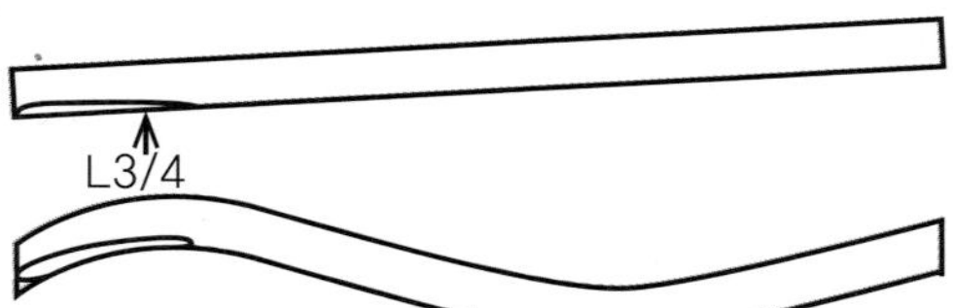

L3/4에서 자입해도 머리 쪽이 들려 있다면 머리 측으로 퍼지는 것은 꽤 어려워진다.

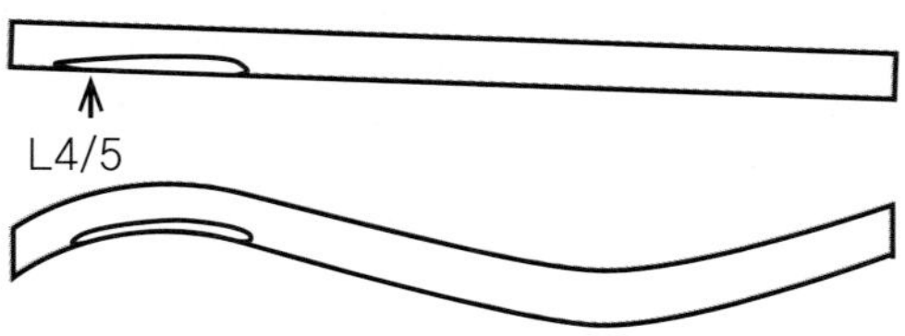

L4/5에서 자입해도 머리 쪽이 내려가 있다면 머리 측으로 확산될 수 있다.

J20

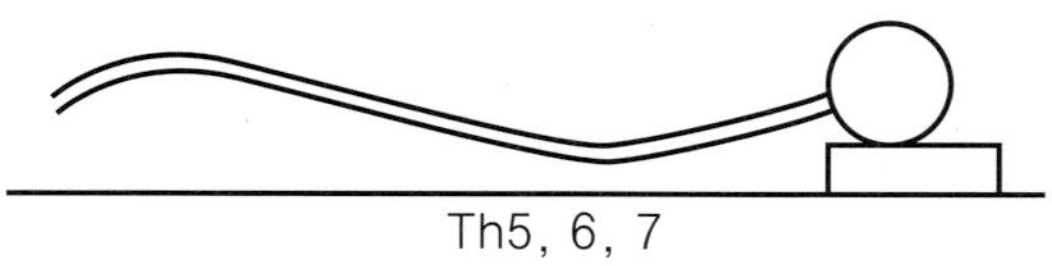

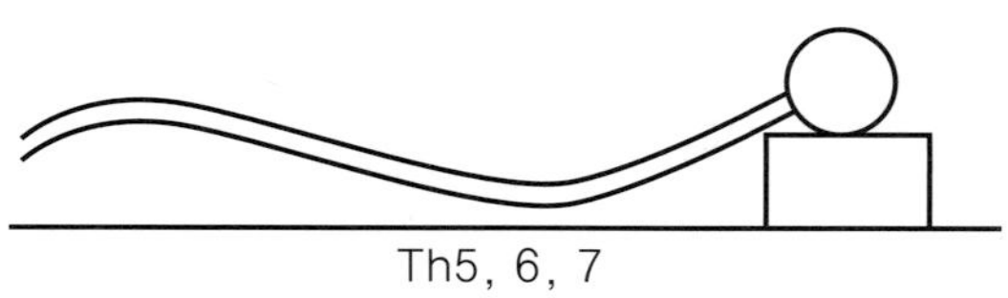

7 Th6 정도까지 퍼진 상태에서, 다시 단숨에 Th4까지 확산시키고 싶다면 고개를 숙이는(head down) 것도 좋고, 베개를 낮게 하는 것도 좋다.

8 **약액 주입 속도가 극단적으로 느리면 그야말로 척추의 기울기에만 좌우된다**. 어느 정도 속도를 내면 활류를 만들면서 아래측으로도, 머리측으로도 확산된다.

9 천식 등 여러 조건에 의해 어찌 되었든 Th10 이상으로는 확산시키고 싶지 않다면, 측와위를 취할 때 필요하다면 흉부 아래에 비치 타월을 넣고 자세를 잡는다. 그리고 J21처럼 만곡을 만든다. 또 앙와위로 할 때는 견갑골의 아래 부근까지 타월을 넣는다 J22. 그러면 Th6 부근부터 척추는 급격하게 솟아오르기 때문에 약은 퍼지기가 어렵다. 머리 전체를 들면 정맥환류량과 심박출량이 줄어 혈압이 떨어지기 쉬워진다.

10 다른 요인은 약용량인데, 0.5ml 간격으로 바꾼다. 그 이하로 조절하면 그다지 유의한 영향을 미치지 않는다.

척추마취에 대한 필자의 생각

도중에 전신마취를 이행한다면 처음부터 척추마취는 하지 않는 것이 좋다. 일단 척추마취를 시행한다고 하면 확실한 마취를 목표로 한다.

마취 필요범위는 양을 적게 하면서 아슬아슬하게 맞추지 말고, 수술이 끝날 때까지 충분히 마취 효과를 얻을 수 있는 범위로 한다. 수술 개시 시작 시 마취범위에 아슬아슬하게 맞추면 수술 중 마취가 옅어져 전신마취가 필요해질 수도 있다. 예를 들어 충수염의 수술에서는 Th6까지 효과가 있으면 수술가능하다는 의견도 있는데, 수술 중에 마취범위가 떨어져 진정(sedation)시키게 되는 경우 환자가 통증에 의해 거칠어지는 경우가 자주 있다. 그래서 필자는 Th4까지 충분히 마취시킨다. **약은 넉넉하게 주고, 약 주입 시 체위와 앙와위를 취했을 때 자세를 바로 잡아준다**.

당연한 이야기지만 연령, 신장에 따라 약의 양은 조절한다.

아래의 기준에 따르도록 하나, 증례의 조건에 따라서 다소 달라질 수 있다.

60세 이하, 신장 170cm 이상의 충수염 수술에서는 Th4까지 효과가 있기 때문에 0.5% 고비중의 마케인(marcaine) 4ml.

Th10에서 가능한 수술에서는 대부분 3ml 정도로 하는데, 수술 시간에 따라서는 4ml 정도로 넣는다.

제왕절개 수술은 지주막하강이 좁아지고, 척추의 만곡이 작아진다는 특수한 조건이 있기 때문에 2.5ml.

80세, 신장 140cm 정도에서 Th10까지 필요하다면 2ml. Th4까지 필요하다면 2.5ml.

경막외마취와 함께 한다면 까다롭게 마취 범위를 신경쓰지 않아도 된다.

앙와위를 취하면 어깨가 튀어나온 것처럼, 등이 매우 둥글어지는 고령자의 경우

고비중의 경우, 위로 퍼지기가 매우 힘들다. 하지수술이라면 안심하고 약을 충분히 넣을 수 있다. 바꿔 말하자면 **Th4까지 퍼뜨리고 싶은 경우에 등비중을 사용한다.**

정중접근법(midline approach)과 방정중법(paramedian approach)

시술방법에는 전굴자세에서 정중접근법과 방정중법이 있다. 세부적인 방법은 경막외카테터 삽입 시범천자 항을 참조하기 바란다. 척추마취는 경막외마취보다 바늘이 가늘기 때문에 쉽게 여겨질 수도 있다. 그러나 바늘이 가늘고 부드럽기 때문에 미세 조정이 어렵다. 뼈의 변형이 심하고, 진짜 어려운 증례에서는 척추마취가 더 어렵다. 이럴 때에는 바늘이 두꺼울수록 시술하기 쉽기 때문에, 23G 카테터 바늘로 경막외공간을 찾은 뒤, 척추마취침을 자입한다.

J21

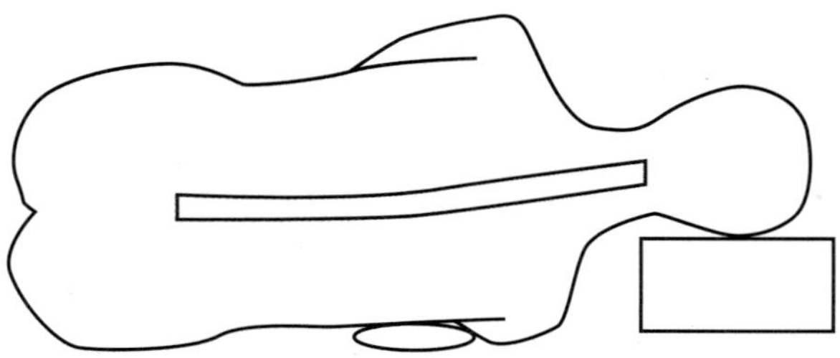

J22

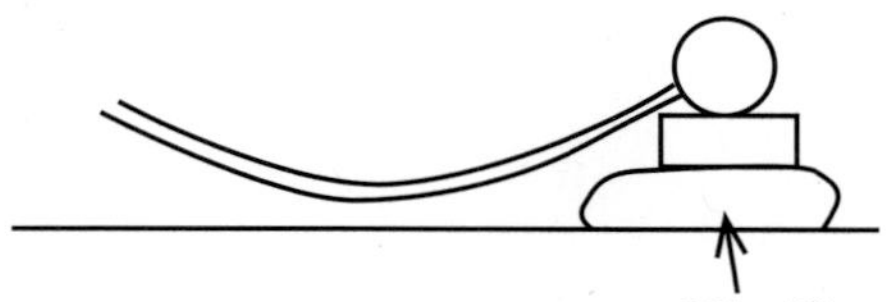

CHAPTER 11

경막외카테터 삽입 (Epidural Catheterization)

병원마다 방법이 다를 것이라고 생각하지만, 보이지 않는 곳의 좁은 공간에 어떻게 해서 바늘을 자입시킬 것인가 라는 본질은 다르지 않을 것이다. 필자의 방법을 차용하지 않는다 하더라도, 여러분이 현재 시행하는 수기를 더욱 갈고 닦는 데 도움이 될 것이므로, 꼼꼼하게 일독하기 바란다.

사람에 따라 방법과 사고방식이 다르기 때문에 어떤 방법이 좋다고 확언할 수는 없다. 방법론에 대해 말하기 전에 먼저 실제로 어느 정도 시행하였는지에 대해 통계를 설명하겠다. 실제 결과가 객관적인 지표가 되기 때문이다.

아직 이론이 수립되지 않은 시절 데이터로, 필자의 연속 100례에 대한 결과이다.

5분 이내에 끝난 경우가 79례, 5~10분 걸린 경우가 16례, 10~15분 걸린 경우가 2례, 15분 이상 걸린 경우가 1례. 삽입을 포기한 경우가 2례이다. 효과가 나쁘다고 판단된 경우는 0례. 경막천자 1례.

덧붙여 경막천자는 의사가 된 지 14년 동안에 4회 경험하였다. 이러한 실패가 이론을 구축하는데 기초가 되었다. 이론이 수립된 후에는 스스로 그대로 실천하면서, 성공적으로 삽입할 수 있었다.

경막외카테터 삽입부위

우선은 시술할 **피부절개부위의 중심 부근에 약을 주입**한다.

척추돌기에 경막외카테터를 삽입하여 머리 쪽으로 전진시키면 카테터 끝부분은 1~2 레벨 위쪽에 위치한다. 예를 들어 Th9/10에서 삽입했다면 Th7이나 8 부근에 카테터 끝부분이 온다. 검상돌기 부근에서 배꼽 아래까지 절개할 경우에는 Th7에서 Th11까지 피부절개하기 때문에, 그 중간인 Th9 정도에 카테터 끝부분이 오도록 Th10/11에서부터 넣는다. 상기와 같은 수술이라면 내장통증도 고려하여 제1, 2번 추간 레벨 위쪽인 Th9/10이나 Th8/9에서 넣는다. 산부인과 수술에서 배꼽 아래의 하복부 절개를 할 경우에는 Th11이 중심이 되기 때문에 Th12/L1부터 넣는 것이 수술 후 통증조절에는 좋으나, 마취제에 의한 다리 저림 증상이 나타나지 않도록 Th11/12부터 넣는다. 개흉수술에서는 Th6/7이나 5/6. 하지수술에서는 L3/4이 자입점이 된다.

1 정중법(midline approach)과 방정중법(paramedian approach)

정중법은 초보자에게 있어 간단한 방법에 속한다. 뼈의 위치 이동이나 변형이 없고, 추궁간이 정중으로 크게 열려 있는 **쉬운 경우(젊은 환자)에서 성공적으로 시술할 수 있다.**

정중법(midline approach)으로 시행할 때는 **바늘이 극간인대 속을 오랫동안 진전하기 때문에 바늘의 움직임이 고정되어,** 미세하게 조정할 때는 바늘의 끝부분을 움직이기가 어려워지므로 매우 작은 공간에 도달하기가 어렵다. **방정중법**(paramedian approach)의 경우는 추궁간의 바로 위까지 인대는 신경 쓰지 않아도 되기 때문에 **끝부분을 미세하게 움직이는 것이 수월**해서 조그만 경막외공간을 발견할 수 있다.

또 정중법은 추궁간을 향할 때 방해가 되는 극돌기 유합, 척추 편위, 골극 등에 의한 뼈의 변형이 없다는 것을 전제로 한다. **후술하는 방정중법은** 측면으로부터의 정보를 얻어 추궁간에 대한 바늘 끝부분의 위치를 명확하게 파악하면서 시행한다. 측면으로부터 신경써야할 게 늘어나기 때문에 익숙해질 때까지는 약간 어려울 수 있으나, 익숙해지면 **정보량이 많기 때문에** 요부, 흉부는 물론이고, 고령자 등에서 뼈의 변형이 심할 경우 등과 같이 어려운 경우에서도 지체 없이 시행할 수 있다. 또 추궁간의 위치를 특정할 수 있기 때문에 실제로는 추궁간이 열려 있지 않아도 수분만에 시술할 수 있다. 그러므로 열려 있지 않은 지점에서 계속해서 시행할 필요 없이, 이웃하는 추궁간으로 바꾸어 시술한다. 혹은 환자의 자세를 더욱 둥굴게 하면 열리기도 한다.

단, 경부는 뼈의 변형이 심하지 않아 정중을 알기 쉽기 때문에, 좌위에서 정중법으로 하는 것이 좋다. 정중법에서는 정중에 자입하고, 인대의 중앙을 통과하는 것을 확인해간다. 인대를 통과하는 감각이 얕은 단계에서 사라진다면 좌우 어느 쪽으론가 틀어진 것으로 보고, 약간 뺀 뒤 방향을 전환해 다시 전진시킨다. 뼈에 닿았다면 주변에서 열린 곳을 찾는다. 꼬리 쪽 극돌기의 머리쪽연으로 미끄러뜨리는 것도 효과적인 방법이다.

정중법은 언뜻 카테터가 경막 외의 정중으로 유치되기 쉬워 보이나, 피부도 뼈도 시상면이 지면과 수평하고, 바늘도 수평해야 한다는 것이 전제가 된다. 경막외강까지의 거리가 5cm일 경우가 종종 있는데, 이 경우 각도가 자입점에서 5도 밀리면 바늘 끝부분은 5mm씩 틀어진다 **K1**. 그래서 바늘 끝부분을 정중으로 위치시키는 것은 의외로 어렵다. 카테터가 정중 부근에 없으면 약이 제대로 확산되지 않아 효과가 그다지 두드러지지 않는다. 이를 개선하기 위해서는 극돌기의 근원을 찾는 〈2. 방정중법〉을 이용한다면 카테터를 정중으로 유치하기 수월해, 효과를 얻을 수 있으리라고 **K2** 필자는 생각한다.

2 방정중법: 신속하고 부드럽게

어려운 경우에도 대응할 수 있는 방정중법에 대해 설명한다. 쉬운 경우에서는 쓰이지 않는 순서도 있는데, **평상시 쉬운 경우에 적용되는 순서를 익혀두면 어려운 경우에서도 큰 무리 없이 시행할 수 있을 것이다.**

이 부분은 추체의 모형을 보면서 시술하면 더 이해하기 쉬울 것이다.

우선 23G 카테터 바늘로 뼈의 형상을 이미지화하여 **추궁간 주변을 확인해, 경막외바늘로 본천자를 시행할 때 적절한 피부 자입점을 찾는다.**

☞ 환자는 우측와위를 기본으로 한다. 방향을 나타내는 용어는 그림에 나타낸 것으로 통일한다 K3.

(1) 목표로 하는 추간의 극돌기간(피부 상)에 +표시를 한다.

목표로 하는 극돌기간의 중앙(피부 상)에 +표시를 한다. 극돌기끼리 붙어 있어 극돌기간을 알 수 없을 때는 대강 한 지점을 정한다. 일반적으로 Jacoby선이 L4, 견갑골의 하단이 Th7이라고 하는데, **피부 표면에서 확인한 극돌기를 확인했어도 다시 한번 추간 레벨을 확인**해야 한다 K4 a. 또 요부경막외마취를 할 때는 〈척추마취〉 항에서도 언급한 것처럼 복부 단순사진이 있으면 확인한다. 확인하는 것과 하지 않는 것은 천지차이이다.

(2) 피부 위의 자입점에 대해서

요부에서는 +표시에서 1(체격이 작은 경우)~1.5(체격이 큰 경우)cm 정도씩 꼬리 쪽, 아래쪽(바닥)을 첫 자입점으로 한다. 피부에서부터 추궁까지의 깊이가 깊을수록(체격이 클수록) 피부 상의 +표시에서 떨어져, 거리는 멀어진다 K5.

K1

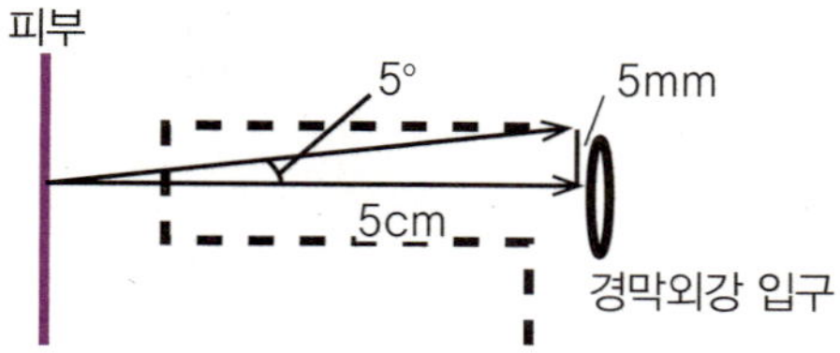

방향이 5도 바뀌면 5cm 정도 앞에서는 약 5mm 밀린다. 4cm 앞이라면 4mm 밀린다.

K2

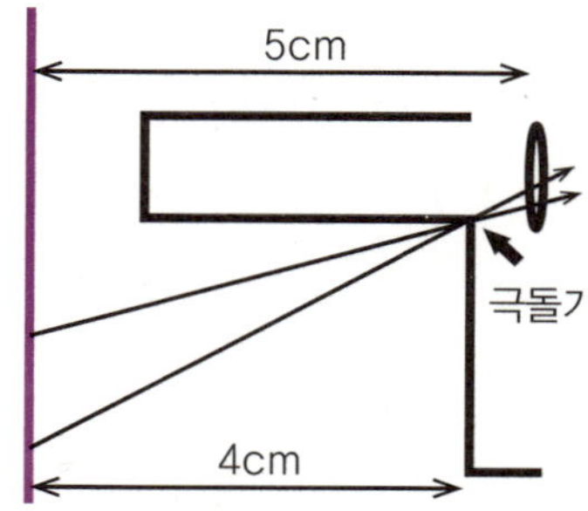

극돌기의 근원을 목표로 하면 피부의 자입점이 크게 틀어지지 않는 한 바늘 끝부분도 거의 밀리지 않는다.

K3

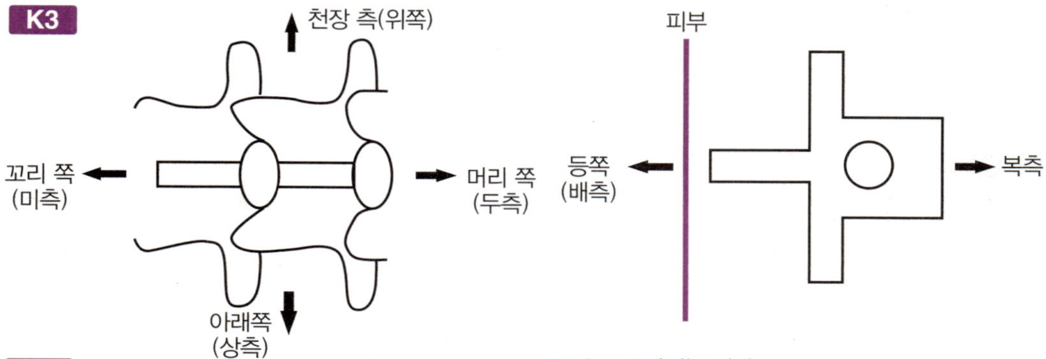

K4

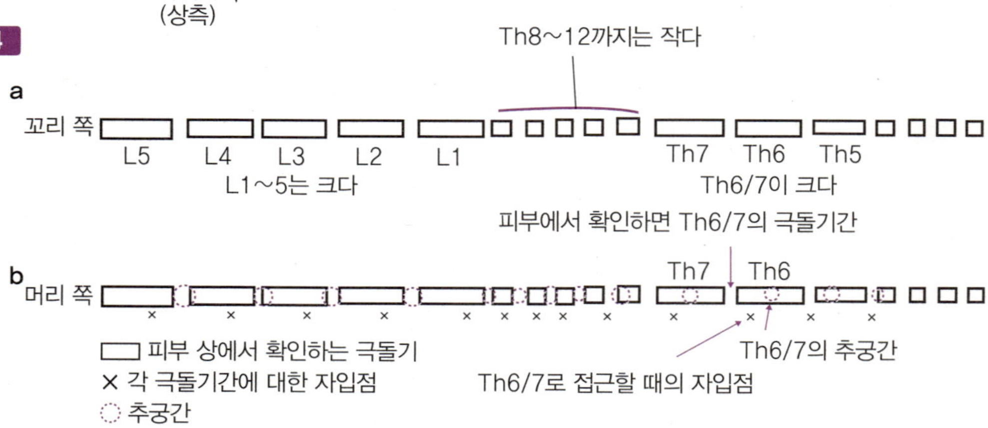

K5

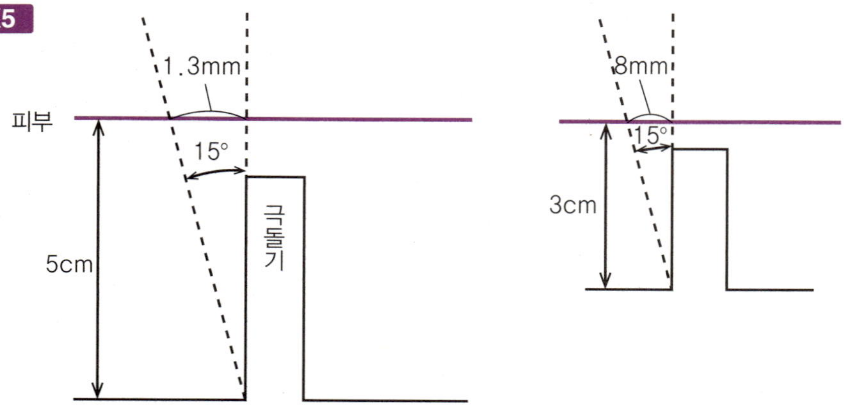

또 Th12/L1~Th9/10에서는 +표시(피부에서 확인하는 극돌기간)에서 1cm 정도씩 꼬리 쪽(미측), 아래쪽이 첫 자입점이 된다. Th8/9, Th5/6, Th4/5에서는 +표시에서 1cm 남짓 아래쪽, Th7/8, Th6/7에서는 +표시에서 1cm 남짓 아래쪽, 1~1.5cm 머리 쪽이다 **K4** b. 이보다 머리 쪽에 존재하는 추간은 수술 중에 필요로 하지 않을 것이다. 각 부위에서 체격에 의해 떨어지는 거리를 요부간 동일하게 약간 바꾼다. **자신의 손가락의 가로 너비를 지표로 해도 좋다**.

자입점이 피부 상의 극돌기간보다 머리 쪽이 되거나 꼬리 쪽이 되는 이유는 무엇일까?

극돌기의 모양이 다르기 때문이다. 각자 척추 모형을 보면 알겠지만, 요부 극돌기는 측방에서 보면 정방형에 가깝다. Th9~12는 삼각형에 가깝고, Th8에서 약간 꼬리 쪽으로 길어지기 시작하고, Th6/7에서는 꼬리 쪽을 향해 매우 길어진다. Th5부터 상위에서는 서서히 꼬리 쪽을 향해가다 더 이상 뻗지 않는다. 추궁간은 항상 같은 각도로 자입해가는 것이 중요하다 **K6**. 나중에 다루겠지만, 추궁간은 정면에서 주입하는 것이 좋다 **K7**. 단, 후술하겠지만 뼈의 형상에는 개인차가 있기 때문에, 처음에 **카테터 바늘로 피부 자입점을 찾은 뒤라도 보다 적절한 지점이 있으면 바꿔야 한다**.

바닥 쪽으로 기울이는 거리가 부위에 따라서 다소 다른 것은 뼈의 크기, 추궁간의 크기(요부일수록 크다)가 다르기 때문이다. 각자 한 번 생각해보기를 바란다.

(3) 추궁에 놓고, 그 깊이를 마킹한다.

피부에 대해 수직하게 23G 카테터 바늘(64mm)을 자입, 국소마취제로 wheal을 만든다. 국소마취제를 주입하면서 추궁에 닿을 때까지 진전시킨다. 환자가 갑자기 움직일 경우에 대비해 왼손은 반드시 환자의 등에 놓는다 **K8**. 추궁에 닿았다면, 나중에 경막외바늘을 자입할 때 추궁에 닿으면 아프기 때문에 추궁 표면에서 국소마취제를 2ml 주입한다. 왼손으로 바꿔 쥐고, 카테터 바늘이 피부에서 나오는 지점에 검지를 놓는다 **K9**. 이것을 **마킹**이라고 부르고, **손가락을 댄 위치에서 바늘 끝부분까지의 길이, 즉 추궁까지의 길이(이하 마킹 길이)가 첫 기준이 된다**.

이후, **마킹 길이보다 깊은지 얕은지 바늘 끝부분의 장소를 측정**해간다.

K6

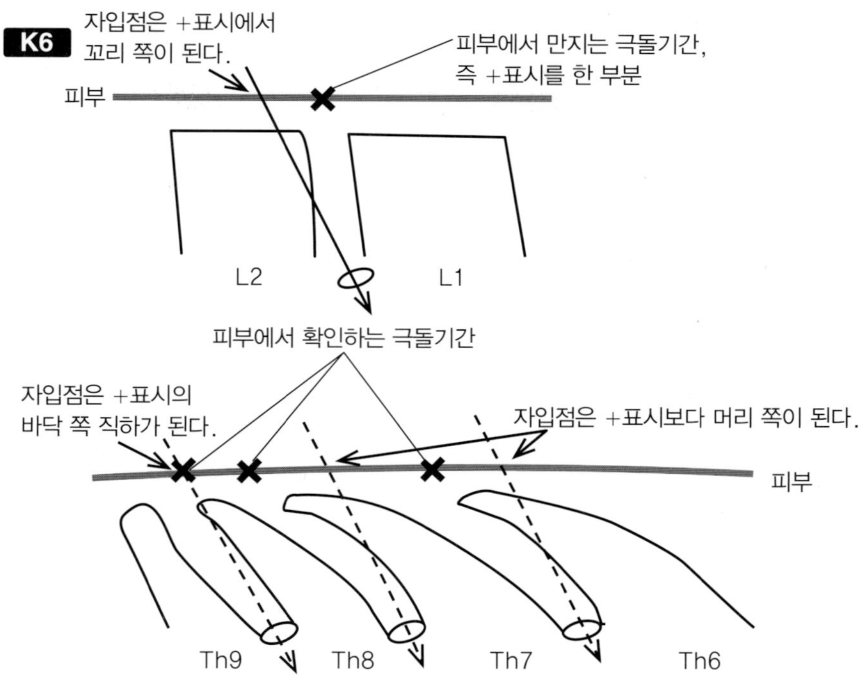

자입점은 +표시에서
꼬리 쪽이 된다.
피부에서 만지는 극돌기간,
즉 +표시를 한 부분
피부
L2
L1
피부에서 확인하는 극돌기간
자입점은 +표시의
바닥 쪽 직하가 된다.
자입점은 +표시보다 머리 쪽이 된다.
피부
Th9
Th8
Th7
Th6

K7

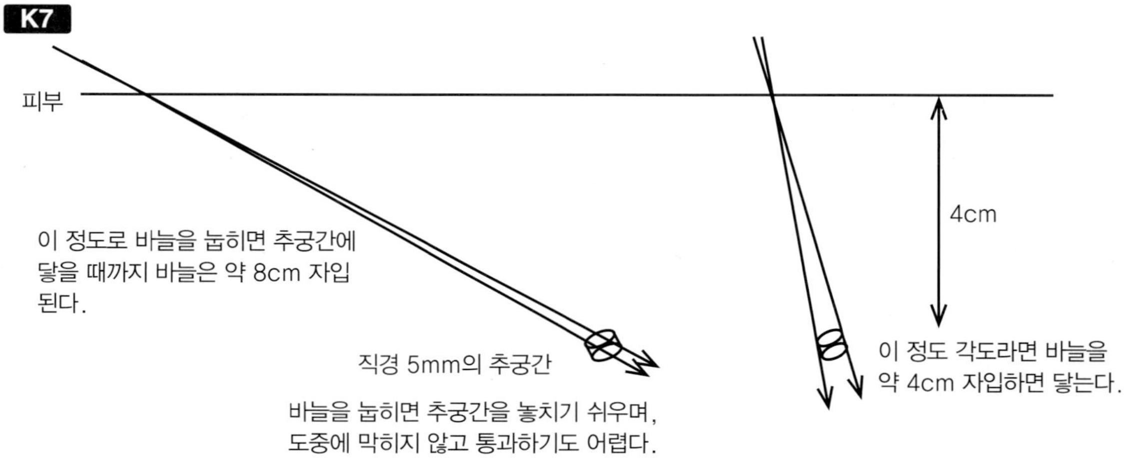

피부
4cm
이 정도로 바늘을 눕히면 추궁간에
닿을 때까지 바늘은 약 8cm 자입
된다.
직경 5mm의 추궁간
이 정도 각도라면 바늘을
약 4cm 자입하면 닿는다.
바늘을 눕히면 추궁간을 놓치기 쉬우며,
도중에 막히지 않고 통과하기도 어렵다.

K8

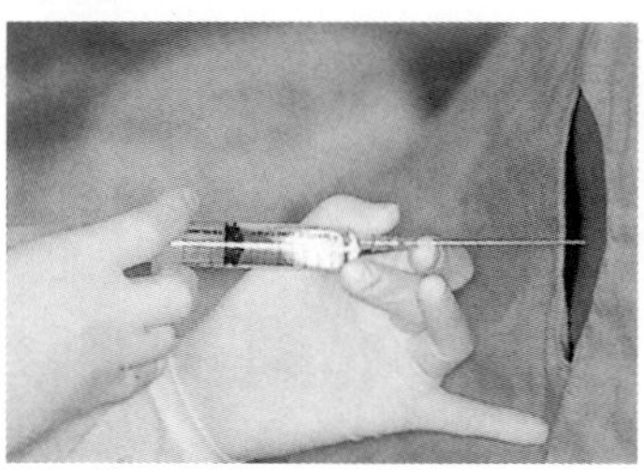

K9

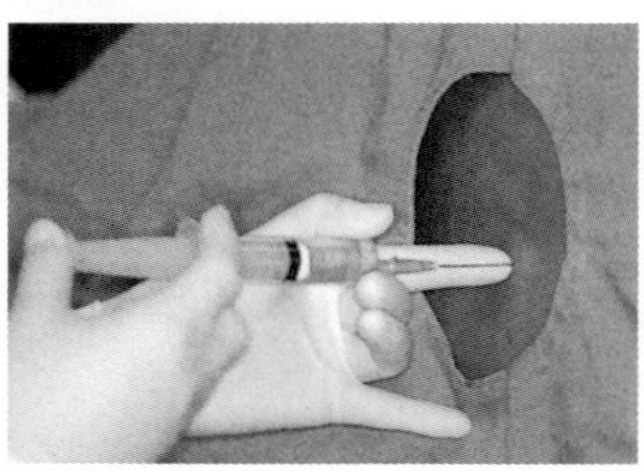

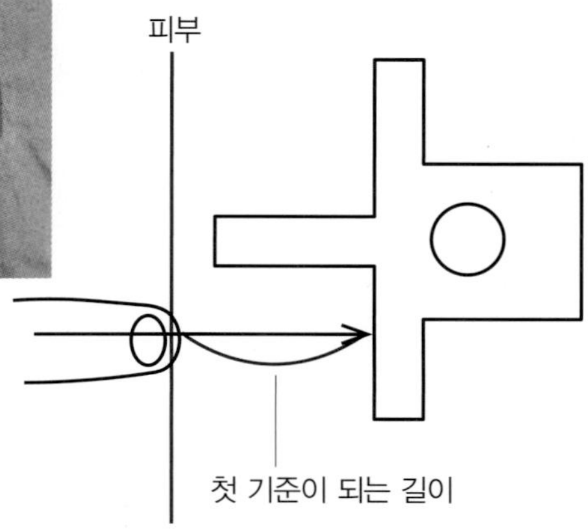

피부
첫 기준이 되는 길이

체격도 고려하여 경험적 깊이로 자입해도 닿지 않는 경우에는 주로 **추간관절의 바로 꼬리 쪽**일 것이다. **이 부분은 추궁에서 가장 깊은 부분**이다 **K10**. 머리 쪽, 꼬리 쪽으로 흔들어 본다. **머리 쪽에서 뼈에 닿으면(급격하게 얕아지는 부분이 있다면) 추궁간은 그 천장 쪽**에 있다.

여기서 주의해야 할 것은

1 바늘이 추궁간으로 들어갈 경우.

추궁간이 크고, 바늘이 정중 방향을 향하고 있다는 것이 원인이다. **젊은 환자의 요부에서는 추궁간이 크기 때문에 그 가능성은 흉부보다 높아진다**. 극돌기간을 알 수 없는 등 변형이 심한 경우에서는 추궁간이 작기 때문에 그 가능성은 낮아진다.

2 바늘이 횡돌기간을 빠져나와 신경근에 닿을 경우.

자입점을 정중에서 바닥 쪽으로 너무 멀리 떨어뜨렸다는 것, 바늘이 바닥 쪽으로 향하고 있다는 것이 원인이 된다.

합병증에 대한 대책

23G 카테터 바늘로 찾는 것에 반대하는 의견도 있을 것이다. **무턱대고 23G 카테란 바늘로 찾는다는 것은 위험하나, 방법론으로서 필자는 위험을 막기 위한 다양한 대책을 알고 있으므로,** 부디 끝까지 읽은 후에 각자가 사용할 수 있는 부분을 취사선택하길 바란다.

또 방법론 이외에도 일반론으로서 필자는 아래와 같이 생각한다.

필자가 나온 대학에서는 방정중법으로 우선 추궁에 대는 것이 표준이기 때문에 처음부터 이 방법을 시행해왔는데, 지금까지 **1**, **2**의 합병증을 보인 경우는 없었다. 그리고 23G 카테터 바늘로 천천히 신중하게 시행하면 바늘이 얇기 때문에, 경막외천자를 시행해도 두통은 거의 보이지 않는다. 만약 발생했다 해도 추간을 한 단계 상위레벨로 바꾸면 좋아지고, 신경에 자입되어도 경막외바늘보다는 경미한 손상을 입는다. 완신경총블록 등에서 일부러 신경에 대는 경우가 있는데 빈도는 낮으나 신경손상이 있을 수 있다. 지금까지 설명하는 방법은 신경에 접촉하는 방법을 목표로 하지는 않기 때문에 신경손상까지 갈 확률은 매우 낮다. 척추의 구조를 숙지하지 않은 채 갑작스럽게 두꺼운 경막외바늘으로 시행하는 것이 더 위험하다고 본다.

필자도 처음에는 선배의 지도를 받으면서 시행했기 때문에 다행스럽게도 신경손상을 경험한 적은 없다.

만약 주변에 이 방법으로 시행한 사람이 없을 경우는 휴대용 심초음파(portable echo)로 미리 추궁까지의 깊이를 측정해두면 안심하고 시행할 수 있다.

추궁까지의 깊이

필자는 23G, 64mm의 카테터 바늘을 사용하고 있다. 추궁까지의 깊이는 위치 이동(rotation)에 따라 다르고, 추간관절이 꼬리 쪽에 닿고 있는지 머리 쪽에 닿고 있는지에 따라서도 달라지며, 바늘이 피부에 대해 약간만 기울어져 있어도 다르다. 환자의 자세가 어느 정도 둥근지에 따라서도 달라진다. 또 국소마취제를 다량으로 주입한다면 깊어지고, 가끔씩 혈관에 닿아 피하혈종이 생겨도 깊어진다. 초음파 기기를 사용하지 않으면 확인은 불가능하다. 하지만 어느 정도의 기준을 세워두는 것은 중요하다. 기준이 있다면 극단적으로 깊게 자입할 가능성은 낮아지기 때문이다. 대략이기는 하지만 기준은 아래와 같다. 아무 것도 생각하지 않고 시행하는 것보다는 나을 것이므로, 독자 여러분의 신중한 이해를 바란다. 깊이를 보증할 수는 없으므로 각자 신중하게 검토하여 시행하도록 한다.

K10

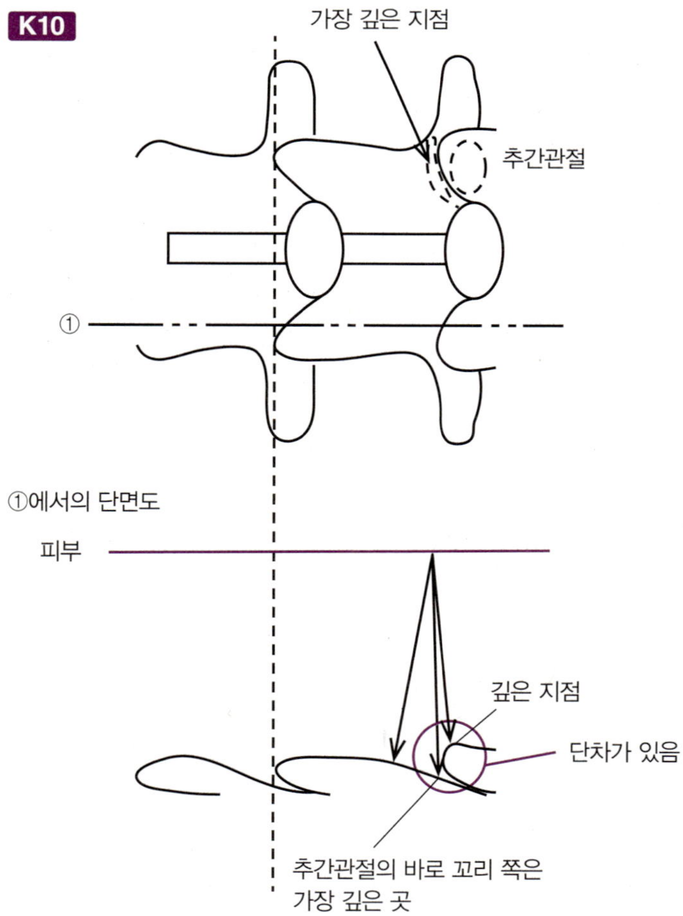

경막까지의 거리는 표준신장이 155~175cm 정도의 **보통 체격**이라면, 피부 위에서 촉진했을 때 극돌기를 명확하게 확인할 수 있으면 **3.5cm**로 한다 **K11**. 단 **Th5/6~Th7/8은 극돌기가 누워있기 때문에 3cm를 기준**으로 한다. **신장은 뼈의 크기와 관계가 있기 때문에 155cm 미만은 0.5cm 빼고(3cm), 175cm가 넘으면 0.5cm 더한다(4cm)**. 당연히 피하지방도 관계가 있기 때문에 **극돌기를 눌러보고 피하지방의 두께를 예상해서 더한다**. 일단 무작정 몇 번 해보는 과정에서 자연스럽게 알 수 있게 된다. 극돌기의 촉진이 불가능할 것으로 보이는 극단적인 비만에 대해서는 후술하겠다. **정중보다 자입부가 높거나 낮을 경우에는 그 부분만큼 더하거나 뺀다** **K12**. 단, 미성년자는 발육 단계에 있기 때문에 대상에서 제외한다. 자신의 손가락 제2관절까지가 몇 cm나 되는지 알아두고, 그것을 기준으로 자입한 바늘의 깊이를 확인한다.

신경에 닿은 경우 손상을 최소한으로 줄이기 위해서는 기준에 가까워진 지점에서부터는 매우 천천히 전진시킨다. 또 조직의 미묘한 저항의 변화를 평상시에 의식해둔다.

기준에 닿지 않으면 그 지점에서부터는 0.5cm 이상 자입하지 않는다.

적당한 지점에서 자입하고 있는가?

이 부분은 처음 읽는 독자에게는 이미지를 연상하는 것이 어려울 수 있으므로 천천히 읽고 (4) 부분으로 넘어가길 바란다.

바늘 끝부분이 추궁간 또는 횡돌기간으로 향하고 있다는 의심이 들면(기준에 닿지 않는다면), 천장 쪽, 머리 쪽, 꼬리 쪽으로 방향을 바꾸어 본다. 천장 쪽으로 방향을 바꾸어 극돌기에 대고, 바늘 끝부분이 심하게 정중으로 기울지 않았다는 점, 너무 떨어지지 않았다는 점을 확인한다. 바닥과의 각도를 그대로 유지한 채 머리 쪽, 꼬리 쪽으로 방향을 바꾼다. 즉 극돌기간이 바로 천장 쪽에 없다는 점(극돌기간이 있다면 추궁간에 가깝다)을 확인한다. 그리고 바닥 쪽으로 방향을 바꾸면서 추궁에 댄다. 추궁까지의 거리가 예상보다 깊다면 추간관절의 꼬리 쪽 추궁에 닿았을 가능성이 있다. 머리 쪽으로 방향을 바꾸어 그 지점이 얕다면 추간관절의 머리 쪽 추궁에 닿아 있을 수 있다. 역으로 추궁까지의 깊이가 기준보다 꽤 얕은 경우는 추간관절의 머리 쪽 추궁에 닿았을 가능성이 높다. 이 경우는 자입점이 이상적으로 여겨지는 지점에서 밀려났을 수도 있다. 후술하는 정보를 더해 자입점을 변경해야 하는 경우도 있다. 물론 이 정보만으로는 단정할 수는 없으나, 정보 자체는 유용하다.

(4) 카테터 바늘을 피하까지 확실하게 뺀다.

왼손 검지는 카테란 바늘의 자입점을 마킹한 위치에서 가만히 붙인 상태에서 바늘을 피하까지 뺀다 K13.

23G 카테터 바늘은 휘기 쉽기 때문에 피하까지 빼지 않으면 바늘 끝부분의 진행 방향을 바꾸기가 어렵다. 방향을 바꿀 때는 피하까지 뺀다. 적당한 각도로만 바꾸어 미세 조정이 필요하면 반 정도만 빼면 된다.

K11

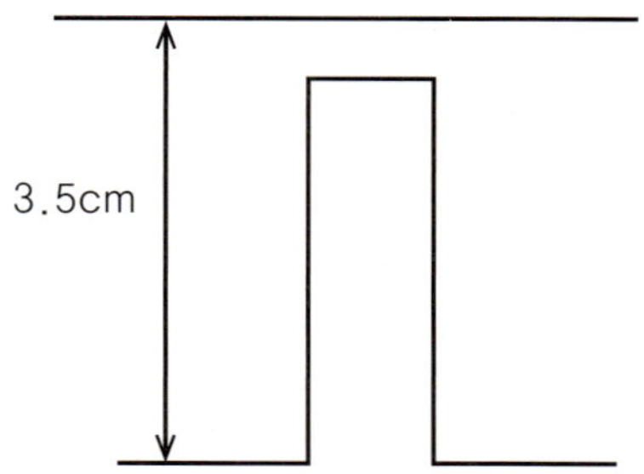

K12

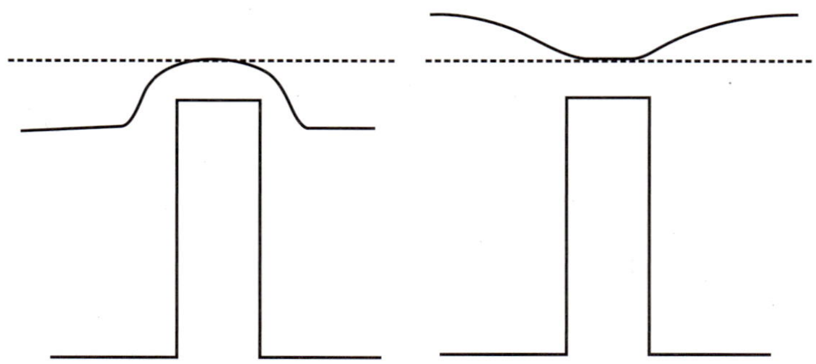

K13

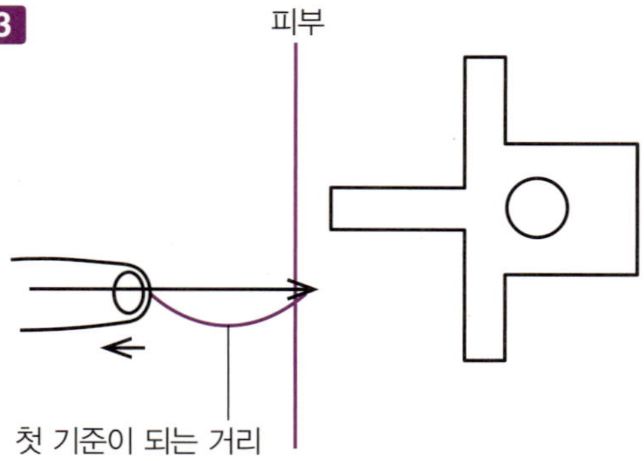

(5) 극돌기(spinous process)의 뿌리를 찾는다.

국소마취제를 주입하면서 정중 방향(천장 쪽)을 향해 진전시킨다 **K14**. 바늘은 마킹한 위치보다 깊게 자입하지는 않으나, 손가락이 피부에 들어갈 정도까지는 전진시켜도 좋다. 왜냐하면 기울여서 자입하기 때문에 추궁보다 깊은 위치에 있기 때문이다 **K15**. 뼈에 닿았다면 바늘을 반 정도 빼고 천장 쪽, 바닥 쪽으로 여러 차례 방향을 바꾸어 '가장 깊은 곳', 다르게 표현하자면 '천장 쪽에서 급격하게 얕아지기 직전'의 지점을 찾는다. 그곳이 뿌리이다.

왜 이 작업이 필요한가 하면 **척추의 정중앙을 알 수 있기 때문이다. 피부를 지면과 수직하게 한다고 해서 추궁이 반드시 지면과 수직하다고는 할 수 없다**. 비만한 경우라면 침대에 가까운 등의 살이 **K16** a처럼 튀어나온다. 따라서 피부와 지면을 수직하게 유지하려 해도 추체 자체는 지면에 수직하지 않는다 **K16** b. 마른 증례인 경우에도 뼈의 변형이 심할 경우는 피부에 대한 추체의 축은 달라진다. 덧붙여 체위를 정확하게 수직으로 취할 수 없으면 그 영향은 더욱 심해진다.

극돌기의 뿌리를 안다면 추체의 축 회전에 좌우되지 않고 경막외강에 바늘 끝부분이 가까워진다 K17.

K14

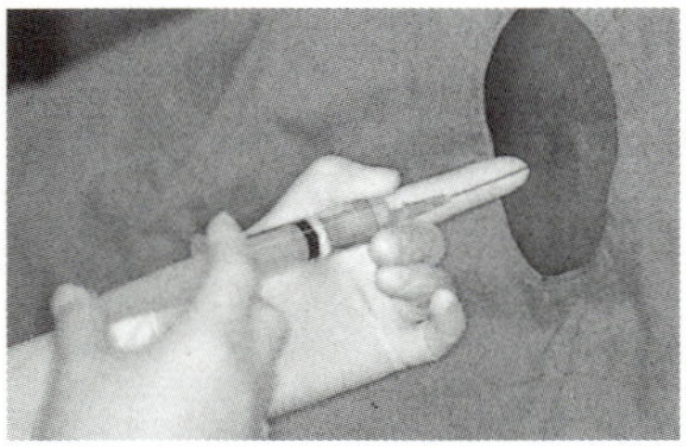

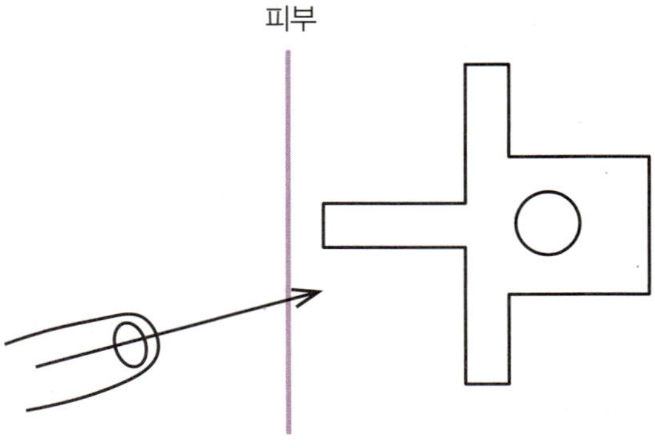

K15

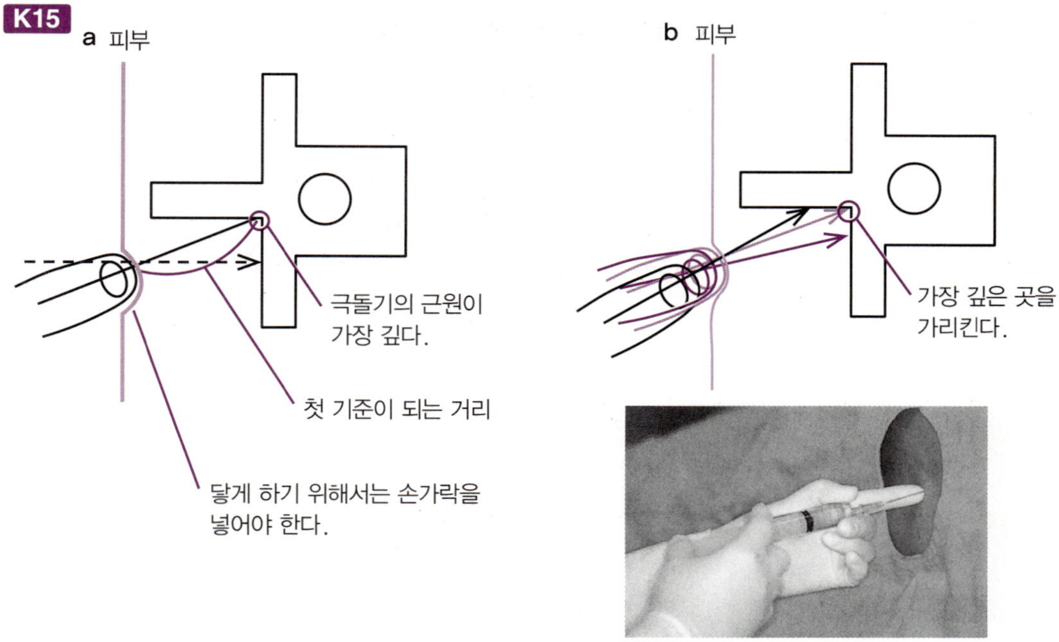
a 피부
극돌기의 근원이
가장 깊다.
첫 기준이 되는 거리
닿게 하기 위해서는 손가락을
넣어야 한다.
b 피부
가장 깊은 곳을
가리킨다.

K16

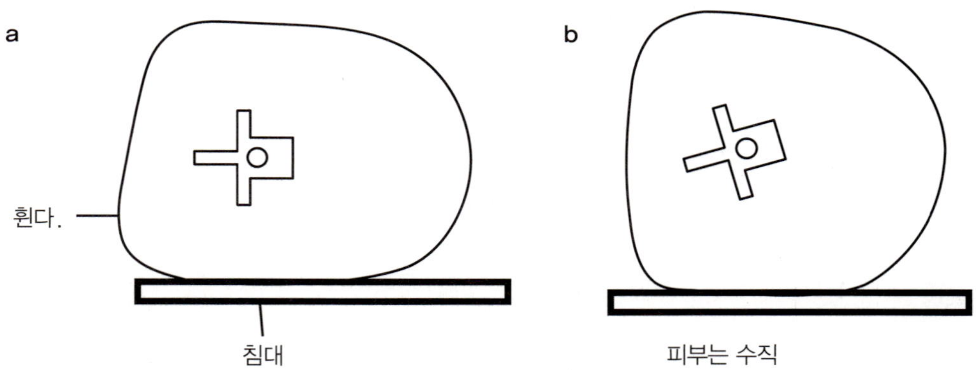
a
휜다.
침대
b
피부는 수직

K17

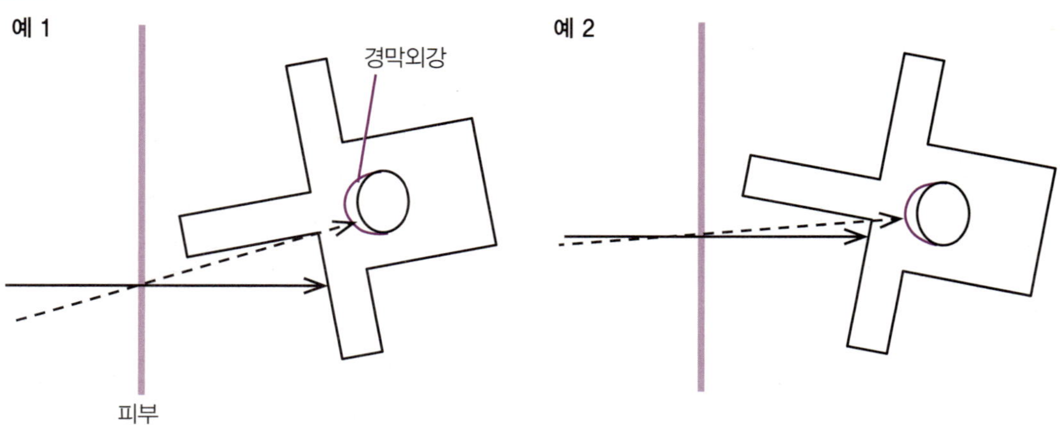
예 1
경막외강
피부
예 2

바늘이 닿은 추궁의 장소가 피부에 가깝기 때문에 K18 ① 정중으로 방향을 바꿔 손가락을 넣는 것으로는 바늘이 닿지 않을 수도 있다 K18 ②. 이러한 경우에는 극돌기의 뿌리보다 위에 닿는다 K18 ③. 바닥에 대한 각도를 그대로 유지하고 머리 쪽과 꼬리 쪽으로 바늘의 방향을 바꾸어 본다. 머리 쪽도 꼬리 쪽도 뼈에 닿는다는 것, 즉 아래에 추궁간이 없다는 것을 확인한다 K18 ④. **근처에 단락(뼈에 닿지 않은 지점)이 있으면 추궁간이 복측에 있기 때문에, 그 상태로 복측으로 바늘을 전진하며 바늘을 맹목적으로 깊게 자입하는 것은 위험하므로** K18 ⑤ 자입점을 바꾼다. 그리고서 뿌리로 서서히 방향을 바꿔 가는데 K18 ⑥, 뼈에 닿아 손가락이 피부에 들어간다면 손가락이 들어가지 않는 지점으로 마킹을 미룬다. 그리고 서서히 마킹 길이를 길게 하면서 뿌리로 접근한다.

(6) 마킹 조절

극돌기 뿌리까지의 깊이로 마킹의 위치를 조정한다. 그 깊이가 새로운 기준(마킹 길이)이 된다 K19.

(7) 극돌기의 뿌리보다 약간씩 등쪽으로 댄다.

(5)의 각도보다 약간 천장 쪽으로, 즉 극돌기의 근원보다 약간 등쪽에 댄다. 새로운 마킹 거리보다는 약간 얕아진다 K20. 5~10mm 정도 얕은 지점이 좋다.

(8) 극돌기 두측연을 찾는다.

지면에 대해 (7)의 각도를 유지하면서 피하까지 빼고서 머리 쪽으로 여러 차례 바늘의 방향을 바꾸고, 국소마취제를 주입하면서 극돌기에 접촉하는 것을 반복한다. 머리 쪽으로 들어 가다 **뼈에 닿지 않는 지점, 즉 극돌기의 두측연을 찾는다.**

머리 쪽으로 움직일수록 바늘은 깊어지는데, 마킹한 깊이는 바꾸지 않고, 손가락이 피부로 들어가는 정도로 자입한다. (7)이 비만 환자 등에서 깊을 때는 동일한 각도로만 머리 쪽으로 움직인 경우라도, 뼈에 닿을 때까지 더욱 깊게 넣어야 한다. 그림으로 설명하면 K21 깊이가 3cm일 경우 30도 흔들었을 때 6mm, 45도 흔들었을 때는 1.4cm 더 넣을 필요가 있다. 깊이 5cm라면 각각 7mm, 2.1cm 더 넣어야 한다. 즉 K19의 마킹 거리보다 K20의 위치가 얕은데, 머리 쪽으로 어느 정도 들어가면 손가락이 들어가는 정도로는 대응할 수 없는 경우가 있다. 그 때는 손가락이 들어가는 것이 한계에 이르렀다면 자입점을 1cm 머리 쪽으로 움직여 다시 머리 쪽으로 진전시킨다.

K18

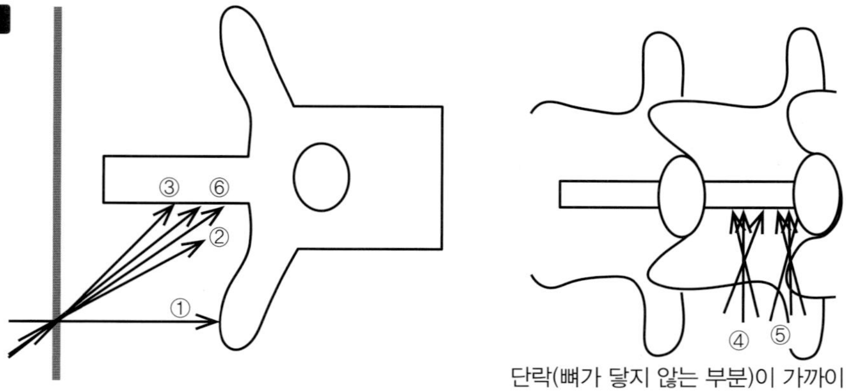

단락(뼈가 닿지 않는 부분)이 가까이 있으면
복측에 추궁간이 있다.
그대로 복측(아래쪽)으로 흔드는 것은 위험하다.

K19

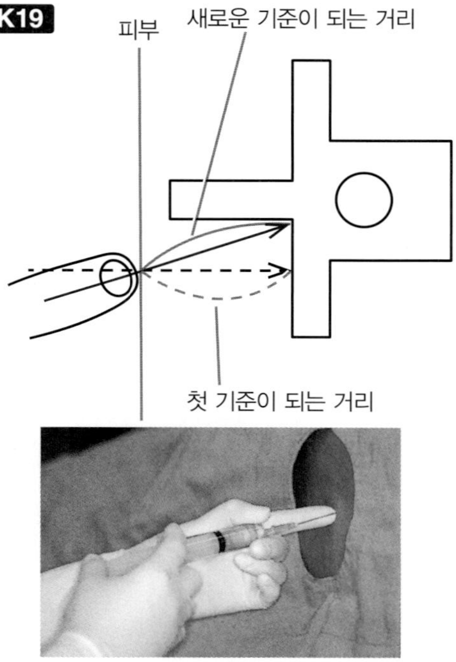

극돌기의 근원

K20

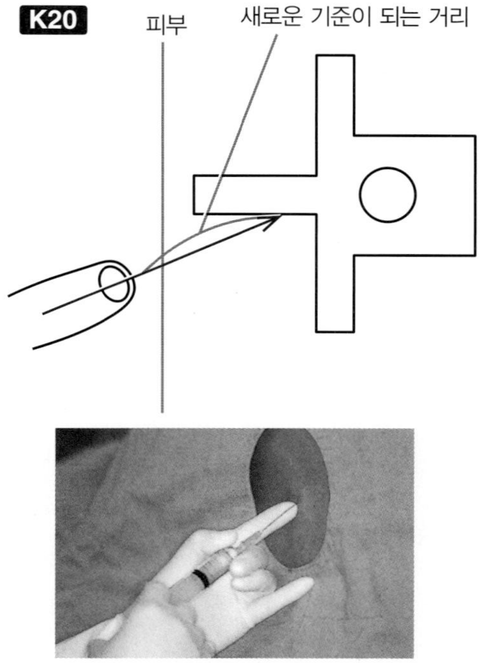

극돌기의 뿌리에서 약간 등쪽

K21

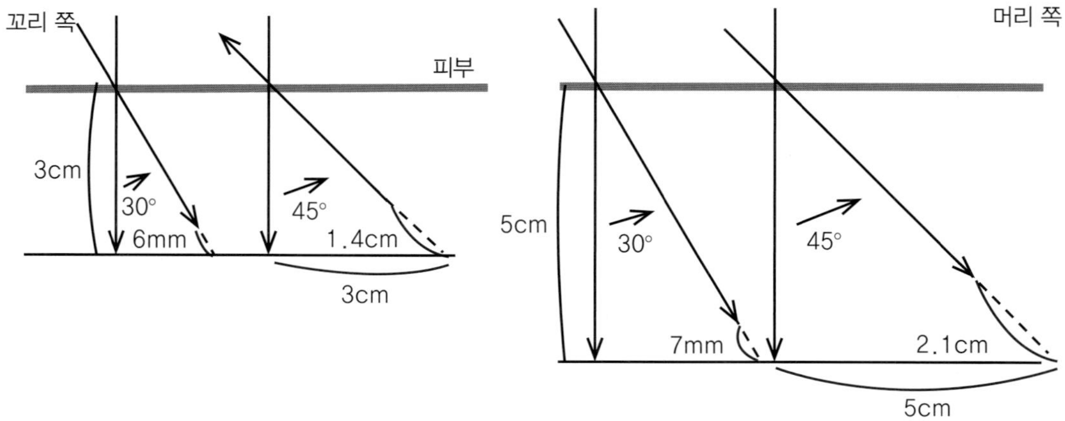

극돌기의 머리쪽연(뼈에 닿지 않았다고)이라고 생각한다면 바늘을 약간 깊게 넣어 극돌기가 완전하게 닿지 않는 것을 확인한다.

극돌기 머리쪽연에 바늘 끝부분이 있을 경우 (6)에서 마킹한 깊이보다 얕다면 마킹 거리는 바꾸지 않는다. (6)의 마킹 거리보다 손가락이 들어간 것이 깊다면 마킹의 깊이를 손가락이 들어가지 않은 깊이로 조정하여 바꾼다.

여기서 주의해야 할 것은 **각도를 머리 쪽으로 너무 주지 않아야(움직이지 말아야) 한다는 것이다**.

머리 쪽으로 최대 45도 정도까지 움직여 보고 뼈의 단절이 없으면 반대로 꼬리 쪽으로 움직여 본다. 피부 자입점이 너무 꼬리 쪽을 향해 한 단계 하위의 추궁간에 가까워질 가능성이 있기 때문이다 K22. 꼬리 쪽으로 움직여 닿지 않는 지점(극돌기의 꼬리 쪽)이 있으면 피부 자입점을 꼬리 쪽으로 미루어 자입한다. 꼬리 쪽으로 흔들어도 뼈에 닿는다면 자입점을 머리 쪽으로 1cm 정도 움직여 동일하게 시행한다.

추궁간을 찾고 각도를 머리 쪽으로 너무 주면 안 되는 이유

1. **구멍에 대해 바늘이 기울어지면 바늘의 입구를 찾는 것도, 통과하는 것도 어려워진다** K7. 만약 추궁 표면에서 바늘을 움직여 45도 정도로 움직였다고 치면 바늘 끝부분은 거의 추간 하나 이상으로 움직이면서 K21 추궁간을 놓칠 가능성이 높아진다. 동측 추궁의 표면을 스치면서 진전하게 된다 K23. 경막외바늘이 저항소실(loss of resistance)을 얻지 못한 채 깊게 들어가기만 하는 것을 본 적이 있을 것이다.
2. 각도를 머리 쪽으로 줄수록 바늘이 뼈에 닿을 때까지의 거리가 깊어진다 K21. 따라서 마킹한 거리에서 바늘이 뼈에 닿지 않은 이유가 **바늘이 닿지 않아서인지, 극돌기간이기 때문이지를 알 수 없게 된다**.
3. 바늘이 깊이 들어가면 조직에 의해 고정되는 바늘의 길이도 길어져 경막외바늘, 카테터 바늘과 함께 움직이기가 어려워지면서 **미세 조정을 하는 데도 어려움을 겪게 된다**. 거리가 깊을수록 방향을 바꿀 때는 약간 빼서 찌르는 것이 중요하다. 방향을 바꾸기 위해서 각도를 약간 바꾸면 장소도 크게 틀어지게 된다 K24. 후술하겠으나, 끝으로 경막외바늘을 통해 수 mm 정도를 미세 조정하여, 좁은 간극을 통과한다. 경막외바늘 끝부분을 뺐다 찌르는 일 없이 시행하기 때문에 추궁 상에서 미세한 거리 이동이 어려움을 겪으면 좁은 구멍은 통과할 수 없다.

K22

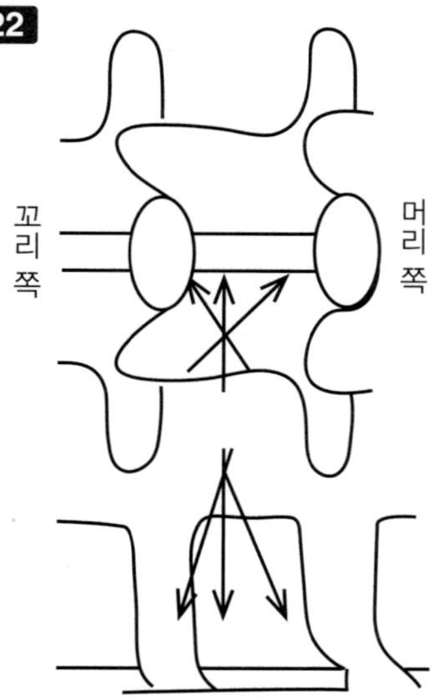

K23

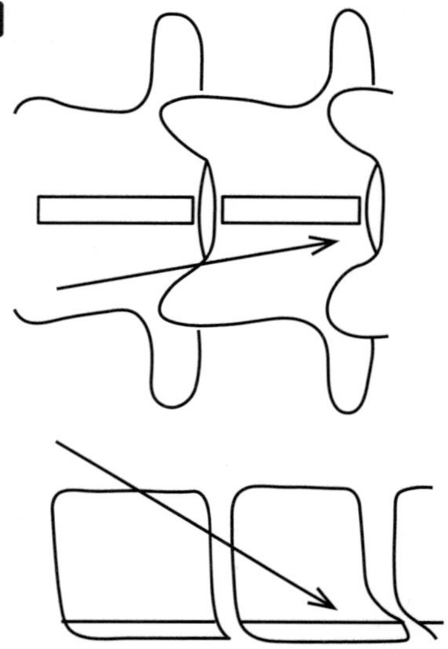

추궁간을 놓쳐 추궁 표면을 스친다.

K24

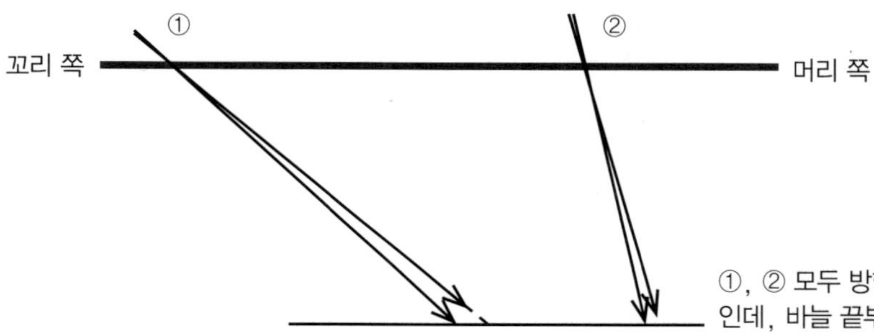

①, ② 모두 방향을 3도 정도로 바꾸는 것뿐인데, 바늘 끝부분의 이동거리는 ①이 크다.

3 바늘의 끝부분을 추궁상에서 이동시킬 때는 바늘이 누워있을수록 깊이의 변동이 심해진다 K25. **많이 빼서 꼬리 쪽으로 진전시키면 경막천자(dura puncture)가 될 수 있다.**

3 경막외강과 경막외바늘이 평행에 가까우면 카테터 출구가 등쪽으로 향하게 되어, **카테터가 진행하기 어려워진다** K26.

머리 쪽으로 각도를 너무 크게 주게 되면 자입점을 바꾸어야 한다. 바꿔 말하면 시범천자로, 머리 쪽으로 10도에서 30도(추궁간이 명백하게 크다면 0도에서 45정도가 좋다) 정도 조정한 지점에서 추궁간이 있을 것 같은 자입점을 찾는다. 0도라면 경막외강 내에서 바늘을 진전시킬 여유가 줄기 때문에 주의한다 K27. 하지만 정중법보다는 여유는 있다.

추궁간은 피부에 대해 정면으로 크게 열린 것은 아니므로, 약간 꼬리 쪽을 향해 그 개구 면적을 최대로 한다 K6. 그 각도로 자입하는 것이 중요하다.

처음에 극돌기의 뿌리가 아니라 등쪽을 찾아가는 이유

1 **바늘 끝부분은 추궁간이 아니라 극돌기간으로 향한다. 너무 깊이만 자입하지 않는다면 안전**한다 K28 ①. 만약 **극돌기의 근원을 머리 쪽으로 접근하면**, 실제로 뼈의 단락이 어떤지를 확인하기 위해 약간 깊게 진전시킬 때 **안전역이 좁아지는 것을 알 수 있다** K28 ②.

2 **극돌기의 뿌리 쪽은 깊기 때문에** 머리 쪽으로 움직이는 것에 의한 깊이의 변동이 커진다 K21. 따라서 여유가 있는 만큼 깊게 천자해 보아도 단순하게 **바늘이 닿지 않는 것인지, 추궁간이니까 뼈에 닿지 않는 것인지를 구별하기는 어렵다.** 가장 가능성이 높은 것이 단순히 바늘이 닿지 않은 것뿐인데, 그것을 추궁간이라고 착각하여 있는대로 자입하는 바람에 저항소실(loss of resistance)을 느끼는 것이 불가능 할 수 있다.

3 **극돌기 뿌리의 등쪽이 얕기 때문에 바늘을 움직이기 쉬워 찾기도 쉽다.** 그리고 바늘의 자입 깊이가 얕아서 **같은 각도로 머리 쪽을 향해 움직여도, 바늘 끝부분의 이동거리가 짧기 때문에** (K21의 3cm와 5cm를 비교) **간극을 쉽게 놓치지 않는다.**

4 **극돌기의 뿌리를 찾았다 해도 극돌기의 뿌리라는 확증은 없다.** 즉 추궁 위인지도 모르고, 극돌기의 등쪽을 향하고 있는지도 모를 일이다. **극돌기 뿌리의 부근은 입체적인데,** 바늘을 머리 쪽으로 움직여 가는 중에 바늘 끝부분이 약간 천장 쪽으로 향하면 극돌기 뿌리보다 등쪽에 닿아, 결국 바늘의 깊이가 얕아지는 경우가 있다. 그것을 **추간관절이라고 착각해버린다. 극돌기의 등쪽**을 머리 쪽으로 움직이다 보면, 기본적으로 **평면적**이기 때문에 바늘이 약간이라도 천장이나 바닥 쪽으로 밀려도 얕아지는 일은 없으므로 **헷갈리지 않을 것이다.**

K25

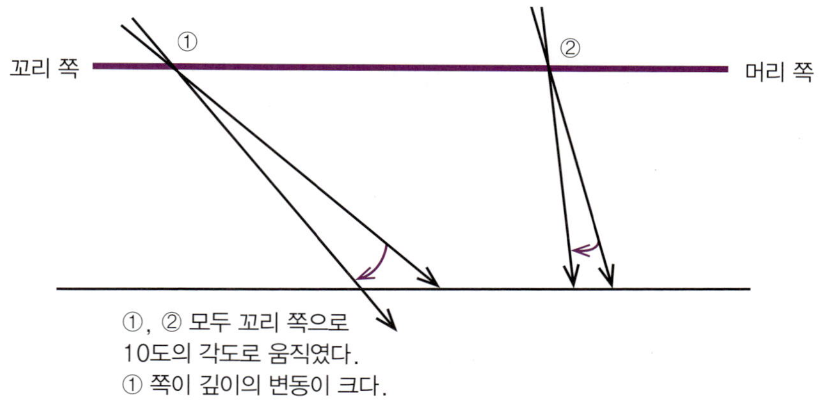

K26

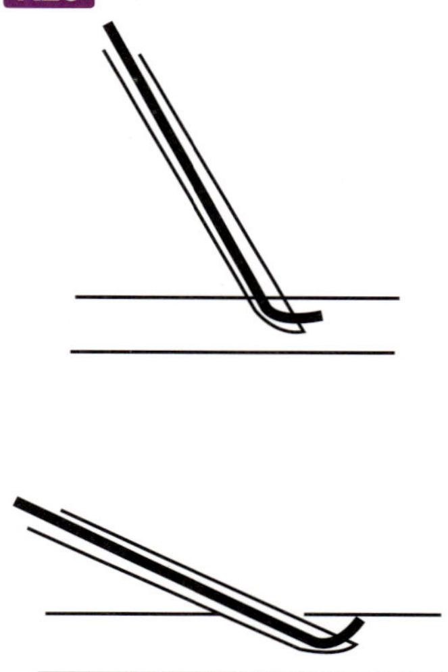

K27

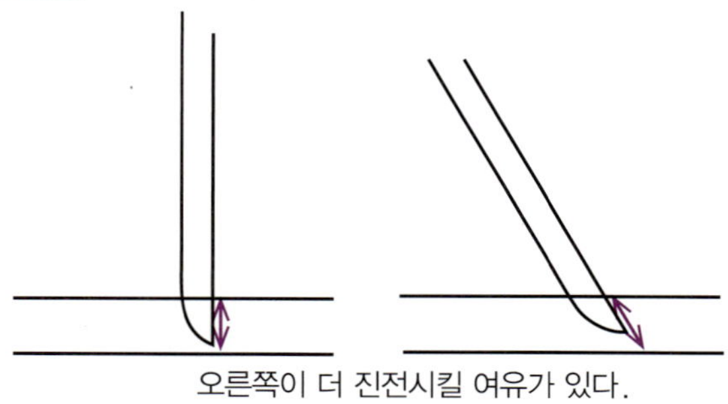

K28

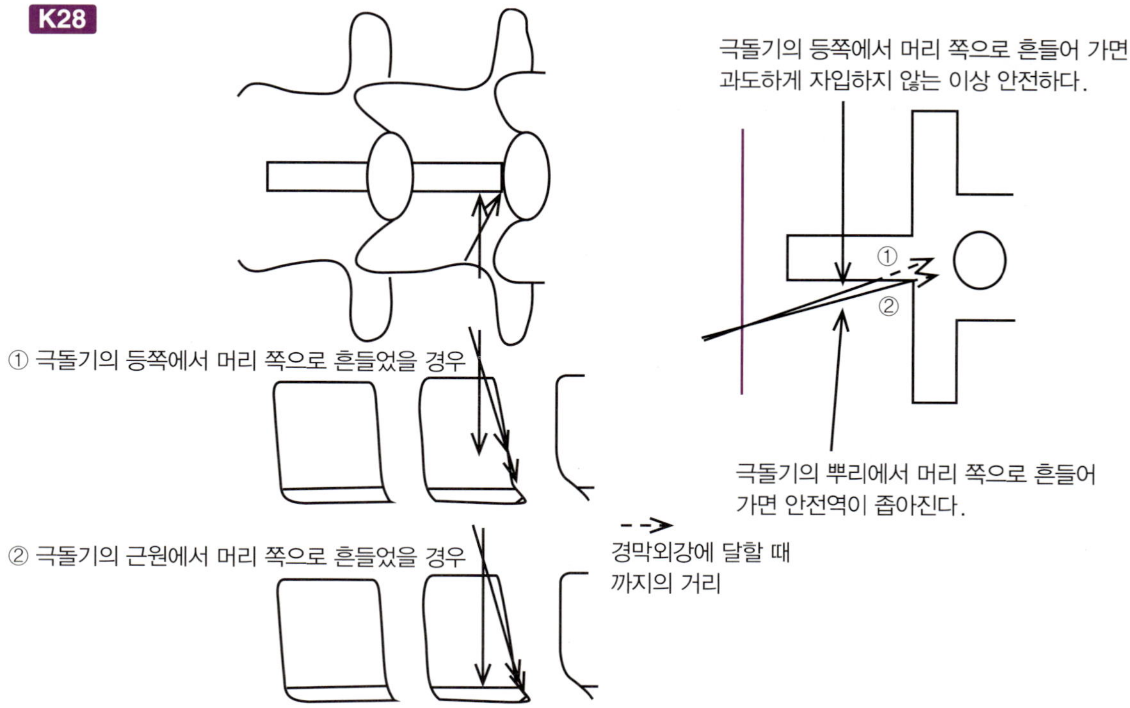

즉, **우선은 찾기 쉬우며 안전한 얕은 곳(극돌기 뿌리의 조금 등쪽)을 찾음으로써, 추궁간의 조금 등쪽 극돌기 사이를 명확하게 파악한다.** 그리고 극돌기의 뿌리같이 깊은 곳이라도 피부에 손가락으로 찔러보는 정도로 대응할 수 있는 **정확한 피부상의 자입점을 발견한다.** 그리고 추궁간을 향하여 적절한 각도로 접근하여 **추궁간을 집중적으로 찾는 것이다.** 이 순서가 익숙해지면 추궁까지의 깊이가 얕고 쉬운 증례에서는 생략해도 되지만, 깊이가 4cm 이상 되면 어려워지기 때문에 정확히 시행하는 것이 좋다. 본서에서는 **어려운 증례에서도 원활하게 넣을 수 있도록** 기술한 것이다.

(9) 극돌기간 위치를 다시 확인한다.

(8)에서 확인한 부위는 어쩌면 극돌기가 변형되었을 가능성이 있으므로 바늘이 닿지 않을 지도 모른다 K29. **보다 확실히 하기 위해서는** 뼈에 닿지 않는 부분까지 이르렀다면 그대로 뼈가 닿을 때까지, 즉 상위 극돌기의 하연에 부딪힐 때까지 움직여본다. 단, 마킹 거리는 바꾸지 않고, 손가락이 피부에 들어갈 정도까지만 한다.

극돌기간이 크게 열려 있으면 각도를 너무 크게 주기 때문에 마킹 거리에서는 닿지 않는데, 그건 또 그 나름대로 그 부분이 극돌기간이라는 확신을 얻을 수 있어 좋다.

이로써 확실하게 극돌기간 추궁간에 닿는 지점을 알 수 있다.

(10) 극돌기 뿌리로 접근해 간다.

추궁간은 (8)의 부위(극돌기의 머리쪽연에서 근원보다 약간 위) K30 ①보다 약간 아래에 있어 바늘의 길이도 깊어진다 K30 ②. 단락을 알았다면 서서히 근원으로 접근하고(아래쪽으로 흔든다), 머리 쪽으로 움직여 손가락이 들어가도 뼈에 닿지 않는다는 것을 확인한다.

이것으로 추궁간 부위에 대한 기술은 종료한다. 단, **이 지점에서는 추궁간이 정말로 열려있는지는 알 수 없다.**

K29

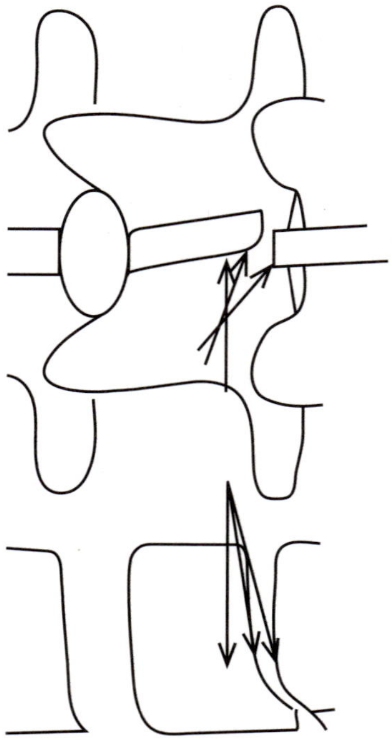

K30

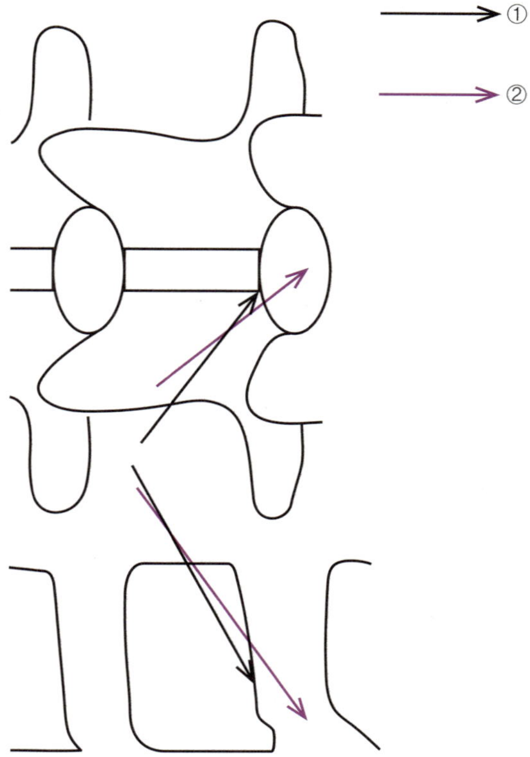

(11) 찾기 어려울 때

피부 자입점이 정중에 너무 가까워지면 카테란 바늘로 구조를 파악하는 것은 어려워진다.

극돌기에 너무 가까워지면 각도를 약간 변경하는 것에 의해 극돌기의 근원보다 꽤 위에 닿아버리는 경우가 많아진다 K31. **깊이의 변동이 너무 심해 찾기가 힘들다.**

반대로 말하자면 천장 쪽으로 약간만 움직였는데 갑자기 1cm 정도 급격하게 얕아졌다면 그것은 **극돌기의 거의 등쪽에 닿았다는 것을 의미**하므로, 정중에 조금 떨어져 다시 자입해야 한다.

극돌기의 뿌리보다 약간 등쪽을 머리 쪽으로 흔들어 얕아지는 경우

극돌기의 머리 쪽이 위로 기울어지는 경우가 있다 K32. 척추의 만곡이나 뼈의 변형이 원인일 수 있다. 이때는 단순히 극돌기가 바닥 쪽으로 가까워진다는 것뿐만 아니라 K31의 요소, 즉 극돌기에 바늘이 너무 가깝다는 이야기도 되므로, 위치(orientation)를 확정하기가 어려워진다. 촉진한 뒤 극돌기의 기울기를 침대의 높낮이로 조절하고서 다시 자입하는 것이 더욱 알기 쉽다. 머릿속에서 상황이 명확하게 그려진다면 바닥 쪽으로 움직여 추궁간을 확인해도 좋다.

(12) 경막외바늘에서의 마킹 거리를 확인

이어서 **경막외바늘에 의한 본천자이다. 이것으로 추궁간이 열려있는지의 유무를 알 수 있다.**

경막외바늘은 23G 카테란 바늘에 비해 일부러 빼지 않아도 깊은 지점에서 위치를 바꾸기 쉬워서 장소, 방향의 미세 조정을 시행할 수 있다. 최종적으로 수 mm 정도의 미세 조정을 시행하고, 좁은 공간을 통과해간다.

23G 카테란 바늘로 자입했을 때의 마킹 거리를 경막외바늘의 눈금으로 확인한다 K33.

K31

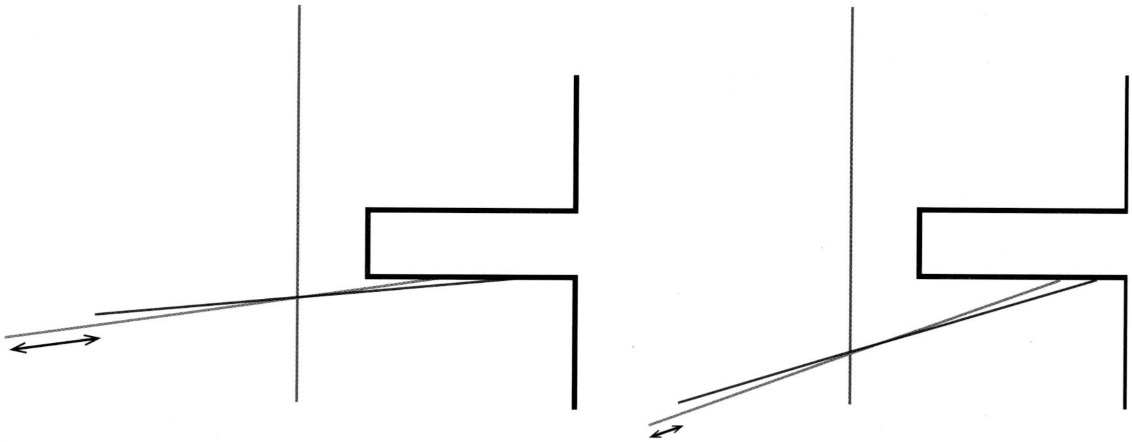

양쪽 모두 빨간 선에서 검은 선으로는 천장 쪽으로 3도 정도의 각도로 흔들고 있는데, 정중으로 너무 근접하면 그 변동은 커진다. 즉 바닥에 대한 각도가 약간 변화하는 것만으로 매우 깊어지므로 알기가 어렵다.

K32

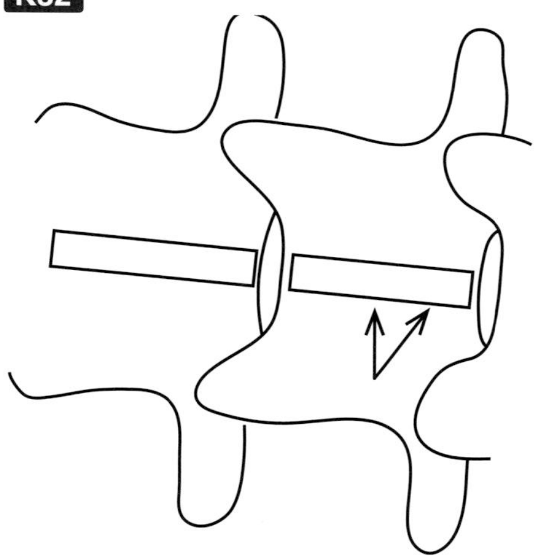

K33

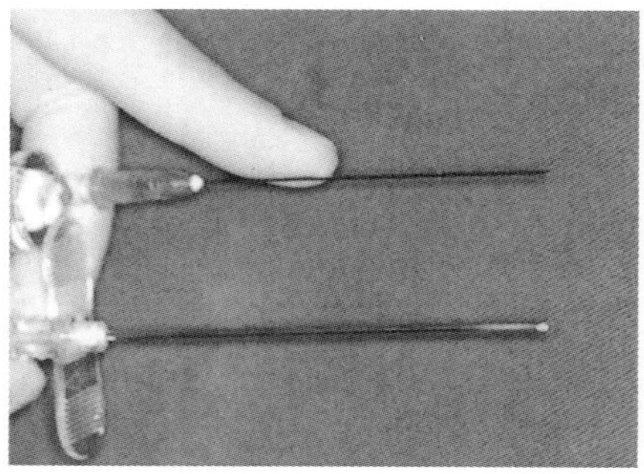

K34

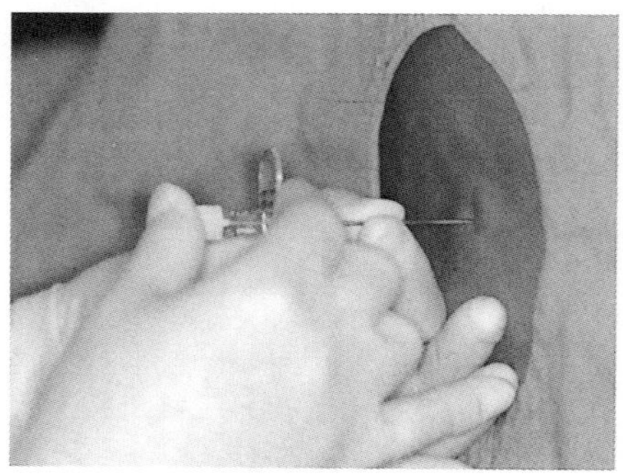

(13) 경막외바늘을 척추궁(vertebral arch)에 댄다.

경막외바늘을 23G 카테란 바늘로 찾은 올바른 자입점에서 자입하고, 동일하게 추궁에 댄다 K34. 베벨(blade) 면은 머리 쪽으로 향한다.

(14) 마킹한다.

쥐는 방법을 바꿔서 거리를 마킹한다 K35.

(15) 극돌기 뿌리에 놓는다.

피하까지 일단 빼내고 K36, 사전조사한 극돌기의 뿌리(천장 쪽)를 향해 진전시킨다 K37.

어느 정도 크게 움직일 경우에는 **피하까지 빼지 않으면** 피부가 움직이기 때문에 애써 **사전조사해둔 각도와 달라진다** K38. 바늘이 **누워서 좋지 않은 점은 전술한 것과 같다. 또 바늘을 뺐다 찌르지 않고** 바늘 끝부분을 약간 이동시키면 조직으로부터의 불필요한 힘이 더해지기 때문에, 이동한 곳에서의 미세 조정은 어려워진다. **바늘 끝부분의 가동성을 최대한으로 살리기 위해서라도** 바늘 끝부분을 어느 정도 크게 흔들 때는 카테란 바늘과 동일하게 일단 피하까지 빼도록 한다.

이어서 약간 뺀 뒤 천장과 바닥 쪽으로 움직여 보고, 극돌기의 뿌리(가장 깊은 지점. 천장 쪽으로 바꾸면 갑자기 얕아지기 직전)로 미세 조정한다 K39. 이것을 새로운 마킹 거리로 한다.

미세 조정을 할 때는 23G 카테란 바늘만큼 빼지 않아도 좋다. 쓸데없이 몇 번이나 빼고 찌르면 조직의 손상이 커진다. 단, 비만자 등 깊은 사람은 미세 조정에서의 가동범위가 작아지기 때문에, 어느 정도 뺐다 찌르기를 반복할 필요가 있다.

자신이 있을 경우 (15)는 생략해도 상관없지만 비만자 등 어려운 경우에서는 반드시 시행한다. **초보자는 여러 차례 해보는 것이 좋다.**

K35

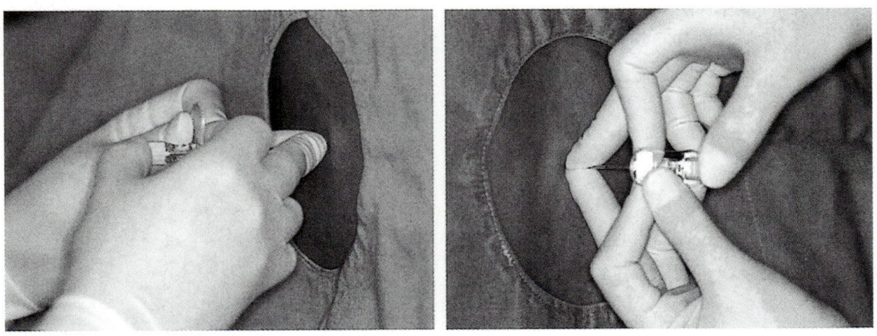

K36

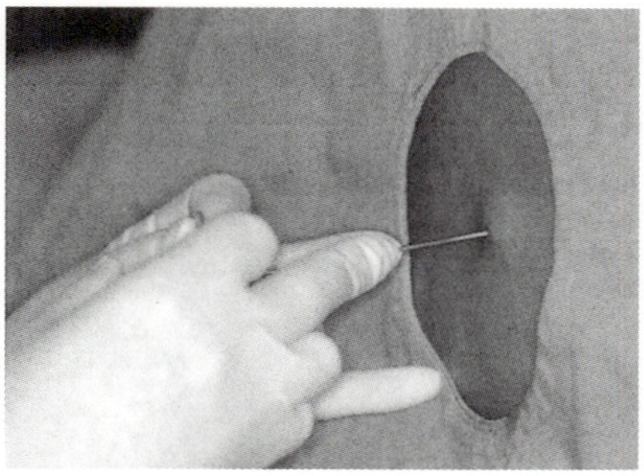

K37

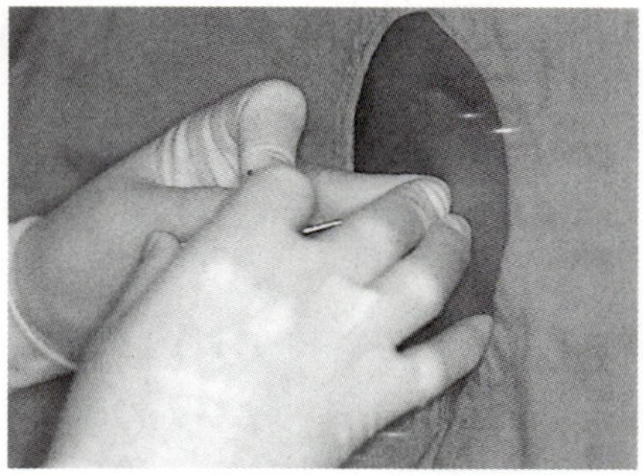

K38

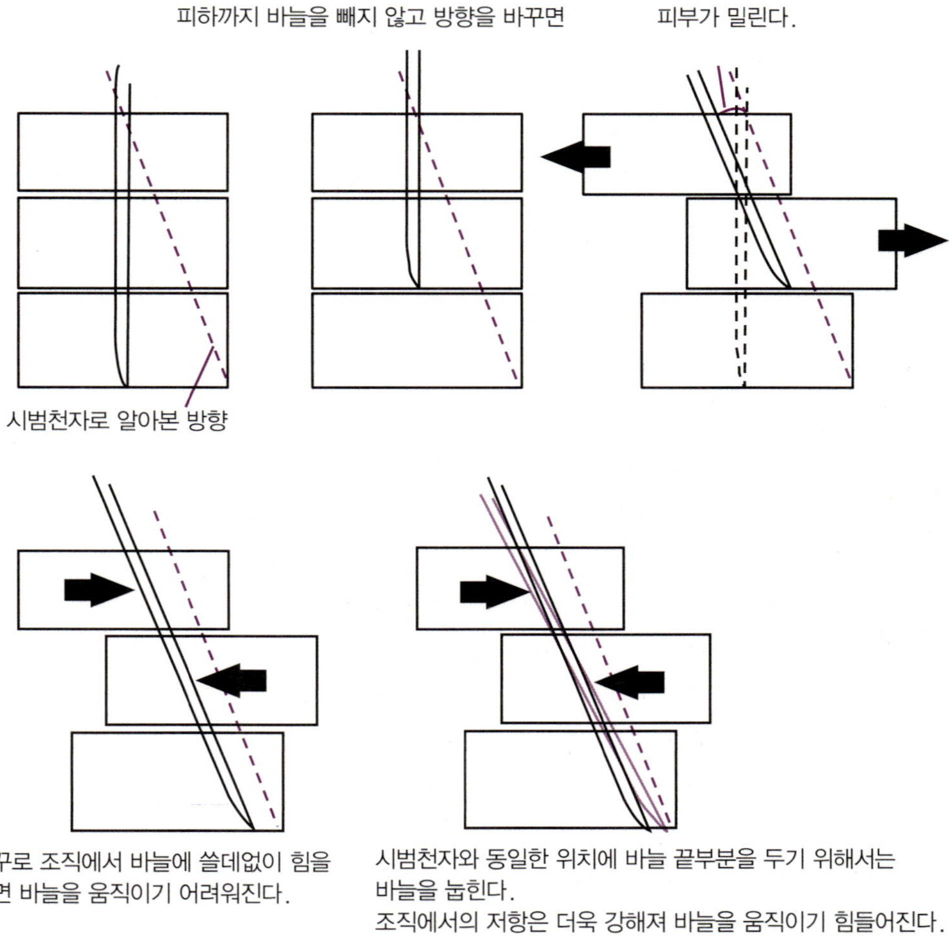

K39

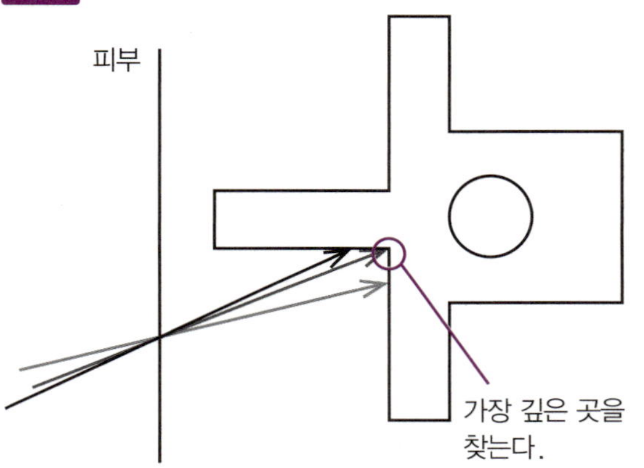

(16) 추궁간을 향해 삽입한다.

(15)의 상태에서 바늘을 빼고, 바닥에 대해 같은 각도를 유지하며 사전조사한 추궁간의 방향보다 어림잡아 꼬리 쪽을 향해 마킹한 깊이까지 자입한다 K40 → K41. 후술하겠지만 **추궁간 꼬리 쪽의 절구모양을 한 부분을 미끄러뜨리는 것이 가장 확실한 방법이다.** 또 **찾아갈 때도 꼬리 쪽에서 머리 쪽으로 움직이는 편이 쉽게 경막천자(dura puncture)되지 않는다** K25. 바늘이 얕은 지점에서 깊은 지점으로 이동하기 때문이다. 한편 극돌기 머리쪽연보다 약간 꼬리 쪽으로 추궁간이 열려 있는 경우도 있다.

이때도 어느 정도 방향을 전환한다고 하면 일단 피하까지 뺀다. 단, 추궁간이 가까이 있으면 피하까지 빼지 않아도 된다. 또 경막외바늘을 움직이기 쉬운 얕은 경우, 근육이 적은 경우에서도 경막외바늘을 피하까지 빼지 않아도 된다. **근육질이나 깊은 경우는 어렵다.** 같은 깊이라도 지방층이 두꺼운 경우는 경막외바늘을 움직이기 쉽지만, 근육으로 두꺼운 경우는 움직임이 제한되기 때문에 어려워진다. 따라서 전술한 것처럼 **적절한 피부 상의 자입점을 미리 찾아, 자입점에서 추궁간으로 직접 바늘을 향하게 하는 것이 무척 중요하다.** 거꾸로 말하면 추궁간을 찾는 단계(후술)에서 추궁간이 보이지 않는다면 피하까지 빼서 다시 자입한다.

쉬운 경우는 누구나 어떤 방법으로도 가능하다. 본서는 어려운 경우에 대해서도 원활하게 시행 가능한 방법을 소개하고 있다. 평상시부터 쉬운 경우에서 이와 같은 방법으로 시행하면 어려운 경우도 충분히 가능할 것으로 본다.

이 시점에서 마킹 거리보다 깊게 자입하고, 추궁간을 깊게 하는 습관을 들이면 경막천자(dura puncture)가 되기 쉬워진다. (15)의 극돌기 뿌리까지와 추궁간까지의 깊이의 차이가 큰 경우도 많다. 따라서 찾을 때는 습관적으로 마킹한 위치보다도 **더욱 깊게 넣어버린다. 정말로 열려있는지 '다시 한 번 넣어 보는' 깊이가 긴 경우 dura puncture가 되기 쉬워지는 이유이다.** 또 **경우마다 '다시 한 번 넣는' 거리가 다른 것도 그 원인이 된다.**

추궁간을 이 시점에서 찾지 마라! 단, 이 시점에서 뼈에 닿았다면 당연히 추궁간을 찾아야 한다.

K40

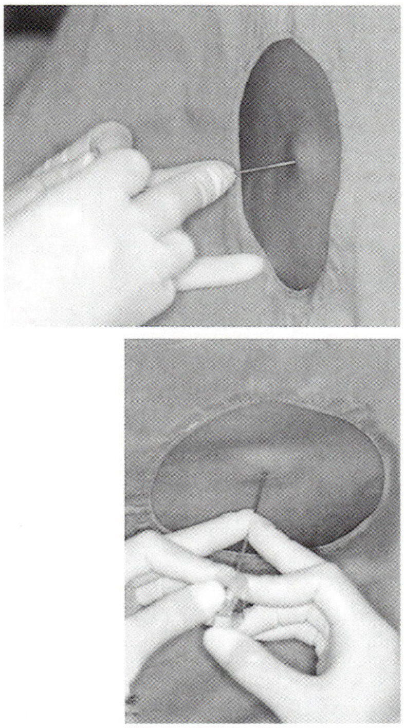

K41

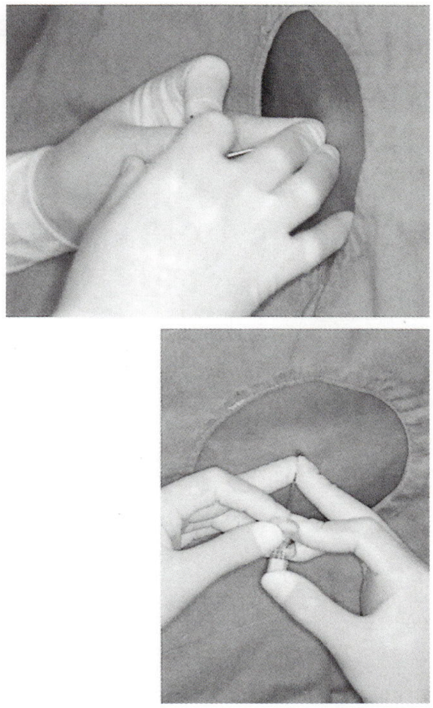

(17) 저항소실(loss of resistance)

각도가 변하지 않도록 왼손으로 경막외바늘을 확실하게 유지하고, 가이드를 빼고 저항소실용 주사기를 장착한다. 내용물은 공기든 생리식염수든 상관없고, 주사기도 유리든 일회용이든 익숙한 것을 사용하면 된다.

왼손으로 경막외바늘을 확실하게 유지하고, 힘을 주기 쉽도록 바꿔 쥐면서 주사기에 지속적으로 압력을 더해 전진시킨다 K42.

저항소실이 느껴지는 부위가 경막외공간이다. **경막외바늘끝의 만곡을 고려하여 베벨을 머리 쪽으로 향하게 하고 카테터를 삽입한다** K43 a. 카테터 끝부분이 카테터 전체와 역방향으로 휠 수도 있으므로 주의한다 K43 b.

미묘하게 저항소실이 발생하는 이상한 경우도 있다. 경막외강에 닿지 않았는데도 황색인대의 직전의 조직이 치밀하지 않기 때문에 일어나는 경우가 많다. 하지만 이상할 경우에는 아직 들어가 있지 않다고 생각해도 반드시 우선 카테터를 넣어본다. **이상해도 경막외강에 들어가 있는 경우도 있기 때문이다**. 카테터가 저항 없이 들어가면 경막외 가능성이 많다.

카테터가 들어가지 않으면 **황색인대 직전**일 가능성이 높다. 이 경우, 경막외바늘의 끝부분을 검지로 가볍게 흔들어 본다. **황색인대를 통과하고 있다면 경막외바늘은 흔들리지 않는다. 단순하게 빙글빙글 돈다면 황색인대 직전**일 가능성은 더욱 높아진다. 카테란 바늘로 찾았을 때의 **깊이도 참고가 된다**. 생리식염수로 시행하고 있을 경우는 생리식염수를 버리고 공기로 한다. **정중법으로 다시** 자입하는 것도 방법 중 하나이다.

이것을 시작으로 경막외바늘을 더욱 전진시킨다.

이상할 경우의 또 다른 예로, 경막외바늘이 정중을 넘어 반대쪽으로 가면서 경막외강을 스친 뒤, **경막외강의 가장자리에 위치한 경우가 있다**. 그때는 카테란 바늘로 찾아 **예상되었던 깊이보다도 깊어진다**. 또 이때 황색인대, 경우에 따라서는 극간인대를 통과하고 있기 때문에 K44 **경막외바늘은 쉽게 흔들리지 않는다**. 깊이를 예상해두는 것은 매우 중요하다. 이럴 경우에는 처음부터 다시 시작한다. (15)의 조작을 더하면 보다 정확하게 시행할 수 있다.

저항소실(loss of resistance)을 포함하여 2cm 진전해도 경막외강으로 들어가지 않으면, 후술하는 것처럼 대체적으로 바늘 끝부분의 위치가 적절하지 않으므로 다시 시작한다.

K42

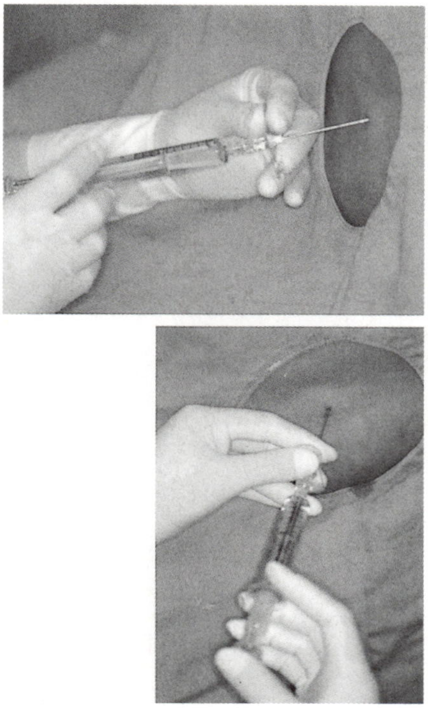

K43

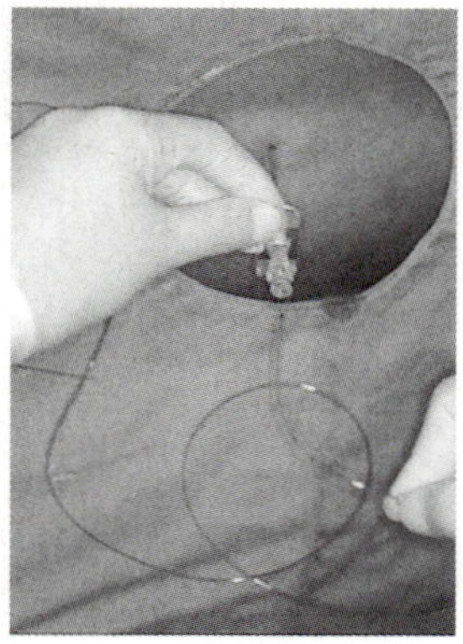

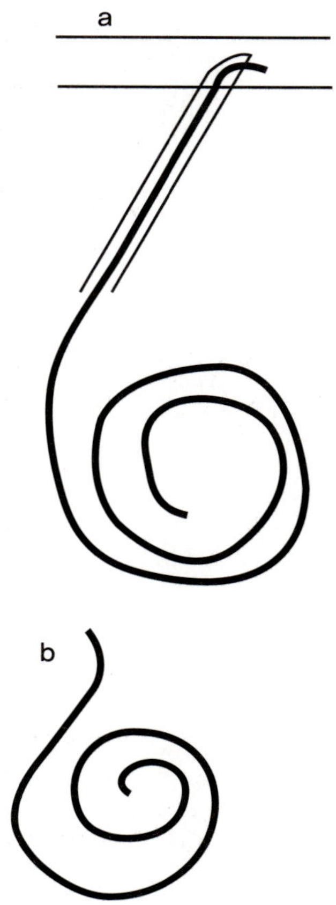

K44

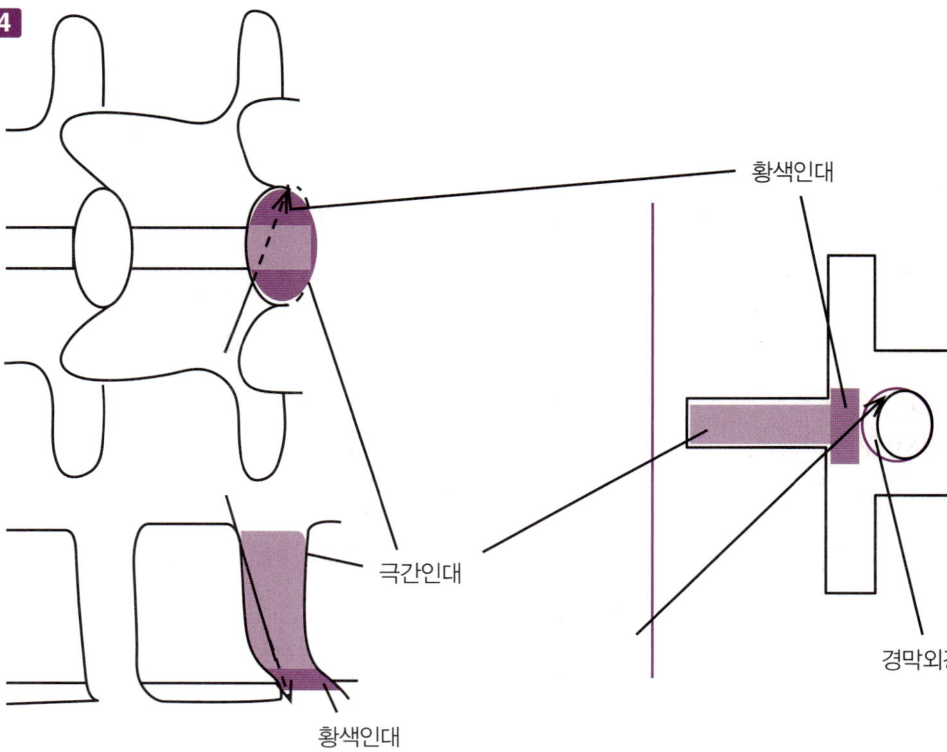

(18) 뼈에 닿아버린 경우 어떻게 할 것인가?

이 단계에서 처음으로 추궁간을 미세 조정하여 찾는다.

사전조사한 방향보다도 꼬리 쪽으로 자입하고 있기 때문에 다음(a) 패턴의 추궁간 약간 꼬리 쪽의 추궁에 닿을 가능성이 높아진다. 그래도 좋다. (a)와 같은 경우는 일상적으로 행하는 것이라고 생각하자.

(a) 추궁간 주위의 동측(바닥 쪽) 추궁 표면에 닿은 경우 K45

이 경우는 **꽤 이른 시점부터 막힌다**. 인대도 통과하지 않았기 때문에 **인대를 통과할 때 느끼는 독특한 단단함도 없다**. 극돌기를 촉지하면서 **바늘 끝부분**의 위치를 어림잡으면 **반대쪽으로 가지 않은 것 같다**. 주사기를 떼고 가이드를 넣는다. 가이드를 넣지 않고 찾으면 골편이나 조직이 경막외강에 막혀, 저항소실(loss of resistance)이 불가능해져 위험하다.

닿은 깊이에서 마킹하고, 경막외바늘은 얼마 빼지 말고 미세 조정하여 열려 있는 지점을 찾는다. **뼈에 닿은 뒤 마킹하고 그다지 깊이가 변하지 않는 주변을 찾기 때문에 경우별 변동이 적어 쉽게 경막천자(dura puncture)되지 않는다**. 이 단계에 이르러 찾는다면, 정말로 열려 있는지를 확인하기 위한 '다시 한 번 넣는' **거리가 습관적으로 짧아진다**.

(16)의 단계에서 추궁간을 찾으려고 하면 바늘의 깊이가 크게 변동해 dura puncture되기 쉽다. 23G 카테란 바늘로 찾기 때문에 미세 조정한다면 알 수 있을 것이다. 추궁에 대고 바로 추궁간을 찾는 데 익숙한 사람은 '다시 넣는' 길이가 길기 때문에, 이 방법을 쓸 때는 지극히 주의를 기울여야 한다.

미세 조정하는 방법: 천장과 바닥 쪽으로 가볍게 움직여 보고 그 지점에서의 극돌기 뿌리(가장 깊은 곳)를 찾는다. 그리고 바닥에 대한 각도를 유지하면서 머리 쪽, 꼬리 쪽으로 조정한다.

추궁간이 넓다면 금방 찾을 수 있다.

추궁간이 좁은 경우는 단차(段差, 급격하게 높낮이가 바뀌는 지점)**가 있다**. 거기가 추궁간이다 K46. 단차를 발견했다면 한 번 꼬리 쪽의 추궁에 대고, 1mm 정도씩 머리 쪽으로 움직여 보고 더이상 닿지 않는 지점을 찾는다. 추궁간에 가까워졌다면 자입하지 않고, 추궁 표면을 그대로 미끄러지게 한다.

K45

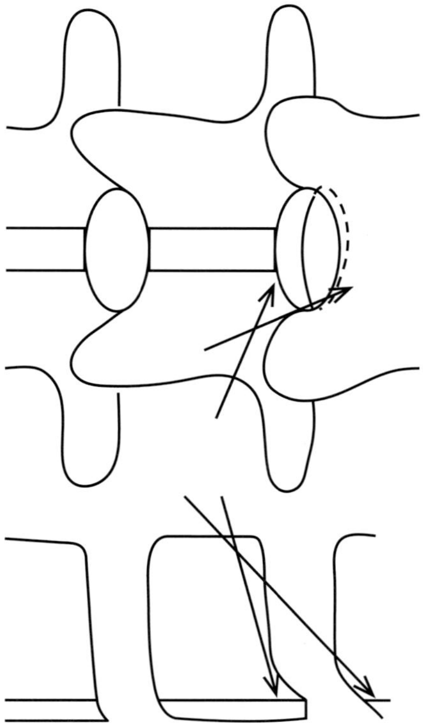

K46

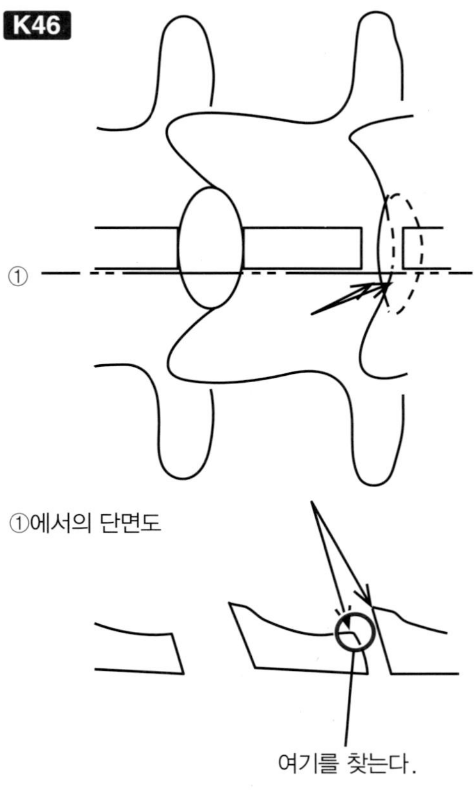

K47

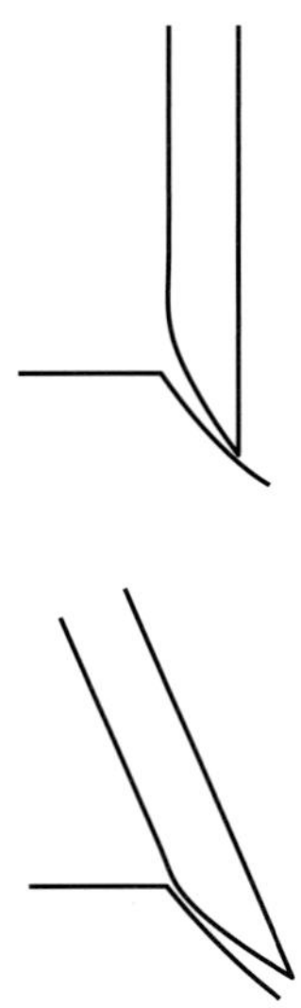

추궁간의 꼬리 쪽은 절구통 모양으로, 이곳을 미끄러지게 하면 K47 좁은 간극을 통과할 수 있다. 이 미끄러지게 하는 감각은 매우 중요하다. 바늘을 가볍게 눕혀, **끝부분의 뾰족한 부분이 뼈에 꽂히지 않도록 한다.** 경막외바늘의 만곡 부분을 추궁에 대고 미끄러지게 한다.

이것은 23G 카테란 바늘로는 찾을 수 없고, 발견한다 해도 경막외바늘을 자입할 때에는 거의 비슷하게 자입하는 것은 무리이다. **경막외바늘은 두껍고 단단하기 때문에 미세 조정으로 찾는 것이 가능하다.** 역할이 다소 다르기 때문이다.

이 부분을 상황에 맞는 논리적인 진행 방향으로 전진시켜도 전진되지 않으면 정말로 열려 있지 않은 것이다. 그때는 바늘을 한 번 빼고, 환자의 등을 다시 둥글게 해본다. 그러면 같은 지점에서 바늘이 전진한다. 그럼에도 전진하지 않는다면 추간을 바꾼다.

(b) 추궁간 주변 반대쪽(천장 쪽)의 머리 쪽 추궁 표면에 닿은 경우 K48

경막외 바늘은 극간인대(interspinal ligament) 속을 경사지게 진전하기 때문에 어느 정도 길고 단단한 느낌을 얻을 수 있다. 하지만 경막외바늘은 천장 쪽으로 누워있고, 극돌기를 촉지하고 옆에서 보면 **바늘 끝부분은 반대쪽으로 빠질 것 같아서, 카테란 바늘로 알아본 길이보다 바늘이 더욱 깊게 들어가 있다.** 이 경우는 한 번 완전하게 빼고서 가이드를 넣어, (15)를 생략하지 않고 시행하고, 또 극돌기 근원의 가장자리에서 추궁간의 가장자리를 찾으면 된다. 또 뼈에 닿았어도 바늘이 누워있기 때문에 그대로 바늘을 진전시켜버리는 것도 자주 나타나는 패턴이다 K49.

K48

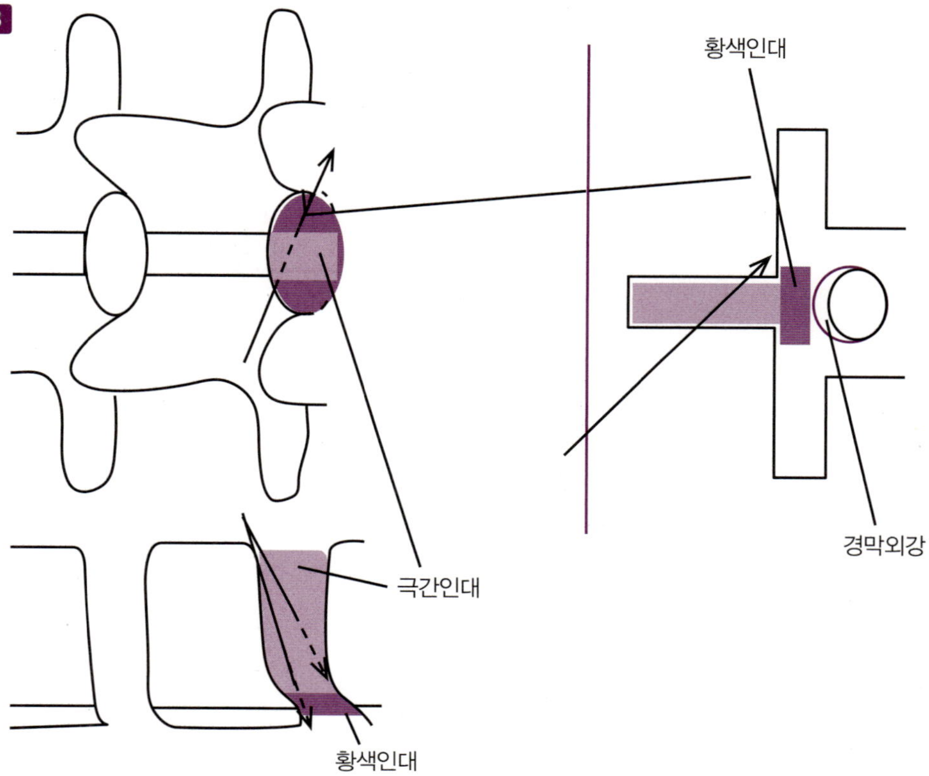

K49

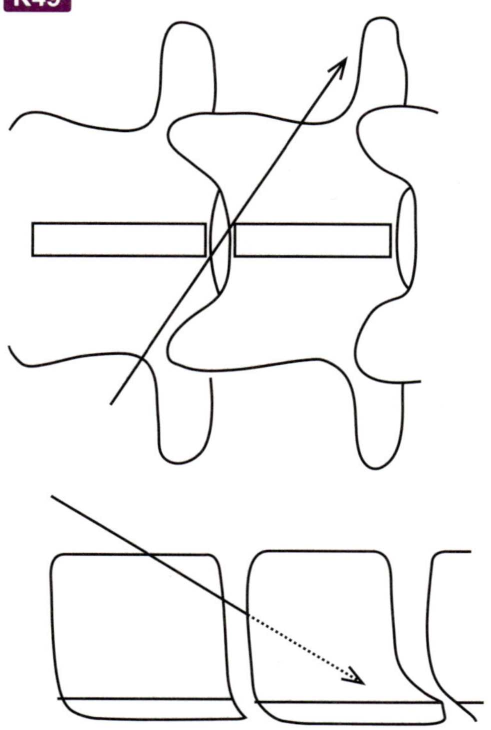

(c) 추궁간의 입구는 통과했으나, 동측의 머리 쪽 추궁간의 벽(추궁 후면)이 닿았을 경우 K50

인대를 지나는 감각은 있으나, 그리 오래 지속되지는 않는다. 옆에서 봐도 반대쪽에 들어 있지 않고, 바늘도 그렇게 깊은 곳에 존재하지는 않는다.

원인은 바늘이 누워 있거나 추궁간이 매우 좁고, 추궁간 입구의 자입점이 머리 쪽으로 기울어져 있다는 것을 들 수 있다. 이 경우에는 바늘을 약간 빼고 머리 쪽으로 움직인다. 그러면 바늘의 방향은 머리 쪽의 벽에서 떨어져 꼬리 쪽을 향한다 K50 ① → ②. 인대 부근으로 미세하게 방향을 바꾸는 정도라면 주사기는 장착한 채로 해도 좋다. 다시 저항소실(loss of resistance)을 느끼면 좋다. 그래도 안 된다면 주사기를 떼고 가이드를 넣는다. 마킹하고, 꼬리 쪽으로 조금 움직여 추궁에 대고 그 부근을 탐색하면서 추궁간 꼬리 쪽의 절구통 모양(근처)을 찾는다 K50 ③. 이하 (a)에서 서술한 것과 동일하다.

(d) 추궁간의 입구는 통과했으나, 반대쪽의 머리 쪽 추궁간의 벽(추간 후면)에 닿았을 경우 K51

비교적 오랫동안 인대를 통과한 감각은 있으나(인대를 천장 쪽으로 향하고 기울여 가로질렀기 때문), **옆에서 봐도 그다지 반대쪽으로 시행하고 있는 것 같지는 않고, 바늘은 약간 들어가 있다.**

원인은 (c)에서 언급한 것에 더불어, 바늘이 천장 쪽으로 누워 있는 것이나 K51 c 타입 척추의 위치 이동(rotation)을 들 수 있다. 또 정중에서 바닥 쪽으로 자입점이 떨어졌을 때 발생하기 쉽다. 인대에 아슬아슬하게 물릴 정도의 지점까지 빼낸다. 그리고 바늘을 천장머리 쪽으로 움직이고(즉 바늘의 방향은 바닥 측, 꼬리 쪽이다) 저항소실을 느끼면 좋다.

카테란 바늘에 의한 시범천자로 상기의 위치이동이 의심되는 경우나 피부 자입점이 정중에서 떨어진 경우에는 인대에 자입된 감각을 얻을 수 있다면, 그 시점에서 정중으로 날개를 흔들어 진전시킨다. 그렇다면 처음부터 자입점을 정중으로 치우치게 하면 될 일 아닌가? 그러나 **카테란 바늘로 입체 구조를 파악하기 위해서는 어느 정도 정중에서 떨어지는 것이 좋다(11). 카테란 바늘은 추궁간이 있는 대강의 장소를 특정하는 것이고, 경막외바늘은 나아가 미세 조정하여 더욱 정확하게 넣어가는 것이다.** 여전히 인대를 통과한 후에 닿는다면 절구 모양(추궁간의 꼬리 쪽)을 찾는다.

물론 (c), (d)의 중간도 있다.

K50

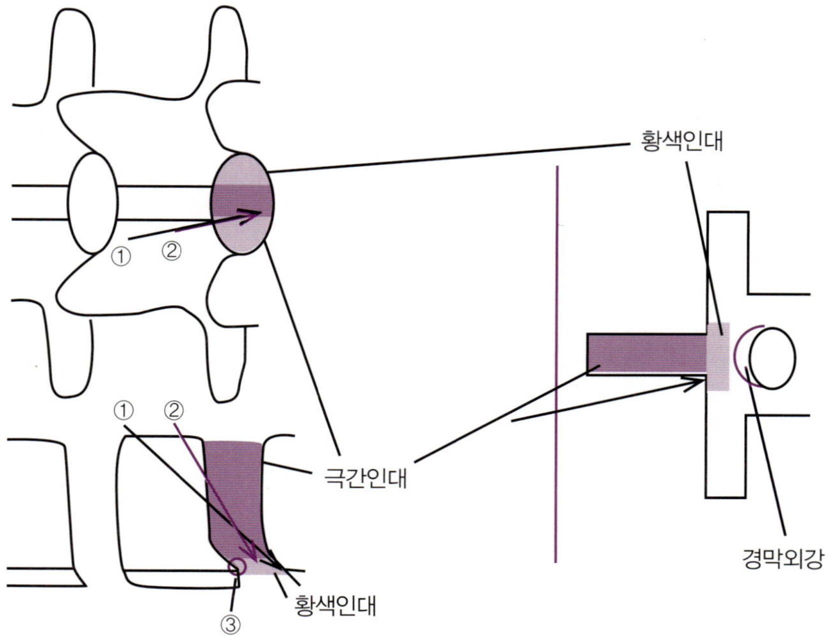

K51

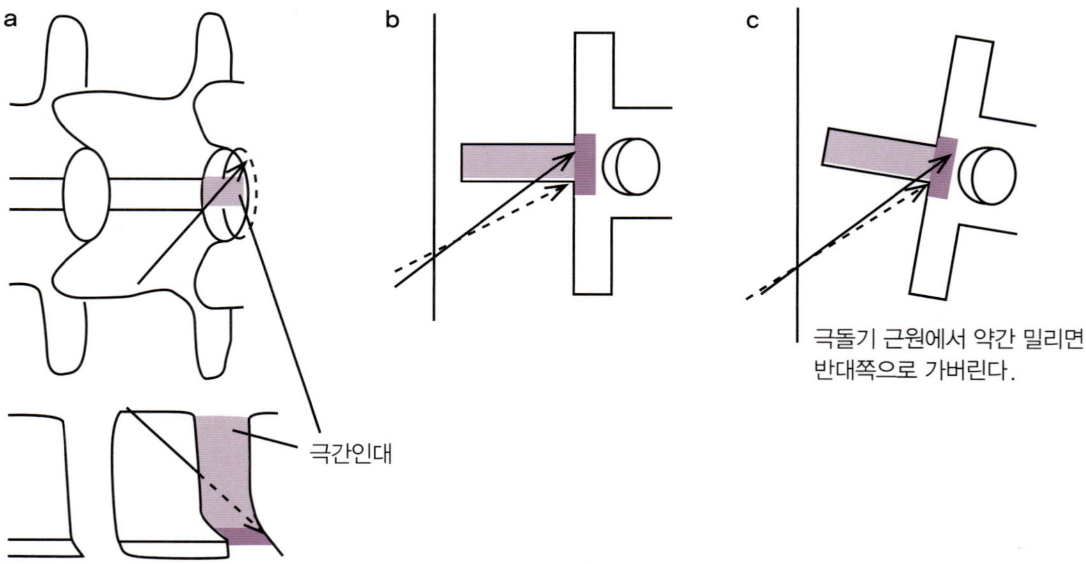

(e) 추궁간의 입구는 통과했으나, 동측의 꼬리 쪽 추궁간의 벽에 닿았을 경우 K52

앞서 언급한 절구모양을 의미하는데, 실제로 여기서 멈추는 일은 거의 발생하지 않는다. 왜냐하면 **경막외바늘 끝부분의 꼬리 쪽은 둥글게 만곡이 생기고 그 만곡이 절구에 닿는데, 대부분의 경우는 어느 정도 힘을 더해 누르면 자연스럽게 미끄러지기 때문이다** K53.

(c), (d)에서 바늘이 진전하지 않는 것은 경막외바늘 끝부분의 날카로운 절단 부분이 뼈에 들어가기 때문이다 K54. (e)에서 멈추어 버리는 것은 경막외바늘이 머리 쪽으로 흔들리지 않는(거의 피부에 대해 수직) 경우나 뼈의 형성에서 비롯된다. 거꾸로 말하자면 바늘이 피부에 수직일 때는 바늘을 약간 꼬리 쪽으로 움직여(바늘을 눕힌다) 전진시키는 것이 좋다. 뼈에 닿고서 미세 조정한 뒤 다시 찾은 결과가 (e)이라는 것을 알 수 있다.

위에 설명한대로 시행해도 또 (e)에서 막히는 것은 K55처럼 절구모양이 납작한 경우이다. 이 경우에는 K56처럼 머리 쪽 추궁의 뒷면으로 미끄러지게 한다. 다시 말해 일단 머리 쪽의 추궁에 대고 머리 쪽에서 꼬리 쪽으로 조금씩 움직이고, 급격하게 뼈에 닿지 않게 되는 지점을 지난다. 이 방법은 K57과 같은 경우에는 제대로 되지 않는다. 어느 한 쪽으로 제대로 되지 않으면 또 다른 하나의 방법을 시행한다.

(c), (d), (e)는 방향이 그다지 나쁘지는 않아, 인대를 통과하고 있는 감각이 있음에도 불구하고 뼈에 닿는다는 공통점이 있다. 비교적 예측하기는 어려운데, **인대 속을 어느 정도 전진해서 뼈에 닿았는지가 기준이 된다. 인대 속을 오랫동안 지나면 반대쪽, 너무 지나지 않으면 동측이라는 것이다.** 또 **카테란 바늘로 찾은 깊이에서 어느 정도 들어갔는지도 참고로 한다.** 여기서 **바늘 끝부분이 머리 쪽을 향하며 바늘이 누워 있으면 인대 속을 지나는 거리가 머리 쪽을 향해 깊어지기 때문에, 천장 방향으로 바늘이 진전하는 거리가 긴지 짧은지 알 수 없게 된다. 이 때문에 머리 쪽으로 너무 방향을 바꾸어서는 안 된다.**

닿은 지점에서 약간 빼고, 자신의 감각에 따라 랜덤으로 방향을 바꾸고는 저항소실(loss of resistance)이 느껴지는 지점을 찾는다. 그래도 안 된다면 인대에서 조금 뺀 뒤 다시 추궁에 대고 추궁간 꼬리 쪽 부근을 찾아서 거기서부터 접근한다.

K52

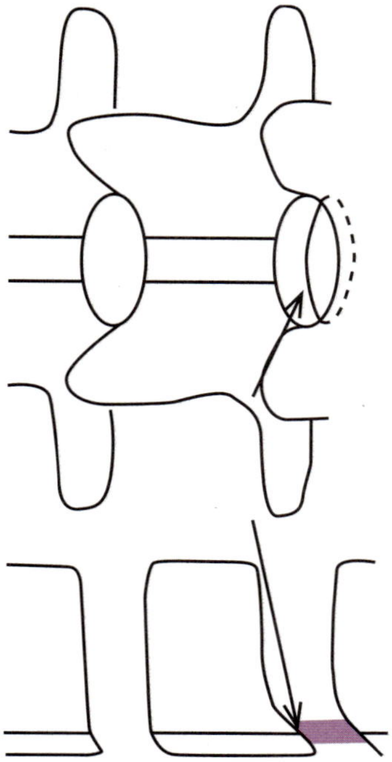

K53

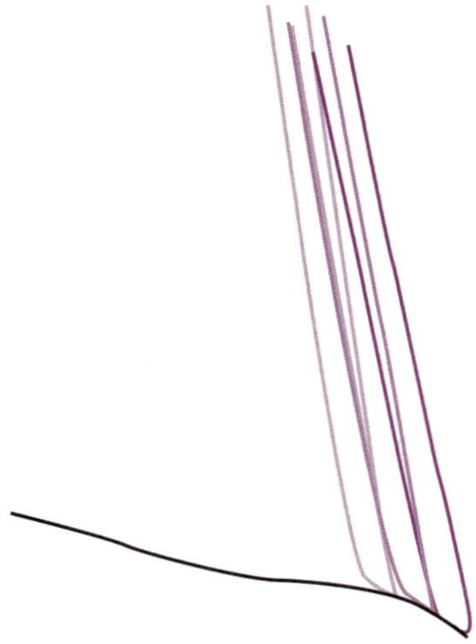

추궁간 꼬리 쪽 부근의 추궁 위를 뺐다 넣었다 하지 말고 미끄러뜨린다.

K54

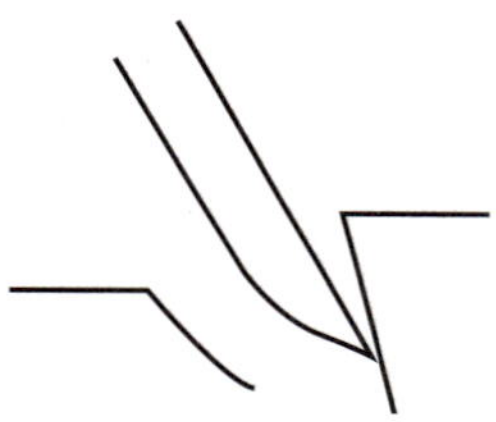

K55

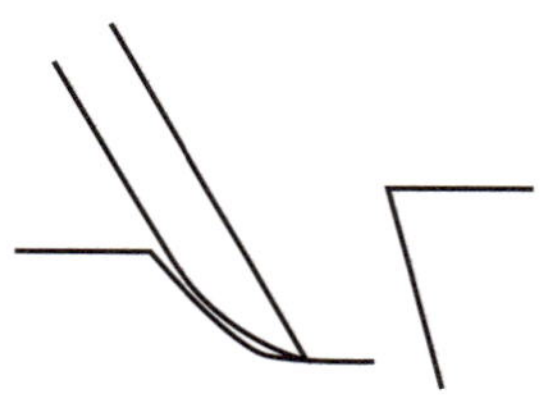

K56

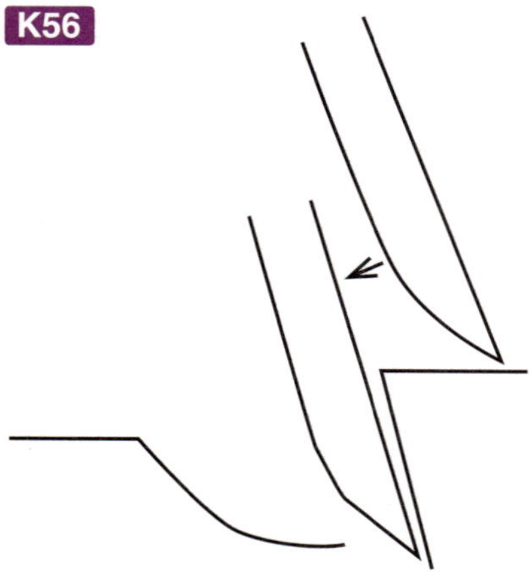

K57

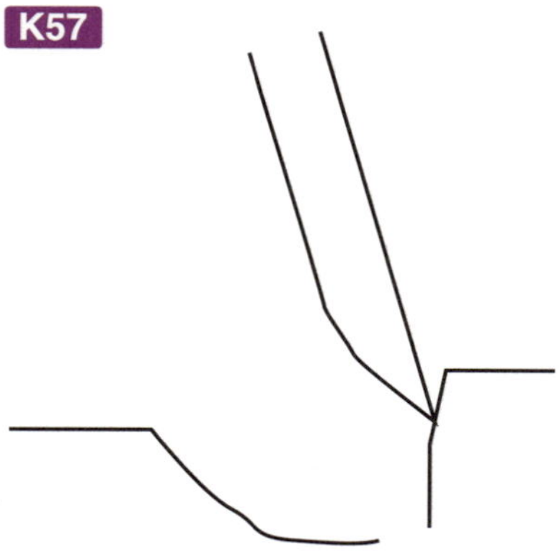

⊸ 추궁간이 매우 좁은 경우

바늘의 구멍 밖에 열리지 않은 것처럼 추궁간이 좁은 경우, 방정중법으로는 K58 ①처럼 막히기 쉽다. 이것은 Th9/10, Th10/11, Th11/12에서 비교적 발생하기 쉽다. 이 경우는 인대를 통과하는 거리가 어느 정도 되므로, 극단적으로 바늘 끝부분이 천장 쪽으로 향하지는 않는다. 카테란 바늘이나 경막외바늘로 추궁간의 장소를 확실하게 측정해도 바늘 끝부분이 막히는 것은 바로 이 패턴때문이다. 추궁간의 협소한 정도에 따르는데, 전술한 것처럼 바늘을 약간 빼고서 천장 쪽으로 움직이는 것만으로 대응할 수 없을 때는 경막외바늘을 일단 빼고 자입점을 정중으로 가까이 해서 접근한다 K58 ②.

작은 구멍의 경우에는 방정중법으로 경막외바늘을 정중 가까이에서 자입하는 것이 통과하기 쉽다(극간인대를 지나는 정중법은 제외). 우선은 카테란 바늘로 찾고 추궁간의 장소를 명확하게 해서, 피부 상의 적당한 자입점을 발견한다. 이 과정을 먼저 하지 않으면 경막외바늘로 통과하는 것은 어렵다. 바늘 구멍이 작아서 추궁간을 통하고 있는 사이에 막혀버릴 경우의 제1 선택은 횡인대에 물린 뒤에 날개를 천장 쪽으로 움직인다. 그럼에도 막힌다면 자입점을 정중으로 가깝게 하여(국소마취제를 주입하고 나서) 경막외바늘을 자입한다.

(f) 동측의 극돌기에 닿은 경우

옆(가로)에서 보면 조금 반대쪽을 향하고 있어, 얕은 지점에 닿는다. 상하로 움직여 찾아보고 극돌기의 뿌리를 재확인한다. 이후는 전술한 것과 같다.

(c)(d)(e)를 고려해도 들어가지 않는다면 그 추간은 열려 있지 않기 때문에 추궁간을 바꾼다.

3 기타

(1) 척추마취에서 언급한 것처럼 접근법은 임기응변으로

극돌기의 천장 쪽에서 자입하는 경우도 있다. 척추마취 참조.

(2) 하방으로 카테터를 삽입한다.

예를 들어, 하지 수술에서 L3/4 레벨에 척주관 협착증이 있어 카테터의 삽입이 척주관 협착을 악화시켜버리는 경우. L1/2레벨에서 하방으로 카테터를 넣는 것도 방법 중 하나이다.

이 경우도 바늘을 너무 머리 쪽으로 움직이면 카테터가 들어가기 어렵기 때문에 K59, 가능하면 꼬리 쪽으로 움직인다. 자입점은 평상시보다 머리 쪽으로 한다.

(3) 고도 비만에서 에코 등의 깊이 정보가 없고 불안할 때의 방정중법

휴대용 심초음파(portable echo)로 정중선, 극돌기간, 극돌기와 추궁까지의 깊이를 알아두면 매우 안전하고 정확하게 시행할 수 있다. 투시하접근법도 좋다. CT 영상은 앙와위로 촬영하기 때문에 체위를 취할 때의 깊이와는 다르나, 참고로는 할 수 있다.

K58

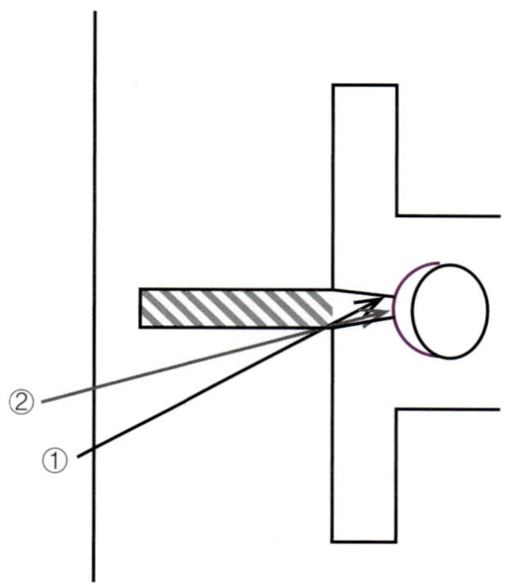

K59

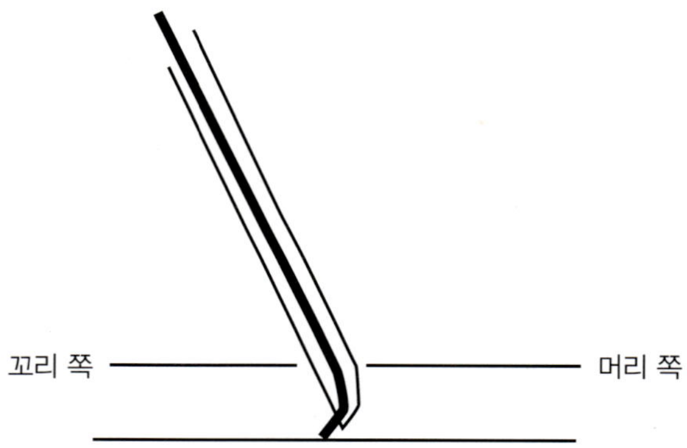

그러한 정보가 없을 경우에는 카테란 바늘을 정중부터 자입하고 극돌기에 댄다. 그럴 경우에도 어느 정도 극돌기까지의 깊이에 눈금을 붙여 둔다. 일반적인 척추마취의 깊이는 4cm 정도이기 때문에, **극돌기가 닿지 않을지 모르는 비만자에서는 정중으로 3cm 정도 자입해도 일단 문제는 없을 것이다.** 미리 바늘의 끝부분에서부터 3cm 되는 지점을 왼손 검지에 마킹해둔다. 그 눈금까지 자입해도 닿지 않는다면 머리 쪽, 꼬리 쪽으로 흔들어 본다. 그리고 피부에서부터 극돌기까지의 깊이를 조사한다. 극돌기가 어디에 있는지도 확인한다. 뼈에 닿지 않아 더욱 깊을 것 같다면 4cm까지 자입해본다. 극돌기까지의 깊이를 확인했다면 거기에 3~3.5cm(체격에 맞춰서) 더한 깊이를 추궁까지의 깊이의 눈금으로 한다. 그리고 방정중법으로 접근한다. 정중법과 방정중법 두 군데에 자입하기 때문에, 정중에 자입했을 때 피하를 지나 방정중의 자입부에도 국소마취제를 침윤시켜두면 좋다.

방정중법으로 자입할 경우, 너무 정중에 가까우면 극돌기와의 각도가 생기지 않아 측면으로부터의 정보를 얻기가 힘들다.

바늘 끝부분을 천장 쪽으로 향하고, 극돌기 측면의 등쪽 기울기로 대서 극돌기가 있는 장소를 확인한다.

머리 쪽, 꼬리 쪽으로 흔들어 보고 극돌기가 끊기지 않는 것(앞쪽에 추궁간이 없는 것)을 확인하고, 극돌기 뿌리에 서서히 마킹을 미뤄가면서 떨어뜨린다(바닥 쪽으로 움직여간다). 이후는 전술한 K18 ③ → ⑥과 동일하다.

또는 좌위에서 동일한 방법을 시행하는 것도 좋다.

좌위에서 깊이를 예측한 후에 정중법으로 시행하는 것도 좋다.

(4) 있을 법하나 눈치 채지 못하는 어려운 패턴 1

환자의 몸을 둥글게 하면, 몇 번을 말하지만 앞으로 넘어질 수도 있다.

그때는 K60과 같은 위치 이동(rotation)이 된다. 등이 바닥에 수직일 때는 조금 천장 측으로 바늘 끝부분을 향한다. K60의 경우는 방정중법에서도 바닥에 수평으로 접근하고 처음으로 추궁간을 향하기도 한다 K61. 이것도 극돌기의 근원을 정확하게 파악하면 달리 문제가 되지는 않을 것이다.

(5) 있을 법하나 눈치 채지 못하는 어려운 패턴 2 K62

척추측만증이 있거나, 남성의 어깨 너비가 넓기 때문에 척추의 기울기가 자입하는 부위에서 기울어지는 경우가 있다.

일반적으로 척추가 수평할 때 자입점을 정하면 a가 된다. 척추가 기울어진 경우에 자입점은 원래 a'여야 한다. 그런데 기울기를 고려하지 않고 평소 하는 대로 자입점을 정하면(예를 들어 바닥 쪽, 꼬리 쪽으로 각각 1cm씩 미룬다) b가 자입점이 된다. 즉 극돌기에 약간 가까워져, 조금 꼬리 쪽으로 밀린 지점이 되는 것이다.

또 카테란 바늘로 찾아보니 극돌기에 가깝기 때문에 자입점을 바닥 쪽으로 미루면 c가 된다. 척추를 만약 수평으로 되돌리면 c는 a보다 아래쪽, 꼬리 쪽이 된다. 즉 추궁간을 향하게 했다 해도 평상시보다 몸의 정중 방향으로 눕히기 쉬워진다. 정리하자면 반대쪽의 추궁 쪽으로 빼기 쉬워진다. 또 평상시보다 꼬리 쪽에서 자입하고 있기 때문에 머리 쪽으로 향한 바늘이 눕게 된다. 이처럼 추궁간에 대한 접근 각도가 평상시와 달라지기 때문에 어려운 것이다.

K60

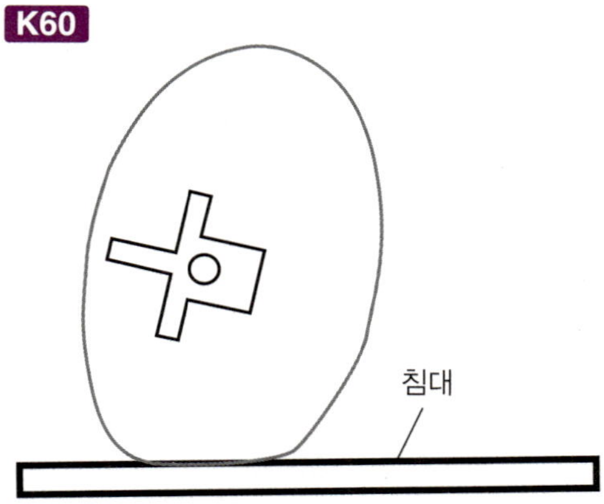

K61

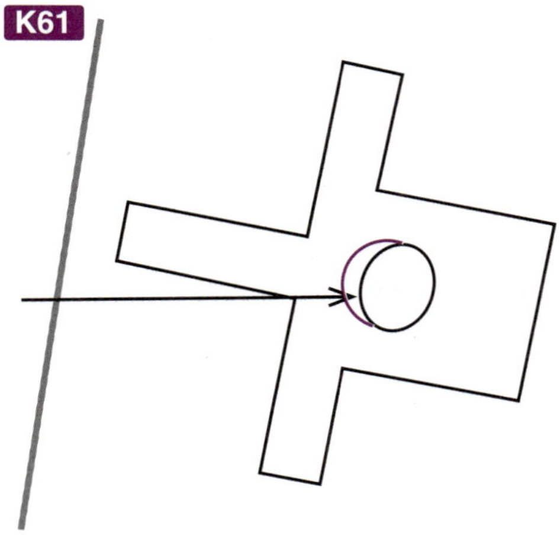

K62

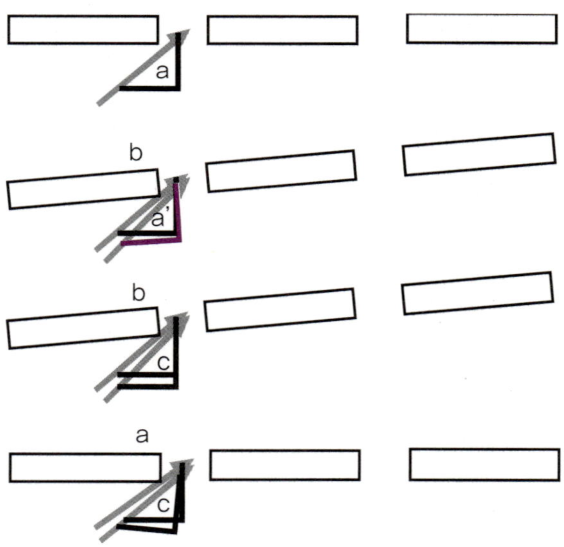

더욱이 찾고 있을 때 극돌기가 기울어져 있기 때문에, 단지 바늘이 닿지 않는 것뿐인데 마치 그 지점이 열려 있다고, 즉 추궁간이라고 착각하기 쉽다 K63.

또 이 패턴에 비만이나 체위 취하는 법을 준비하지 않은 등의 상황이 더해지면 더 이상 뭐가 뭔지 알 수 없게 된다. 그러므로 척추뼈의 기울기는 평행으로 해야 하는 것이다.

4 끝으로

지금까지 설명을 쉽게 하기 위해서 K64처럼 그림을 통일해왔다. 실제로는 K65와 같은 경우도 있다. K65와 같은 경우에는 극돌기 근원까지의 깊이가 달라진다.

하지만 앞서 설명한 탐색 방법이 몸에 익는다면 K65 타입이라는 것도 쉽게 알 수 있을 것이고, 그에 대한 대응법도 어렵지 않게 세울 수 있을 것이다. 각자 자신에게 맞게 응용해보길 바란다.

경막외 마취의 연습 방법

척추 모형에 투명한 플라스틱 컵을 잘라 K66처럼 붙인다. 사용을 끝낸 경막외바늘을 재멸균하거나 샘플을 준비한다.

그리고 경막외바늘 끝부분의 위치에 따른 깊이의 미묘한 변화를 이해한다. 이 책에서 다룬 다양한 경우를 직접 실습해보도록 하자. 익숙해지면 컵의 바닥을 종이로 붙여본다. 컵을 잘라 바닥에서 뼈까지의 거리를 3, 5, 7cm로 바꾸어 보면서 깊이에 의한 차이도 확인해보길 바란다.

K63

K64

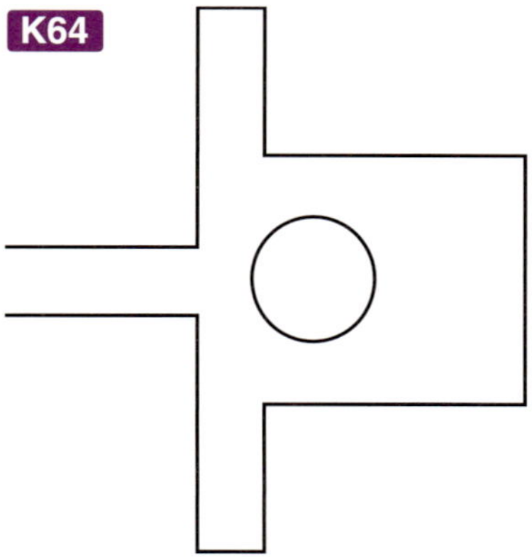

K65

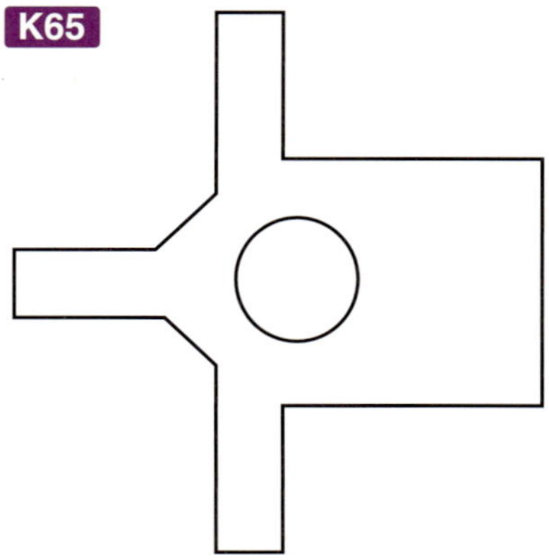

K66

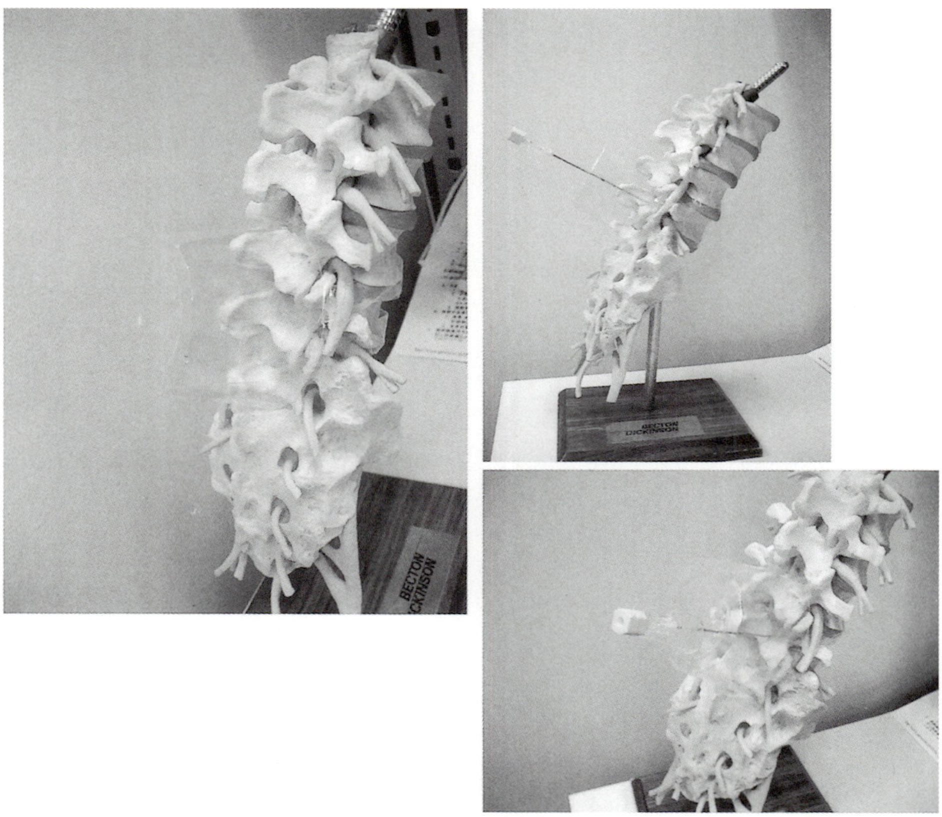

CHAPTER 12

상완신경총블록 (Brachial Plexus Block, BPB)

1 액와접근법에서의 동맥관통법

다양한 접근방법이 있는데, 그 중 액와접근법이 가장 합병증이 적다. 어깨나 견갑골, 쇄골 외측의 수술이 아닌 이상, 대부분의 상지 수술은 액와접근법으로 마취를 커버할 수 있다. 덧붙여 상완 내측의 감각 중에는 제2, 3 늑간신경에 의한 지배영역에 있어, 상완신경총과는 다른 지배이기 때문에 어떤 접근법으로도 커버되기 어렵다. 어떤 방법으로 시술하였든 개별적으로 액와 피하에 약을 5cc 침윤할 필요가 있다.

현재는 초음파 가이드가 신경블록의 표준이므로, 어느 정도까지는 습득할 필요가 있다. 세미나가 자주 열리기 때문에 참가하는 것도 좋다. 하지만 **신경블록침이나 신경자극 장치, 초음파 기기가 없는 상황에서 해야만 하는 경우**도 있으므로, 역시 블라인드(blind)로 하는 방법도 몸에 익히는 것이 좋다.

여기서는 블라인드로 시행하는 액와접근법에 대해서 설명한다. 이하의 방법은 익숙해지면 거의 성공할 수 있기 때문에, 자신감을 갖고 시행하자.

아래는 동맥관통법이다.

액와부위는 반드시 제모한다. 그렇지 않으면 여러 면에서 시행하는 데 어려움이 발생한다.

신경에 닿으면 신경손상으로 이어지기 때문에 가능하면 **닿지 않도록 한다**. 만약 환자가 손끝이 찌릿한 느낌을 받는다면 즉시 시술자에게 알리도록 한다. 신경초 내에서 **동맥과 신경은 평행으로 주행하고 있기 때문에 신경초 내에 약을 주입**하면 좋다. 동맥에 닿기 전에 신경에 먼저 닿았다면 바늘을 약간 뺀다. 동맥의 중심을 이미지화해서 바늘 끝도 이동시키고, 바늘 전체를 부채모양으로 크게 움직인다 L1 ① → ②. L1 ① → ③처럼 바늘 끝이 움직이지 않거나 ① → ④처럼 끝만 이동시켜도 동맥을 관통하는 것은 어려워진다. 바늘을 천천히 전진시키면 신경에 닿는다 해도 신경손상은 최소한에 그친다. 동맥으로 들어가 반대쪽을 뚫고 나오는 경우에 신경에 닿는다면, 바늘을 약간 빼고 부채형으로 재도전한다 L2. 뭉툭한 베벨 바늘을 사용해 시술할 경우 동맥은 관통하지 않고 신경초만 관통하여, '푹'하는 감각에 의지하면서 신경초로 들어간 것을 확인하는 것으로는 근막과의 감별이 어렵다. 이 경우 의도하지 않았는데 동맥에 자입되는 경우도 있는데, 이때는 손상이 심하다. 또 뭉툭한 베벨 바늘 등이 어디에나 있는 것도 아니다. 아래에서도 기술하겠지만, 동맥을 관통시키는 편이 보다 중추 쪽으로 약을 뿌린다는 점에서 더욱 확실하다.

L1

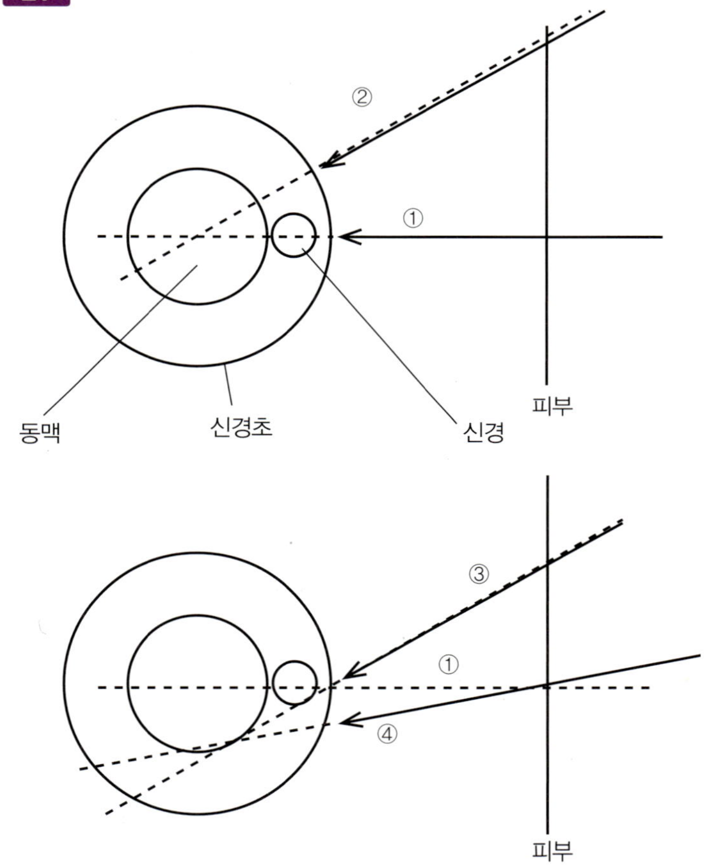

L2

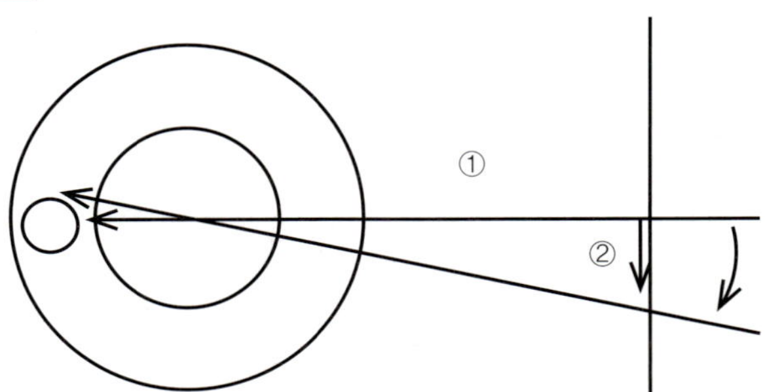

준비할 것
23G 바늘 1개, extension 튜브 1*2개, 20cc 주사기 2개

약은 **0.75% 로피바카인(ropivacaine, anapeine)** 40ml를 최고량으로 정한다. 체격이 좋은 성인 남성에서 이 정도 양을 사용한다. 이 정도면 수 시간은 지혈대 통증(tourniquet pain) 없이도 수술이 가능하다. 보통 체격의 여성에서는 0.75% 아나페인(anapeine) 35ml 정도. 신장이 작으면 약액량을 줄이고, 고령자에서는 농도를 옅게 한다. 약액량이 적으면 블록이 불완전해진다. 메피바카인(mepivacaine)은 약액의 침투성이 좋지 않다. 이 양을 신경초 내로 넣지 않고, 국소침윤하면 국소마취제 중독이 될 가능성이 높아진다. 신경초 내로 넣고 있는 필자의 경험을 비추어 보면 국소마취제 중독 사례는 없었다. 후술하겠지만, 신경초 내에 들어갔는지 아닌지는 손의 감각으로 알 수 있다.

약을 채운 **20cc 주사기에 extension 튜브**를 장착해둔다. 20ml로는 부족하기 때문에 두 개의 용량을 준비한다. 50cc의 주사기에 모든 약액을 채우는 것은 안 된다! 나중에 자세히 설명하겠지만 신경초에 약액을 주입하고 있는 감각을 얻을 수 없기 때문이다.

팔꿈치, 어깨는 90도로 굽히고, 머리는 가볍게 반대 측으로 기울인다 **L3**. 왼손 손가락으로 액와동맥을 촉지하고, 가능한 중추 쪽에서 23G 바늘을 천자한다. 액와 신경총이 경부(갑상연골 방향)로 주행하는 것을 이미지화하면서 동맥에 대해 30도 정도의 각도로 동맥의 주행을 따라 동맥을 천자한다. 혈관에 닿는다면 혈관에 대해 바늘을 세우고 자입한다. 동맥의 역류가 보이면 당황하지 말고 혈관과 평행에 가깝게 해 그대로 관통시켜버린다. 바늘을 확실하게 유지하며 extension 튜브를 장착, 흡인하여 혈액이 당겨지지 않는 것을 확인한다. 주사기에 음압을 주면서 바늘을 천천히 뺀다. 혈액의 역류가 있는 지점에서 바늘을 다시 약간 진전시키고, 역류가 사라지는 지점에서 3ml씩 흡인시험을 해가면서 약액을 주입한다. 첫 번째 약액 주입이 끝나면, 새로운 주사기로 바꾸어 동일한 방법으로 다시 시행한다.

여기서 **성공하는 포인트**는

1. 동맥의 맞은편에 모든 약을 주입한다. 같은 신경초 내에서도 **동맥의 맞은편은 보다 중추 쪽이기 때문에 모든 분지를 블록하기 쉽다 L4**.
2. 주입 시의 올바른 저항을 느낀다. 미리 23G 바늘에 extension 튜브를 장착하고, 20cc의 주사기에 약을 채우고 스쳐(brush)본다. 이때의 저항은 신경총 내에 약액이 들어 있을 때의 저항과 거의 동일하다. 주입 시 저항이 있을 경우는 신경초 내가 아니라 그 맞은편의 조직임을 나타낸다. 반드시 올바른 주입압력을 느낄 것. 동일한 주입 저항을 느끼기 위해서는 주사기는 항상 20ml인 것을 사용한다.

단, 동맥 내로 주입하고 있지 않다는 것을 확인하기 위해서는 약액을 주입하는 동안 흡인시험은 여러 차례 시행해야 한다. 이것은 동맥관통법에만 국한되는 것은 아니다. 흡인시험 시에 새빨간 동맥혈이 아니라, 약액이 섞인 옅은 혈액이 약간 당겨져 나오는 경우가 있다. 이것은 동맥혈이 신경초 내로 흐른 것으로, 그 장소에서 약액을 주입해도 괜찮다고 본다. 그렇게 생각하는 것은 경험적인 측면이 강하기 때문에, 각자 책임을 가지고 신중하게 시행하자. 또 주입압이 높을 경우, 신경 내 주입의 가능성이 있어 신경손상으로 이어지기 때문에 주의한다.

3 **동맥과 바늘이 평행**한 편이 바늘 선단이 신경초 내에 있을 확률도 높아지고, 주입 장소도 보다 중추 측이 되므로 약이 흘러가는 방향도 중추 쪽에 가까워진다 L4. 모든 가지를 확실하게 블록하기 위해서는 가능한 중추 쪽으로 약이 닿아야 한다. 이처럼 다양한 측면에서 블록의 정확성을 파악해간다.

4 약 주입을 끝냈다면 상지를 체간에 붙이고 제2, 3지로 동맥 자입부를 핀포인트(pinpoint)로 해서 5분 정도 강하게 압박한다. 그렇게 함으로써 약은 더욱 중추 쪽으로 침윤한다. 10분 이내로 힘이 빠지거나 감각저하가 보인다. 효과가 나타나는 신경지배는 처음에는 드문드문 보이나, 소독 등을 하고 있는 사이에 전 영역으로 퍼진다.

L3

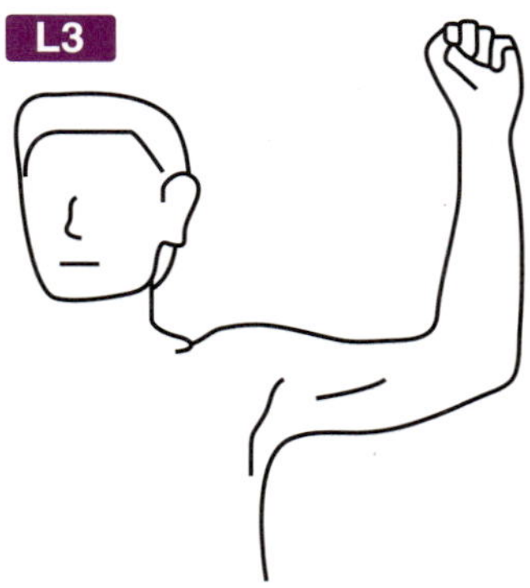

L4

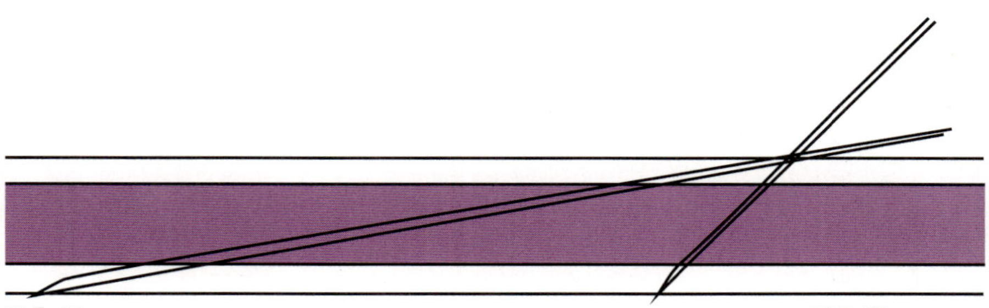

CHAPTER 13

반지의 전기메스에 대한 대응

1 반지를 빼는 방법

각성 시에 빼고자 하면 통증 때문에 뺄 수 없는 경우가 있다. 전신마취를 한 후라면 거의 쉽게 뺄 수 있다. 또 병동에서 빼는 방법을 제대로 알지 못하는 이가 빼려고 하면 빼기는커녕 오히려 손가락이 부으면서 상황이 악화되어, 전신마비가 된 후에도 빼기 힘들어진다. 따라서 수술 시의 반지 관리는 수술실에서 시행한다는 점을 주지한다. 아래의 방법대로 하면 대부분 뺄 수 있다. 뼈의 형태와 살이 붙은 형태를 생각한다 M1.

1 1-0 비단실(명주실) 4개를 통과시킨다. 바늘을 통과시킬 때 반지를 위로 누르고, 위의 틈으로 통과시킨다. 그 후 윤활제를 손가락, 반지에 바른다.

2 2개의 비단실을 쥐고, 반지를 위로 당긴다 M2 ①.

3 비단실을 약간 말초 쪽으로 당기면서 위(필요에 따라 측면도)의 살을 손끝으로 조금씩 중추 쪽으로 보낸다 M2 ②. 그러면 손가락의 위는 약간 말초 쪽에 가까워진다 M2 ③.

4 이어서 말초 쪽으로 이동한 반지의 위가 다시 중추 쪽으로 이동해버리지 않도록 위의 실을 말초 쪽으로 잡아당겨 둔다 M3 ④. 다른 2개의 비단실로 복부쪽으로 당긴다 M3 ⑤. 동일하게 아래의 살을 중추 측으로 보낸다. 그러면 아래의 반지도 말초 쪽으로 조금씩 이동한다.

5 2~4를 쉼 없이 반복하면 반지가 말초 쪽으로 수 mm씩 이동한다.

6 어느 정도 말초 쪽으로 오다보면 관절 위의 주름이 방해가 된다. 반지의 위를 이동시킬 때는 관절을 굽힌다. 그러면 주름이 펴지면서 이동이 쉬워진다. 아래를 이동시킬 때는 관절을 신장시킨다.

M1

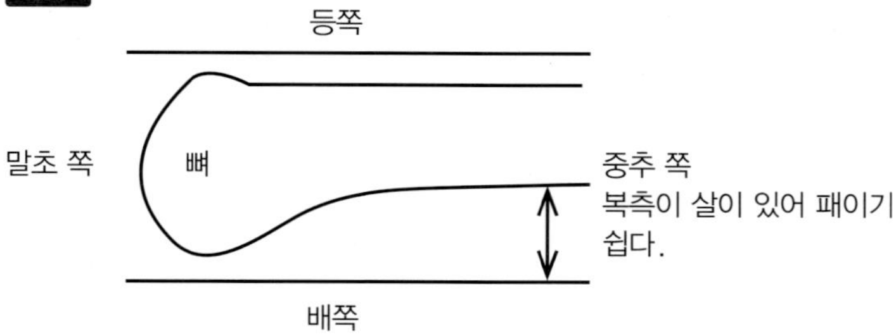
등쪽
말초 쪽
뼈
중추 쪽
복측이 살이 있어 패이기
쉽다.
배쪽

M2

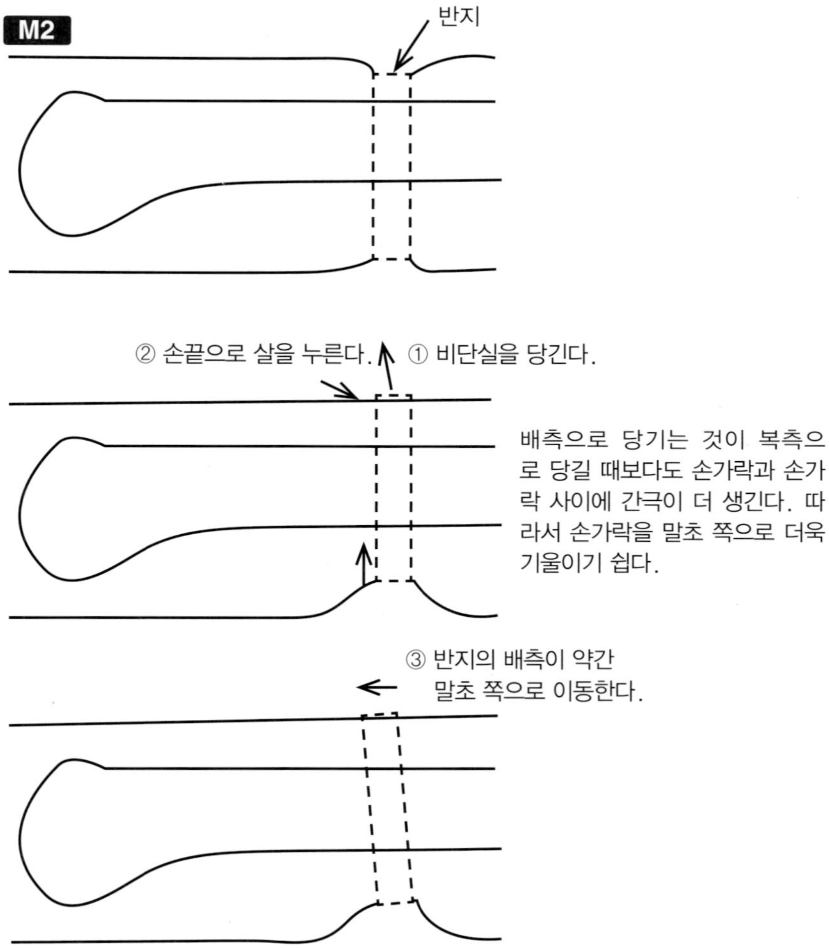
반지
② 손끝으로 살을 누른다.
① 비단실을 당긴다.
배측으로 당기는 것이 복측으
로 당길 때보다도 손가락과 손가
락 사이에 간극이 더 생긴다. 따
라서 손가락을 말초 쪽으로 더욱
기울이기 쉽다.
③ 반지의 배측이 약간
말초 쪽으로 이동한다.

M3

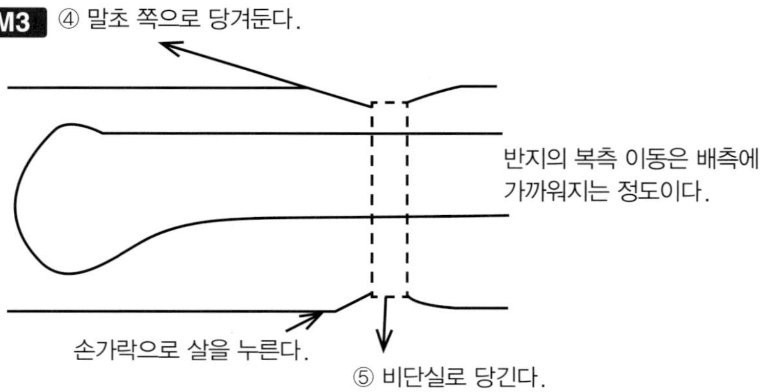
④ 말초 쪽으로 당겨둔다.
반지의 복측 이동은 배측에
가까워지는 정도이다.
손가락으로 살을 누른다.
⑤ 비단실로 당긴다.

2 절연체를 손가락과 반지 사이에 삽입한다.

본인이 빼고 싶지 않을 때, 1의 방법으로도 뺄 수 없을 때 등.

단, 비닐을 넣으려 해도 매우 어려운 경우이다. 아래와 같이 하면 간단하게 할 수 있다.

(1) 비닐을 통과하는 방법

1 비닐봉지의 손잡이 부분을 3cm 잘라 원통형으로 만들어 손가락을 통과시킨다.

2 반지를 아래에서 위로 누르고, 위의 손가락과 반지의 틈에서 겸자(pean)를 꺼내 잡아당긴다 M4. 반지가 겸자로 손상되는 일이 없도록 주의한다.

3 조금 나온 비닐의 끝을 쥐고 연속적으로 당긴다 M5.

(2) 비닐을 넓히는 방법

1 주사기 봉지 등 탄력이 강한 비닐을 2×2cm 정도로 자른다.

2 M6 처럼 둥글게 만다. 경우에 따라서는 손톱 등으로 바싹 잡아당겨 평평하게 한다.

3 반지를 아래에서 위로 누르고, 위의 손가락과 손가락의 틈새에서 비닐을 넣어 넓힌다. 이때 비닐이 말린 방향에 주의한다 M7.

손가락이 두꺼우면 2장을 사용해도 좋다.

M4

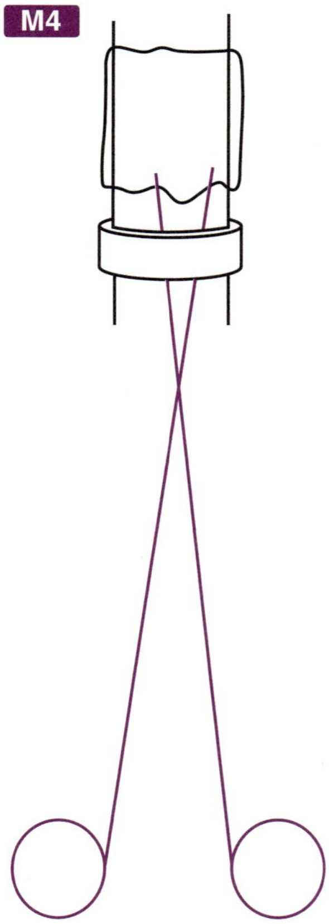

M5

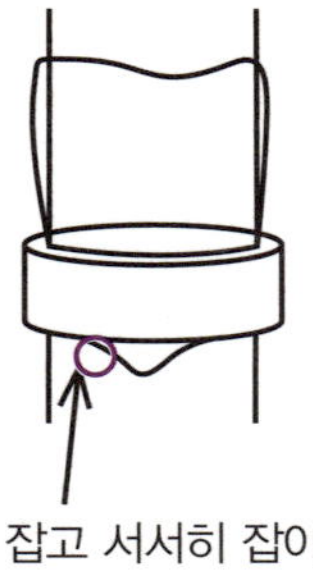

M6

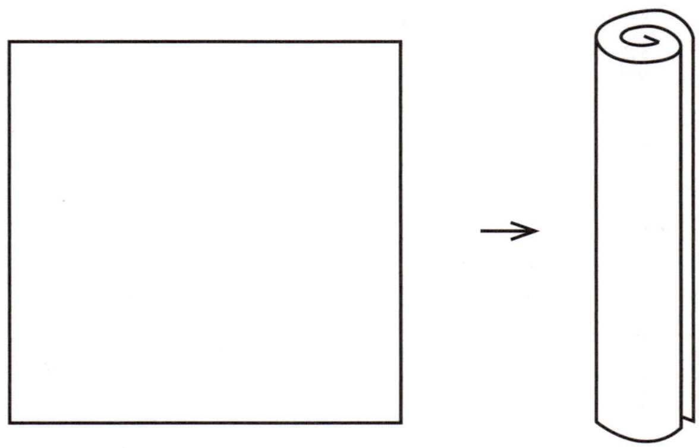

M7

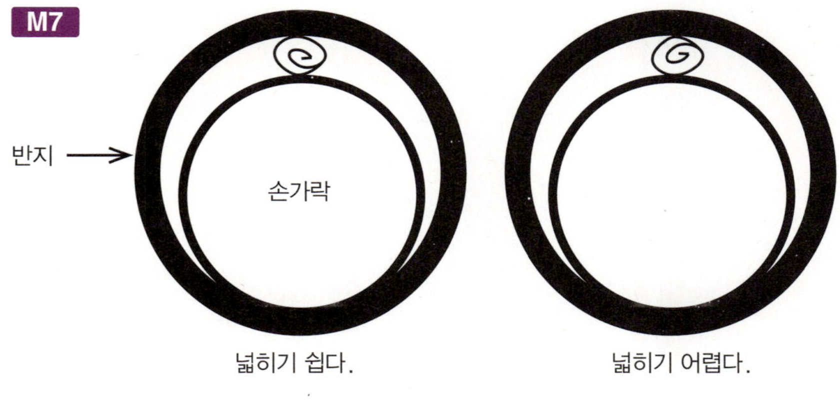